胸膜疾病外科诊断治疗学

Surgical Diagnosis and Therapy of Pleural Diseases

主　编：崔有斌　雷跃昌
副主编：吴　山　李　洋
　　　　许力军　张　捷

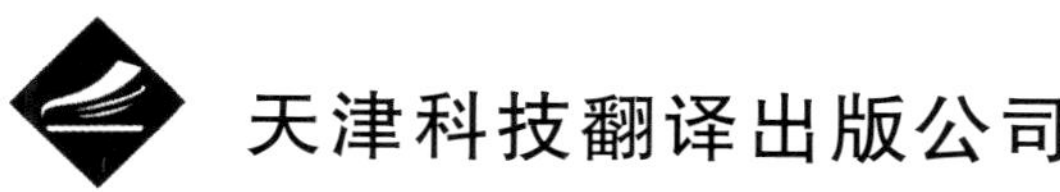

图书在版编目(CIP)数据

胸膜疾病外科诊断治疗学/崔有斌主编.—天津:天津科技翻译出版公司,2008.9

ISBN 978-7-5433-2371-1

Ⅰ.胸… Ⅱ.①崔… ②雷… Ⅲ.胸膜疾病—诊疗 Ⅳ.R561

中国版本图书馆 CIP 数据核字(2008)第 133980 号

出　　版:天津科技翻译出版公司
出 版 人:蔡 颢
地　　址:天津市南开区白堤路 244 号
邮政编码:300192
电　　话:022-87894896
传　　真:022-87895650
网　　址:WWW.tsttpc.com
印　　刷:山东新华印刷厂临沂厂
发　　行:全国新华书店
版本记录:787×1092　16 开　12.5 印张　100 千字
2008 年 9 月第 1 版　2008 年 9 月第 1 次印刷
定价:100.00 元

编著者名单

顾　问　Jean Deslauriers　刘国津

主　编　崔有斌　雷跃昌

副主编　吴　山　李　洋
　　　　　许力军　张　捷

编写者名单

（按姓氏笔画排序）

牛春波　王晓军　许力军　孙连坤　刘　蓉　吴　山
李长远　李　洋　张　捷　李蔼建　陈玉龙　杨　明
孟　艳　金　健　姜卫国　高丹丹　徐建国　高振平
崔有斌　符显明　崔　瑜　续　薇　焦影智　雷跃昌

编写秘书　符显明

主编简介

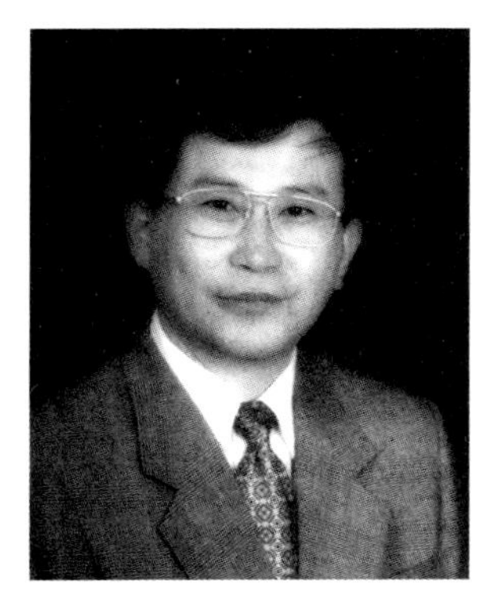

崔有斌　1962年12月出生于辽宁省。胸外科博士、主任医师、教授、硕士研究生导师。现任中国医师协会胸外科专业委员会委员、吉林省抗癌协会肺癌专业委员会副主任委员。于2001年至2005年以高级访问学者身份分别在日本名古屋大学医学部胸外科、加拿大拉瓦尔大学医学院心肺疾病中心进行胸外科及胸部肿瘤的临床与基础研究，师从世界著名胸外科专家**Jean Deslauriers**教授从事肺癌的早期诊断、手术治疗及综合治疗等研究；于2005年回国受聘于吉林大学第一医院胸外科，并创建了胸部疾病微创治疗研究中心。2008年再次以高级访问学者身份到日本北里大学医学部胸外科进行校际交流，对胸外科疾病的微创治疗进行深入研究。

擅长于肺疾病、食管疾病、胸膜疾病及纵隔疾病的外科治疗，特别是肺癌、食管癌的根治性手术、综合治疗及胸外科疑难、危重疾病的诊治。擅长胸部疾病微创治疗，在东北地区率先开展了电视纵隔镜技术，胸腔镜下单手辅助食管癌切除，电视纵隔镜协助下行右肺上叶袖状切除，改革创新了电视胸腔镜下治疗肺大疱的手术技术，完成了省内首例小儿支气管镜的应用，首次成功采用左开胸颈胸两切口食管次全切除治疗多源食管癌等。

担任《中国肿瘤临床》杂志首席审稿专家，主编、参编专著多部，发表论著、综述数十篇，获省级、局级科研成果多项。现主持、参与国家自然科学基金、吉林省自然科学基金等研究多项。

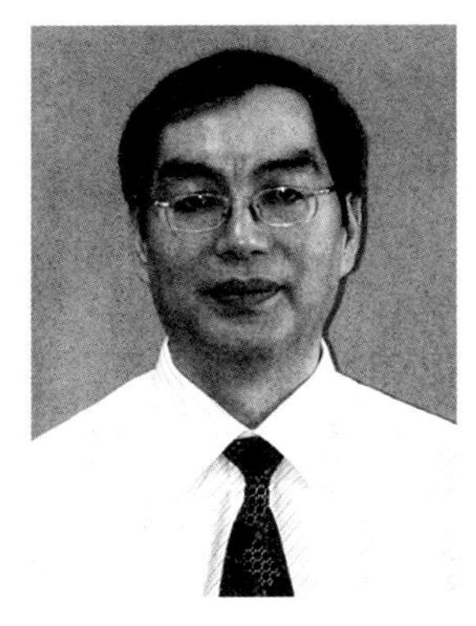

雷跃昌，男，1958年4月生于四川省西昌市。1978年考入南京铁道医学院(现为东南大学医学院)医疗系。1983年毕业后分配到西安铁路局略阳铁路医院从事外科临床工作。1986年调入成都铁路中心医院开始从事胸心外科临床工作。历任胸心外科住院医师、主治医师、副主任医师、主任医师。现为成都铁路中心医院院长、硕士生导师、胸心外科学科带头人，是遵义医学院、成都医学院、川北医学院兼职教授。现任四川省胸心外科专委会委员、四川省医学会、成都市医学会理事、四川省城市医院管理委员会常务理事、《四川医学》、《西部医学》、《成都医学院学报》编委。主持省、市科研多项，获铁路科技进步二等奖1项。参与了《急诊医学》、《外科理论与实践》、《腹部外科诊疗参考》等3部专著的编写，在国家级及省部级学术刊物发表论文20余篇。曾获铁道部首批青年科技拔尖人才。

顾问及序作者简介

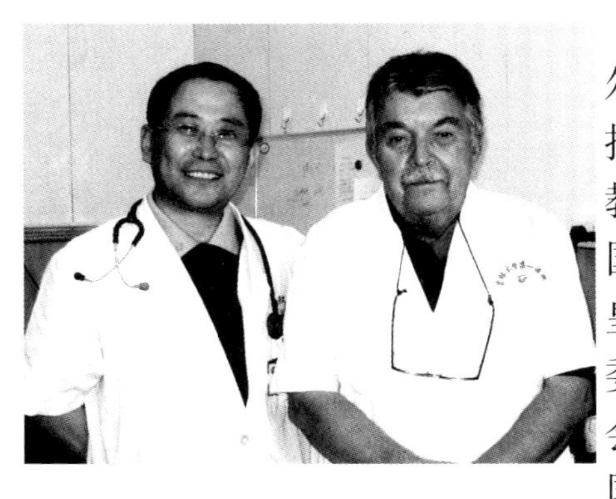

Jean Deslauriers 教授 1964 年本科毕业于加拿大蒙特利尔大学，1968 年毕业于加拿大拉瓦尔大学医学院，现任加拿大拉瓦尔大学拉瓦尔医院心肺疾病中心主任、教授。Deslauriers 教授同时在世界多个著名的胸外科专业学会、肿瘤专业学会和国际期刊兼职，如加拿大心胸血管外科学会主任委员、加拿大皇家内科医师和外科医师学会常委、加拿大胸外科医师协会常委、加拿大国立癌症研究院肺癌组常委、加拿大胸外科医师协会执委、法国心胸外科协会常委、国际心胸外科协作网委员、美国胸外科学会常委、美国胸科医师学会委员，世界普胸外科俱乐部委员、世界胸外科医师协会常委等等；目前还兼任多个国际著名心胸外科专业杂志的编委或主编，如 Annals of Thoracic Surgery 和 Chest 荣誉编委，International Trends in General Thoracic Surgery 主编，Canadian Journal of Surgery 主编，Journal of Thoracic and Cardiovascular Surgery 主编等。在世界五大洲应邀参加学术会议并作主题演讲上百次，发表论文三百余篇，参与编写专业论著 56 部，编写教科书 12 部，其中最为著名的是与 G. Alexander Patterson，F. Griffith Pearson，Joel D. Cooper 共同主编的《普通胸外科学》和《食管外科学》两部普胸外科的经典巨著，这两部书自问世以来一直被全世界的胸外科界奉为经典教科书。Jean Deslauriers 教授多年来为吉林大学第一医院培养胸外科医师 50 余名，并于 2008 年受聘于吉林大学，在吉林大学第一医院胸外科开展肺癌的多学科规范诊治。

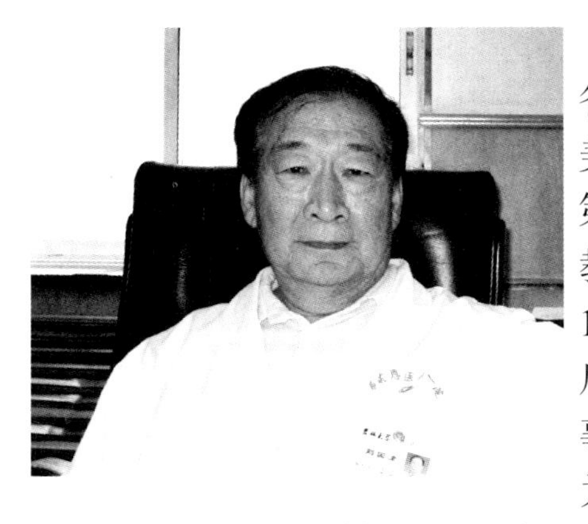

刘国津，天津市人，享受国务院特殊津贴，中华医学会吉林省肿瘤专业委员会副主任委员，北美胸外科医师协会会员，北美肺减容术研究协会会员，加拿大拉瓦尔大学教授，吉林大学第一医院胸外科主任，中－加肿瘤中心主任，胸外科、肿瘤外科教授，博士研究生导师。1968 年毕业于吉林医科大学医疗系，1976 年起从事胸部外科的医、教、研工作，1986 年和 1987 年先后在加拿大拉瓦尔大学和美国哈佛大学麻省总医院胸外科从事博士后研究工作。2001 年重新组建吉大一院胸外科，使之成为东北三省综合医院最大的胸外科，现每年手术量逾千例。1993 年主持召开了第一届长春国际肿瘤会议。2000 年主持召开天津肿瘤姑息治疗国际会议。2001 年主持召开了第二届长春国际肿瘤会议。近年来主持和参加国家、省、校科研课题 7 项，获校科研成果奖 2 项，省科委奖 2 项，在国内、外公开发表论文 102 篇、出版专著 3 部，科普读物 24 本。

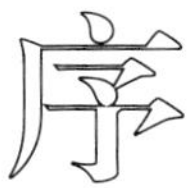

《胸膜疾病的外科诊断和治疗》第一版内容是由吉林大学第一教学医院(长春,中国)胸外科和内科医生执笔完成的,全书处处体现了这些临床工作者的工作热情以及过去几年中他们在胸膜疾病诊断和治疗方面取得的令人鼓舞的成就。

胸膜和胸膜腔疾病是胸外科的常见病例。尽管处理看似简单,实际上这类疾病的诊断常常具有一定的挑战性。本书中详细地介绍了胸膜疾病的首选诊断指标如临床病史、体检、影像学检查等。另外,70 年代后期发展起来的计算机断层扫描(CT)技术使胸膜疾病的无创诊断取得了很大进步,加上结核性胸膜炎的常规检测方法即闭合式胸膜活检以及采用电视胸腔镜技术开展定位胸部活检使这些疾病的阳性诊断率接近 100%。

目前,胸腔镜检查在中国应用广泛。极富创新意识的外科医生,也就是本书的编委,力图将这种微创技术推广到大部分胸膜疾病的诊断中去。他们指出,更好地掌握病理生理理学知识、成像技术、以及更快、更准的诊断方法对胸膜类疾病的处理大有裨益。此外,本书强调系统的、结构化的诊断方案对节省检查费用和降低患者死亡率有很大帮助。

正常情况下,胸膜腔是位于胸壁和肺组织之间的腔隙结构,其壁层和脏层厚度约 1 - 2mm。胸膜腔发挥着转运细胞和液体的渗透膜的作用。病理情况下,它的正常功能会消失,出现胸腔积液、气胸、血胸、乳糜胸或脓胸等情况。尽管胸膜疾病种类多,但一般可以简单分为两种情况:胸腔积液和胸腔肿块。胸腔积液相对更常见。过去二十年临床实践所取得的进步为这类疾病提供了更系统的检查方案,而动物实验则为这类疾病提供了更好的治疗思路。

胸管置入常被认为是小外科手术。但是,如果手术医生不具备扎实的胸壁和胸膜腔解剖知识、对这门技术的掌握、以及最重要的安全手术经验的话,这种手术的死亡率会大大增加。作者在本书中详细地描述了胸膜腔导管引流的适应证、导管插管技术以及手术可能出现的并发症。此外,他们提出无论生产商如何声明,现有的引流系统,尽管可以从胸膜腔、萎缩和闭塞的残余腔室中排气、排液,并且确保肺组织的再膨胀,但仍然不够完美。

虽然所有的胸外科医生都会受益于本书中涉及的科学和技术的进步,但真正受益最大的还是那些正在学习胸外科知识的年轻外科医生和我们的病人。

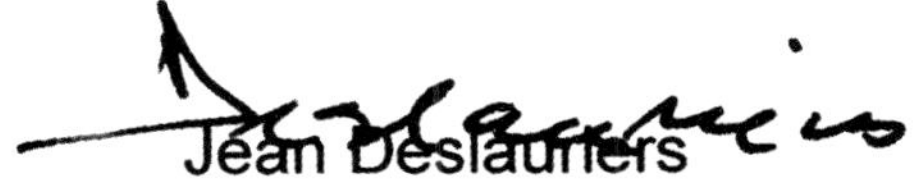

前　言

胸膜疾病是临床常见、多发疾病，近年来发病率不断上升，已引起医学工作者的广泛重视。随着现代医学检查方法的广泛应用，通过**CT**、**MRI**、介入超声波、电子显微镜、分子生物学、细胞生物化学、免疫学等多方面的观察和探索，对胸膜的超微结构及其相应的生理功能逐步有了较为深入的认识，为胸膜疾病的发生、发展及其病理过程提供了理论基础，使其研究更加深广。本书的编著正是这方面科研和临床成就的结晶。

以往胸膜疾病常列为内科范畴，相关专著也多由内科医生所著，近年来随着胸部外科技术的发展，特别是胸腔镜外科技术的广泛应用，胸外科医生常常在临床上遇到需要外科干预的胸膜疾病病例。作为一名从事临床工作20余年的胸外科医生，我深感在这一领域，我们与国外同行间还存在着不小的差距，很多概念、技术还缺少相应的规范。让更多青年胸外科医生了解、掌握胸膜疾病的基础知识以及临床技能，不仅是医学发展的需要，也是临床实践的需要。此专著系国内第一本由胸外科医生发起主编、从外科角度专门论述胸膜疾病的医学专著，参加编写者大多是吉林大学第一医院从事临床工作多年的胸外科、呼吸科、病理科、放射科、检验科的中青年专家，同时有幸邀请到吉林大学白求恩医学部基础医学院的部分基础医学专家参与编写，另外，作为主编单位之一的成都铁路中心医院、天津市天和医院、天津市海河医院呼吸疾病研究所等单位专家参与编写部分章节，为本书增色不少。

经过近一年的努力和在各方面的大力支持和通力协作之下，该书终于和读者见面。在此之际，我们要深深感谢吉林大学第一医院、成都铁路中心医院以及所有参编单位的领导对本书的大力支持；同时还要感谢不远万里由加拿大拉瓦尔大学心肺中心来到吉林大学第一医院并受聘于我科的世界著名胸外科专家 **Jean Deslauriers** 教授所给予的热情鼓励，并欣然为本书作序；感谢本书顾问、恩师刘国津教授多年的教诲，并对编写提出中肯的建议；感谢各位参编人员所付出的巨大努力和密切合作，特别是副主编张捷医生与编写秘书符显明医生为本书作出的大量富有创意的工作。但愿本书能为各位读者的临床工作提供一点点借鉴和帮助，那将是我们所有编写人员的最大心愿。尽管如此，由于我们水平有限，编者来自不同地区和部门，知识结构和写作风格不同，书中仍难免存在着许多问题，恳切希望并欢迎各位同行给予批评、指正。

崔有斌　雷跃昌

2008年8月

PREFACE TO SURGICAL DIAGNOSIS AND TREATMENT OF PLEURAL DISEASES

The first edition of this text on diagnosis and treatment of pleural diseases brings the opportunity to honor the contributions of clinicians and thoracic surgeons from the First Teaching Hospital of Jilin University in the city of Changchun in the People's Republic of China. The contents of the volume reflect their enthusiasm as well as the exciting developments that have characterized the investigation and treatment of diseases of the pleura over the past few years.

Disorders of the pleura and of the pleural space are common in a thoracic surgical practice and although their management may seem simple, their diagnosis often presents a challenge. Clinical history, physical examination, and imaging represent first – line investigation and these are well described in this text. Indeed the advent of computed tomography in the late seventies has dramatically improved the non invasive evaluation of pleural diseases. The addition of closed pleural biopsies, particularly for tuberculous pleuritis and of directed pleural biopsies with videothoracoscopy techniques has increased the diagnostic yield to almost 100%. Diagnostic thoracoscopy is now widely used in China and the innovative surgeons that have edited this book have refined this minimally invasive technique to make it applicable to the diagnosis of most pleural disorders. They have also shown that a better understanding of pathophysiology, better imaging, and faster and more accurate methods of diagnosis have considerably improved the management of pleural diseases. Also well described in this book is the importance of having a methodical and structured approach to diagnosis because such an approach will not only reduce costs but also minimize patient morbidity.

Under normal conditions, the pleural space is a virtual cavity interposed between the chest wall and the lung. The visceral and parietal linings of this cavity are 1 to 2 mm thick and serve as permeable membranes for the transport of cells and fluid. Under pathologic conditions, however, these relationships may be altered leading to the development of pleural effusions, pneumothoraces, hemothoraces, chylothoraces or empyemas. Despite this wide range of diseases that can involve the pleural space, these can generally be narrowed down to two forms: pleural fluid and pleural mass or masses. Pleural effusions are more common and they are a significant problem. During the past two decades, several advances have made possible a more systematic approach to their investigation and research, based primarly on animal models, has provided a better understanding of their treatment.

Tube thoracostomy is often considered a minor surgical procedure. It can, however, result in considerable morbidity if the operator does not have intimate knowledge of chest wall and pleural space anatomy, a clear understanding of the technique to be used, and most importantly the experience to safely carry out the procedure. In this book, the authors describe in detail the indications for tube drainage of the pleural space, the technique of tube insertion, as well as the potential complications that can be associated with the procedure. They also show that despite the claim of many manufacturers, no currently available system is perfect although most drainage systems are able to evacuate air or fluid from the pleural cavity, collapse and obliterate residual spaces, and ensure complete re – expansion of the lung.

Although we as thoracic surgeons benefit from the scientific and technological advances that are well described in this book, the ultimate beneficiaries are the young surgeons that are studying thoracic surgery and most importantly our patients.

Jean Deslauriers

目　　录

第一篇　胸膜和胸膜疾病的基础

第二篇　胸膜疾病的诊疗技术

第三篇　外科常见胸膜疾病

第一篇

胸膜和胸膜疾病的基础

第一章　胸膜与胸膜腔的解剖

一、胸腔、胸膜和胸膜腔的基本概念

胸腔(thoracic cavities)由胸廓和膈围成,上界为胸廓上口,连通颈部;下界为膈,借膈与腹腔分隔。胸腔内容纳胸膜、肺和纵隔。纵隔位于中部,两侧为左、右肺和表面的胸膜。胸壁的内层为胸内筋膜,是一层结缔组织膜,贴附于肋及肋间肌的内面。胸内筋膜覆盖于胸膜顶表面的部分,称为胸膜上膜,又称席氏筋膜(Sibson fascia)。此膜增厚,附着于第 1 肋内缘和第 7 颈椎横突,有加强保护胸膜顶的作用。

胸膜(pleura)是一层浆膜,被覆于肺表面、胸壁内面、纵隔侧面和膈上面。被覆于肺表面的部分,称脏胸膜(visceral pleura)或肺胸膜;被覆于胸壁内面、膈上面与纵隔侧面的部分,称壁胸膜(parietal pleura)。脏胸膜和壁胸膜在肺根处相互延续,两层之间的腔隙是胸膜腔(pleural cavities),包绕在左、右两肺周围,完全封闭,腔内压低于大气压,为负压。腔内仅有少量浆液,可减少呼吸时的摩擦。由于胸膜腔的负压及液体的吸附作用,使脏、壁胸膜紧密贴附在一起,所以胸膜腔实际上是两个潜在的腔隙。

二、胸膜的发生和组织结构

1.胸膜及胸膜腔的发生　胚胎第 3 周末,胚体两侧的侧中胚层内,开始产生一些小的空隙,以后逐渐融合成为大空隙,将侧中胚层分为脏壁中胚层、体壁中胚层和胚内体腔。靠近内胚层的一层为脏壁中胚层,靠近外胚层的一层为体壁中胚层,两者表面都覆盖着一层上皮。脏壁中胚层和体壁中胚层之间的腔隙为胚内体腔。胚内体腔在脐带处与胚外体腔相通,其头端与胚体头端的胚内中胚层中发生的围心腔相通,从而形成一个蹄铁形腔隙为原始体腔。原始体腔的头端形成将来的心包腔,左右管状腔形成将来的胸膜腔。肺表面的体腔上皮形成脏胸膜,体壁侧的体腔上皮形成壁胸膜。

2.胸膜的组织结构　胸膜由间皮和间皮下结缔组织构成。胸膜间皮主要是一层单层扁平上皮,有些部位可呈单层的立方或单层柱状上皮。间皮细胞表面有丰富的微绒毛,突出于胸膜表面,脏胸膜微绒毛多于壁胸膜。微绒毛增加胸膜的表面积,提高了胸膜内液体运输与代谢活动的能力。微绒毛内含有透明质酸、糖蛋白,具有减少呼吸时脏胸膜和壁胸膜之间摩擦的作用。在壁胸膜的间皮细胞之间,有许多小孔道,与周围淋巴腔隙相接,为胸膜腔内液体、蛋白质和(或)细胞成分的交流途径。间皮下结缔组织层含有胶原纤维、弹性纤维、血管和淋巴管等。丰富的胶原纤维、弹性纤维在呼吸过程中起缓冲与节制作用。

三、壁胸膜的分部、毗邻和胸膜隐窝

1.壁胸膜的分部　壁胸膜依其所覆盖的部位不同分为肋胸膜、膈胸膜、纵隔胸膜和胸膜顶 4 个部分。肋胸膜(costal pleura)衬覆于胸壁的内面,是壁胸膜最厚最广阔的部分,与胸壁之间易于剥离。膈胸膜(diaphragmatic pleura)覆盖于膈上面,与膈紧密黏合。纵隔胸膜(mediastinal pleura)贴附于纵隔两侧面,其中部呈套袖状包绕肺根后移行于脏胸膜。在肺根下方,纵隔胸膜前后两层重叠,形成一个呈冠状位的双层皱襞状结构,连于纵隔外侧面与肺内侧面之间,称肺韧带(pulmonary lig),对肺起固定作用,也是肺手术的标志性结构。胸膜顶(cupula of pleura)是肋胸膜与纵隔胸膜向上延伸覆盖于肺尖上方的部分,穹隆状,位于胸廓上口平面以上,突入颈根部,在锁骨上窝处深面,最高点可达锁骨内侧 1/3 上方。临床工作中,应注意胸膜顶的位置,避免损伤胸膜顶及肺尖。

2.壁胸膜的毗邻

(1)胸膜顶:前方有锁骨下动脉及其分支、锁骨下静脉、迷走神经、膈神经、左侧还有胸导管颈部跨过;后方有颈交感干和第 1 胸神经前支;外侧有中斜角肌和臂丛;内侧有头臂静脉、气管、食管以及左侧的喉返神经(图 1-1)。

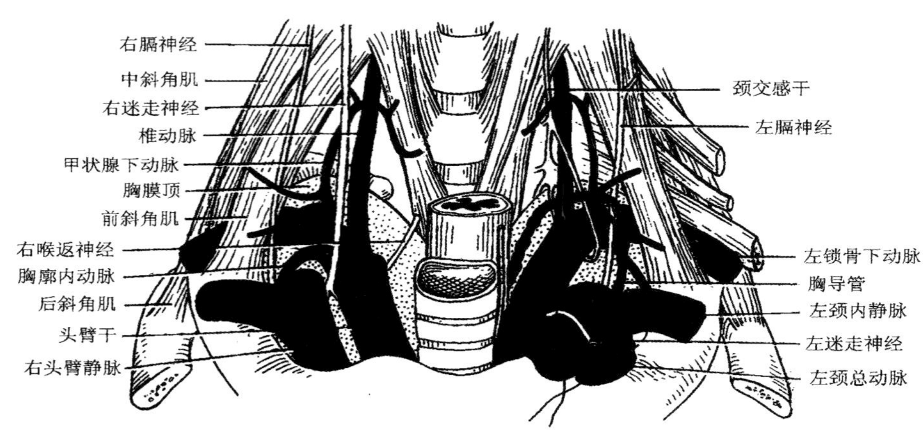

图 1-1　胸膜顶毗邻

(2)纵隔胸膜：覆盖着纵隔的器官，以肺根为中心，左侧纵隔胸膜在肺根的前方，与左膈神经及左心包膈血管相邻；在肺根后方与胸主动脉、迷走神经相邻；在肺根上方与主动脉弓和左锁骨下动脉相邻；在肺根下方与胸主动脉、食管和心包相邻；右侧纵隔胸膜在肺根的前方，与右膈神经及右心包膈血管相邻；在肺根后方与奇静脉和迷走神经相邻；在肺根上方与奇静脉弓、右头臂静脉、上腔静脉相邻；在肺根下方与奇静脉、食管和心包相邻。食管后隐窝是右侧纵隔胸膜在肺根以下突入食管与奇静脉和胸导管之间形成的，因此经左胸作食管下段手术应注意避免损伤右侧纵隔胸膜，防止出现对侧气胸。

(3)肋胸膜：与胸廓内面的胸内筋膜相贴。

(4)膈胸膜：覆盖在膈的上面，隔着膈肌分别与肝、胃、脾、胰、肾和肾上腺等器官相毗邻。

3.胸膜隐窝　胸膜腔在壁胸膜某些部分的转折处构成胸膜隐窝(pleura recesses)或胸膜窦，深吸气时，肺被空气充盈涨满，几乎充满整个胸膜腔，但肺的边缘却不会伸入这些隐窝或窦内。最重要的胸膜隐窝位于肋胸膜和膈胸膜的转折处，称为肋膈隐窝(costodiaphragmatic recess)或肋膈窦，左、右各一，整体呈半环状，是胸膜腔位置最低的部分。胸膜发生炎症时，渗出液常集聚于此处，同时也是常发生粘连的部位。此外，在左侧胸膜腔，肋胸膜和纵隔胸膜在前返折处(相当于肺的心切迹附近)有左肋纵隔隐窝(left costomediastinal recess)。

四、胸膜的体表投影

胸膜的体表投影是指各部壁胸膜相互返折移行的部位在体表的投影，胸膜前界和胸膜下界具有较重要的实用意义。

1.前界　为肋胸膜与纵隔胸膜在前内侧的返折线。两侧均起自于锁骨内侧 1/3 上方 2.5cm 处的胸膜顶，斜向下内侧，经胸锁关节后方至胸骨柄后面，约在第 2 胸肋关节水平，左右侧靠拢并沿中线稍左垂直下行。在第 4 胸肋关节水平，左右侧分开；右侧继续向下至第 6 胸肋关节处斜行向外移行于下界；左侧在第 4 胸肋关节处转弯向外下方，沿胸骨侧缘外侧约 2～2.5cm 下行，跨过第 4、5 肋间隙，至第 6 肋软骨中点后方处移行于下界。两侧胸膜前界在第 2～4 胸肋关节平面间相互靠拢，在第 2 胸肋关节平面以上和第 4 胸肋关节平面以下又相互离开，分别在胸骨柄后方形成一个三角形的上胸腺间区(又称胸腺三角)和在第 4 胸肋关节平面以下，两侧胸膜前界间形成一个三角形的下胸膜间区(又称心包裸三角)。下胸膜间区的心包前方无胸膜覆盖，称为心包裸区，此区直接与胸骨体下份左半和左侧第 4～6 肋软骨后面相贴(图 1-2)。

2.下界　为肋胸膜与膈胸膜的返折线。右侧起自第 6 胸肋关节后方，左侧起自第 6 肋软骨中点处的后方，两侧均行向外下方，在锁骨中线处与第 8 肋相交，在腋中线处与第 10 肋相交并转向后内侧，至肩胛线与第 11 肋相交，向内侧平对第 12 胸椎棘突。右侧由于受肝的影响，膈的位置较高，所以右侧胸膜下界常略高于左侧(图 1-2、1-3)。

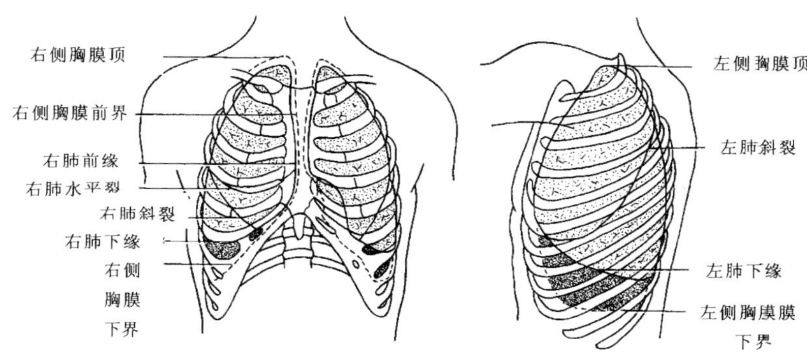

图1-2 胸膜前面及侧面

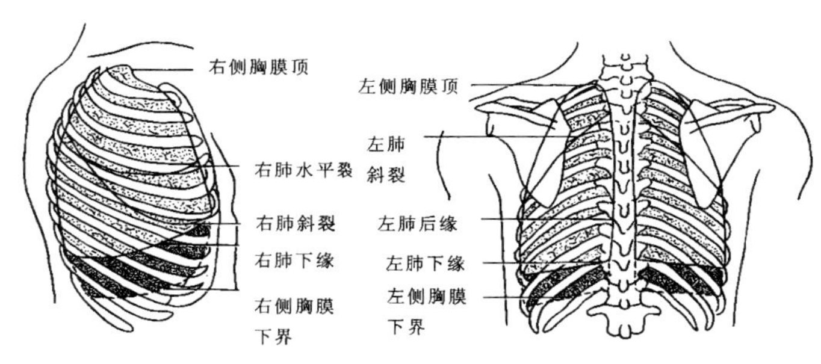

图1-3 胸膜侧面及后面

五、胸膜的血液供应、淋巴回流和神经支配

1.胸膜的动脉供应 壁胸膜的血液供应来自邻近胸壁的血管分支。肋胸膜主要由肋间后动脉和胸廓内动脉的分支供应;纵隔胸膜主要由支气管动脉、膈上动脉、胸廓内动脉的分支供应;胸膜顶主要由锁骨下动脉及其侧副血管的分支供应。膈胸膜主要由胸廓内动脉、胸主动脉、腹主动脉和腹腔动脉的分支供应。脏胸膜的血液供应主要由支气管动脉供血。

2.胸膜的静脉回流 壁胸膜的静脉回流可注入奇静脉和胸廓内静脉,也可注入下腔静脉和头臂静脉的属支。脏胸膜的静脉回流汇入支气管静脉。

3.淋巴回流 壁胸膜的淋巴管汇入肋间隙、胸骨旁、后纵隔和膈淋巴结;脏胸膜淋巴管汇入纵隔淋巴结。通过支气管纵隔干,右侧入右淋巴管,左侧由胸导管注入静脉角内。

4.神经支配 壁胸膜受脊神经支配,肋和膈周边部胸膜的神经均由肋间神经的分支分布;纵隔和膈中央部胸膜由膈神经的分支管理。膈神经由C3~5脊髓节段发出,纵隔胸膜和膈中央部胸膜受到病变刺激时,可引起颈下部和肩部皮肤的牵涉性疼痛。

脏胸膜由内脏神经分布,伴随支气管血管进入脏胸膜。内脏感觉神经对刺激敏感程度较躯体感觉神经差。

参考文献

1.张敦华.实用胸膜疾病学——胸膜解剖学.上海:上海医科大学出版社.

2.罗词文,李长生,胡浩.胸腔积液诊疗学.北京:科学出版社.

3.杨林,高英茂,主译.格氏解剖学.第38版.沈阳:辽宁教育出版社,1999.148-180

4.洛树东,高振平.医用局部解剖学.第7版.北京:人民卫生出版社,2008.132-134

(高振平)

第二章　胸膜腔生理

第一节　胸膜腔压力

一、胸膜和胸膜腔的组成

胸膜(pleura)分脏、壁两层，脏层胸膜被覆在肺的表面，壁层胸膜衬附胸壁内面、纵隔的外侧面和横膈的上面，两层胸膜在肺门根部移行汇合，包绕而成胸膜腔。左、右两侧胸膜腔是完全独立闭合而不是互相沟通的，借此可避免一侧胸膜腔的病变迅速累及另一侧。正常成人胸膜表面积约有 2 000cm^2，胸膜腔的宽度大约为 18～20μm，基底部的宽度略增加。虽然曾有争论，但现已清楚，两层胸膜并不互相接触，因此 Murray 等认为胸膜腔是一个真正的，而不是潜在的腔。

无论是壁层或脏层胸膜均为平滑光亮的半透膜，其表面排列一单层间皮细胞，间皮细胞的大小、形态各异，从扁平到立方形或柱状，这也许取决于间皮下组织的牵拉程度。绝大多数胸膜腔的细胞有各种重要的生理功能。间皮细胞可分泌细胞外基质的大分子化合物和使之成为成熟的基质、巨噬细胞颗粒，产生纤维蛋白溶解物质和分泌中性粒细胞趋化因子，对于胸腔内白细胞的募集具有重要作用。在间皮细胞上可见 1～3μm 长的微绒毛，内含高浓度糖蛋白和透明质酸。微绒毛密度为(2～30)·μm^2，在胸膜表面呈不规则分布，一般说来，脏层胸膜的密度高于壁层胸膜，基底区域高于尖顶区域。微绒毛突出于胸膜表面，具有扩增胸膜的表面积，有利于促进胸膜腔内液体运输与代谢活动，间皮细胞以小带咬合(zonulae occludentes)，小带黏附和桥粒(desmosomes)来互相连接，间皮细胞之下是基底层，为富含胶原和弹性蛋白的结缔组织。基底层之下即为胸膜外壁层间质或肺间质。胸膜的厚度在不同种类动物之间有较大的差别，小动物(如鼠、家兔和狗)的胸膜较薄，壁层和脏层胸膜的厚度相同，平均约 20μm，然而，大动物(如羊、猪、马和人)的脏层胸膜较厚，约为壁层胸膜的 5 倍，即大约为 100μm。壁层胸膜与脏层胸膜的最重要区别，是壁层间皮细胞间有许多微孔(stomata)，这些微孔通常成簇或成组分布，密度范围从肋间面的 100 个/cm^2 至横膈面的 8 000 个/cm^2，微孔的直径从 < 1μm 至 40μm，平均 1μm。微孔与周围淋巴腔隙相接，为胸膜腔内液体、蛋白质和细胞成分的逸出孔道。

壁层胸膜由肋间动脉供血，而脏层胸膜的血供则因动物种类而异，小动物来自肺循环，而大动物来自体循环(支气管动脉)。若将碳粒注入胸膜腔作为淋巴引流途径的可见标记，那么随后即可发现：黑碳粒被壁层胸膜而不是脏层胸膜上的淋巴组织所摄取。脏层胸膜虽然也有丰富的淋巴管，但它们不与胸膜腔相通。只有壁层胸膜含有感觉神经纤维，由肋间神经和膈神经的分支支配。脏层胸膜不含有感觉神经纤维，因此当炎症，肿瘤或导管插入引起疼痛时，均表明邻近壁层胸膜受累。

二、胸膜腔内压力

闭合的胸腔内压为负压，这是胸壁的向外扩张和肺脏的弹性回缩产生的方向相反的力，企图使胸膜腔增大的结果。此压力围绕心、肺外周，是影响心肺生理功能的重要因素。

(一)测定胸膜腔内压的方法

1.直接法　多用在某些特殊情况下：如气胸时，可将与检压计相连接的针头，套管针、导管或气囊插入(或置入)胸膜腔内，直接测定胸膜腔压力。检压计的液面即可直接指示胸膜腔内的压力。直接法的缺点是有刺破胸膜脏层和肺的危险。

2.间接法　让受试者吞下带有薄壁气囊的导管至下胸部的食管，由测量呼吸过程中食管内压变化来间接地指示胸膜腔内压变化。这是因为食管在胸内介于肺和胸壁之间，食管壁薄而软，在呼吸过程中两者的变化值基本一致。故可以测食管内压力的变化以间接反映胸膜腔内压的变化。

无论用直接法还是间接法所测得的只是某一水平面的胸膜腔内压力。实际上，整个胸膜腔内从上到下，胸膜腔压力并不完全相等。也就是说，胸膜腔负压在胸膜腔内的分布并不是一致的。在直立位时，肺上部负压较肺下部为大。肺尖区胸膜腔内压力最低，或负值最大；在肺底区胸膜腔压力最高，或负值最小。在胸膜腔上部(肺尖部)和下部(肺底部)之间存在胸膜腔压力差,或称为压力梯度。胸腔内压从上到下的下降梯度的分布也不一致,在上部之下降梯度较下部为大。胸腔内上、下负压的差异和自上而下负压下降梯度之所以不一致,主要是因为肺本身的重量,即在直立位受地心力向下吸引。

造成胸膜腔压力梯度的主要原因就是由于肺脏及心脏等脏器的重力作用。如图 2-1 所示在肺尖区胸膜受到两种力,即肺脏回缩力(L_1)和肺脏重力(W_1)方向均为向下,其合力为 L_1+W_1;而在肺底区同样受到这两种力,用 L_2 和 W_2 表示,但方向相反,其合力应为两者之差,即 L_2-W_2。所以肺尖区胸膜腔内负压始终低于肺底部。据测定,立位时人胸膜腔压力梯度为平均每垂直下移 1cm,胸膜腔内压力增加 0.025kPa。假如一个人的胸廓上下径为 30cm,那么立位时肺尖区和肺底区胸膜腔压力差可达 0.75kPa。即当人体处于功能余气量(FRC)位时,肺尖区胸膜腔压力为 1kPa,而肺底区为 0.25kPa。由于整个肺内肺泡压相等,而不同区域内胸膜腔内压力不同,结果使得不同部位的肺具有不同膨胀压。不同区域的肺压力—容积曲线是相同的,由于存在胸膜腔压力梯度,使得上肺区肺泡容积比下肺区大,而吸气到达肺总容量(TLC)位时,上、下肺区肺泡大小相等,所以上肺区的通气量小于下肺区。这样,通过胸膜腔压力梯度可以解释肺内通气分布的不均匀性,即"上少下多"。另外,由于胸膜腔压力存在一个垂直的梯度,因此肺内通气顺序是上肺区"先进后出",而下肺区是"后进先出",这也是造成肺内通气分布不均匀的原因之一。

人的胸膜腔压在胸中间区带,功能残气量位时为 $-5\ cmH_2O$,在肺总量位时为 $-30\ cmH_2O$,当肺顺应性减低时,胸腔负压增大。测量表明平静呼气末胸膜腔内压约为 -0.665~-0.399 kPa,吸气末约为 -1.33~-0.665kPa。关闭声门,用力吸气,胸膜腔内压可降至 -11.97kPa,用力呼气时,可升高到 14.63kPa。胸膜腔内负压不仅作用于肺,牵引其扩张,也作用于胸腔内其他器官,特别是壁薄而可扩张性大的腔静脉和胸导管等,影响静脉血和淋巴液的回流。

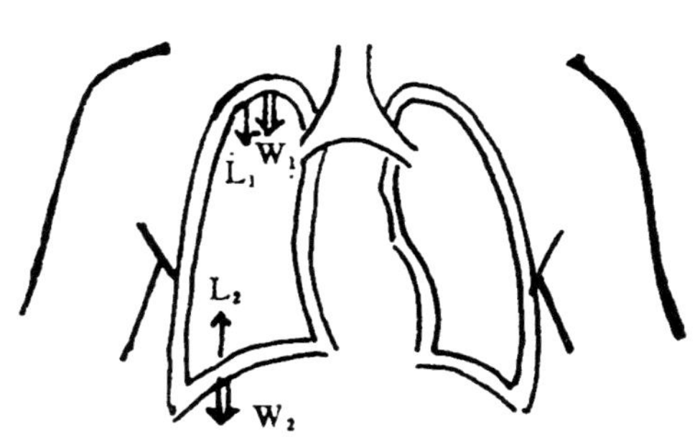

图 2-1 胸膜腔压力梯度的成因

L_1:肺尖区肺脏回缩力;W_1:肺尖区肺脏重力;

L_2:肺底区肺脏回缩力;W_2:肺底区肺脏重力

(二)胸腔内压为负压的机制

以上已描述,胸膜腔为一密闭的腔隙,其中的压力低于周围大气压,称之为负压。负压的形成是肺组织弹性回缩与胸廓向外扩张两种相反的力量在胸膜腔内相互作用的结果。

当处于功能余气量(FRC)位时,即人体放松并处于平静呼气末,此时肺实际容积较其固有容积大,而胸腔的实际容积较其固有容积小,而且肺由于弹性回缩产生一个向内回缩力,而胸壁由骨架的抗张力形成一个向外的扩张力,这种胸壁产生的与肺脏产生的方向相反的扩张力企图将脏层胸膜与壁层胸膜分开,结果由于胸膜腔的密闭性,使得胸膜腔内形成负压状态。由此可见,胸膜腔负压的形成是胸壁向外的牵拉力与肺脏向内的回缩力之间平衡的结果。

因此,只分析一方面的力量即可理解胸膜腔内负压。对于脏层胸膜而言,其一方面受到肺内压(使肺泡扩张)的作用,同时也受到肺的弹性回缩力(使肺泡缩小)的作用。因此,胸膜腔内的压力实际上是这两种相反的力的代数和(图 2-2 上,箭头所示),即:

胸膜腔内压 = 肺内压 - 肺弹性回缩力

在吸气末和呼气末,气流停止,此时肺内压等于大气压,因而:

胸膜腔内压 = 大气压 - 肺弹性回缩力

若以 1 个大气压为 0 位标准,则:

胸膜腔内压 = - 肺弹性回缩力

如果肺弹性回缩力是 0.665kPa(5mmHg),胸膜腔内压就是 - 0.665kPa。可见,胸膜腔负压是由肺的弹性回缩力造成的。吸气时,肺扩张,肺的弹性回缩力增大,胸膜腔负压值也增大。呼气时,肺缩小,肺弹性回缩力也减小,胸膜腔负压值也减小。在直立姿势时,由于重力作用,肺的上部比下部更为扩张,肺上部的回缩力也更大,因此胸膜顶端负压就大于底部,相差约有 0.53kPa(4mmHg)。但是,为什么在呼气末胸膜腔内压仍然为负?这是因为胎儿出生后,胸膜生长的速度比肺快,以致胸廓经常牵引着肺,即便在胸廓因呼气而缩小时,仍使肺处于一定程度的扩张状态,只是扩张程度小些而已。所以,在正常情况下,肺总是表现出回缩倾向,因此胸膜腔内压经常是负压。

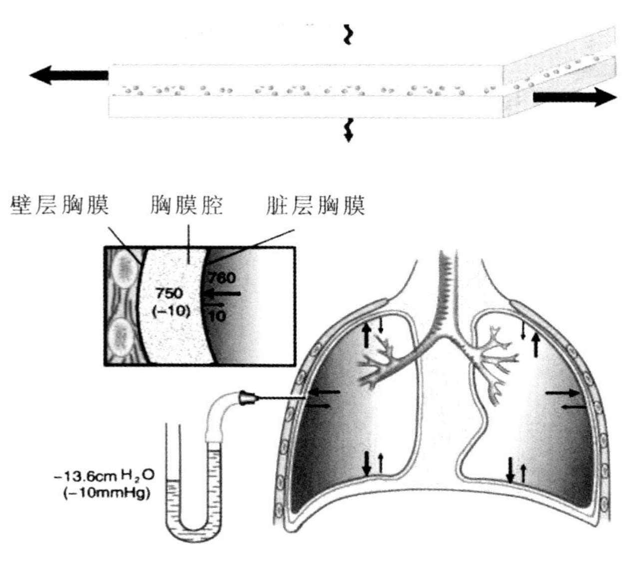

图 2 - 2 胸膜腔负压产生示意图

(三)胸腔内并无气体积聚

尽管胸腔内的压力为负值,但并无气体积聚。正常情况下血液中的气体可以通过脏层、壁层毛细血管进入胸膜腔内,也可从胸膜腔内进入到毛细血管中。决定每种气体进出胸膜腔的主要因素是胸膜腔内该气体分压与毛细血管中血液内该气体分压差。正常时毛细血管血液中各种气体分压之和为 94kPa。其中,H_2O 6.3,CO_2 6.1,N_2 76,O_2 5.3kPa。因此只有当胸膜腔内压力 < 94kPa 时,血液中溶解状态的气体才会进入胸膜腔。正常时平均胸膜腔压力几乎不会低到这个水平,所以胸膜腔内维持无气状态。胸腔内毛细血管内气体分压的总和约为 700 mmHg,即低于大气压 60 mmHg,毛细血管内溶解气体的负压有助于维持胸腔内无气状态和有利于进入胸腔的气体吸收。

三、胸膜腔的功能

(一)胸膜腔的特点

1.密闭

(1)完整的胸廓是支架

(2)支持、保护作用

(3)参与呼吸、调整负压的作用

(4)完整的意义即完好性与密闭性(胸膜腔)

(5)重要的解剖标志——胸骨角

2.负压

(二)胸膜腔的功能

1.使肺随胸腔廓的运动而运动 在呼吸运动过程中肺随胸腔廓的运动而运动,这是因为在肺和胸廓之间存在一密闭的胸膜腔和肺本身有可扩张性的缘故。胸膜紧贴于肺表面的脏层和紧贴于胸廓内壁的壁层,成一个密闭的潜在的胸膜腔。胸膜腔内仅有少量浆液,没有气体,这一薄层浆液有两方面的作用。一是在两层胸膜之间起润滑作用。因为浆液的黏滞性很低,所以在呼吸运动过程中,两层胸膜可以互相滑动,减小摩擦。二是浆液分子的内聚力使两层胸膜贴附在一起,不易分开,所以肺就可以随胸廓的运动而运动。因此,胸膜腔的密闭性和两层胸膜间浆液分子的内聚力有重要的生理意义。如果胸膜腔破裂,与大气相通,空气将立即进入胸膜腔,形成气胸,两层胸膜彼此分开,肺将因其本身的回缩力而塌陷。这时,尽管呼吸运动仍在进行,肺却减小或失去了随胸廓运动而运动的能力,其程度视气胸的程度和类型而异。显然,气胸时,肺的通气功能受到妨害,严重者,应紧急处理。

2.降低肺和胸壁在呼吸运动中的相互摩擦作用　这是胸膜的主要功能是,让肺相对于胸壁有更广泛范围的移动,试想若肺直接黏附于胸壁,那么肺吸气时的扩张和呼气时的缩小势必受限。正因为有了光滑的胸膜,才使肺的扩张可跨数个肋间的移动。然而实验研究和临床实践均表明,胸膜腔的闭合并不一定引起肺功能的显著异常,只有胸膜肥厚伴胸腔闭合,如纤维胸,才导致较明显的肺功能改变。此外,脏层胸膜为肺提供机械性保护和支持,为保持肺的形态,限制肺的扩张,调节并缓冲肺组织在扩张情况下所承受的应力,利于肺的呼气起作用。胸膜腔内的负压传导和正常分布,对肺血和气体的分布,回心血量也有重要影响。

3.为肺水肿液逸出肺提供途径　多个实验研究表明:当发生高静水压或高渗透性肺水肿时,约有25%的肺内水肿液经脏层胸膜进入胸膜腔,借此可减轻肺泡水肿和肺功能受损害的程度。经胸腔穿刺抽液可减轻全身液体过度负荷,对降低肺毛细血管压有作用,由此看来,在充血性心力衰竭的治疗中,当发生明显的胸腔积液时,进行治疗性胸穿也许是合理的。

第二节　胸腔内液体的生成

正常情况下,胸腔内有少量液体(每公斤体重0.3 ml),液量虽少,但它是不断交换的。早在1927年,Neergard就提出了胸液交换的压力控制模型,作者认为胸液的交换完全取决于静水压和胶体渗透压之间的压力差,因为壁层胸膜主要由肋间动脉(属体循环)供血,毛细血管压高,而脏层胸膜由肺动脉供血,毛细血管压低,所以受压力的驱动,液体从壁层胸膜滤过进入胸膜腔,脏层胸膜以相仿的压力将胸液回吸收。此后,虽不断有学者对Neergard的"模型"进行了补充和修正,但其学说的基本观点未受到挑战,并用以阐述胸腔内液体动力学数十年。胸液的流动完全取决于静水压和胶体压之间的压力差,且胸液的流动遵循Starling定律(图2-3)。

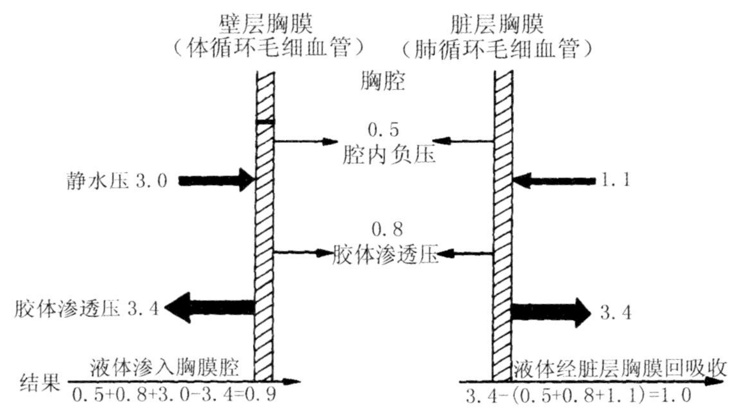

图2-3　胸液循环与有关压力关系示意图(kPa)

Starling定律认为从毛细血管内进入到胸膜腔内液体流动量 $F=K[(P_c-P_{pl})-(\Pi_c-\Pi_{pl})]$ K为滤过系数。P_c 代表毛细血管内静水压,P_{pl} 为胸膜腔内压力,Π_c 为血浆胶体渗透压,Π_{pl} 为胸膜腔内液体的胶体渗透压。

正常时壁层胸膜与胸膜腔之间存在液体滤过梯度。壁层胸膜毛细血管内静水压约为3 kPa,而在FRC位胸膜腔内压力-0.5 kPa,因此毛细血管两侧纯静水压差为3.5 kPa,这个压力促使液体从壁层胸膜毛细血管内进到胸膜腔中。与此静水压力梯度相对抗的是胶体渗透压梯度,壁层毛细血管中血浆胶体渗透压大约为3.4 kPa,正常时少量胸液中含有少量蛋白质,其胶体渗透压约为0.5 kPa。因此跨膜胶体渗透压梯度3.4-0.5=2.9 kPa。综合起来促进液体从壁层胸膜毛细血管中移入到胸膜腔内的压力未3.5-2.9=0.6 kPa。与壁层胸膜所不同的是脏层胸膜毛细血管内静水压为肺毛细血管内静水压，大约为1.1 kPa。综合算来，跨脏层胸膜纯静水压差为1.1 -（-0.5）= 1.6 kPa。跨膜胶体渗透压梯度也是2.9 kPa。因此促使液体从胸膜腔内移入到脏层胸膜毛细血管内的压力差为2.9 - 1.6 = 1.3 kPa。

正常的胸膜浆液无色，透明，内含少量的蛋白，蛋白浓度一般不超过15g/L。其中也含有少量细胞，约1500/ml细胞成分，多数是单核细胞，少量有淋巴细胞、巨噬细胞、内皮细胞，以及少量的多形核白细胞，通常无红细胞存在。两个胸膜腔胸膜表面面积相等，如70kg体重的人，胸膜的面积约有2000cm^2。正常情况下，胸膜浆液和蛋白的渗出和吸收是平衡的，因此保持了恒定的液量和蛋白浓度。只有在微循环压力或渗透性改变时，可造成此平衡的失调，而产生胸腔内的积液和蛋白浓度改变。

人的胸膜较厚，壁层胸膜的毛细血管在胸液的形成中起了主要作用。脏层胸膜的微血管虽部分来源于体循环，但对胸液形成的作用远小于壁层胸膜，原因为脏层胸膜血管至胸膜腔的距离，比壁层胸膜血管至胸膜腔的距离多3倍，而且脏层胸膜血管内血流流人压力低的肺静脉，即脏层胸膜血管内压力较壁层胸膜血管内压力低。所以脏层胸膜上不存在引起液体滤过的压力梯度。

综合上述两个方面，正常情况下液体从壁层胸膜毛细血管中进入胸膜腔，然后由脏层胸膜回吸收，构成所谓胸水循环。正常情况下胸液的形成和吸收保持动态平衡，在壁层和脏层之间保持由少量液体起润滑作用，利于肺在胸腔内舒缩。

Starling定律认为胸液的交换完全取决于静水压和胶体渗透压之间的压力差。但在一些病例却难以解释，如肝硬化患者血浆胶体渗透压 < 2kPa，如按该定律，应形成胸腔积液，但大部分肝硬化患者并无胸腔积液存在。又如先天性心脏病、二尖瓣狭窄患者平均心房压 > 5kPa，也无胸液形成。因此，该定律存在着明显的缺陷。事实上，它只强调压力差，而忽略了间质部分的作用，尤其是忽略了胸膜淋巴管和淋巴孔的作用。

第三节　胸腔内液体的吸收

Neergard“模型”是基于对薄脏层胸膜的小动物的研究，后来发现，有些哺乳动物，包括人类，脏层胸膜要厚得多，血供主要来自体循环（较高毛细血管压）而非肺循环，这就意味着，液体透过壁层胸膜进入胸腔后，脏层胸膜并没有压力梯度来将胸液回吸收，这就需要用其他的因素和力的影响来解释胸液动力学。

现已证明，Neergard 的解释确是过于简单化了，它忽略了间质腔的存在，对水和溶质的选择渗透性，更重要的是忽略了胸膜淋巴管微孔的作用。经过近年的研究现已明确：正常情况下，胸液量约为0.3 ml/kg，为低渗性（含蛋白10 g/L），生理性胸液是在胸腔尖顶区由壁层胸膜产生，而在胸腔最基底区，主要由横膈面和纵隔面壁层胸膜上的淋巴管微孔来重吸收的。壁层胸膜上的淋巴管微孔具有活瓣样作用以保证胸液单向流出胸膜腔，对维持胸液量恒定起重要作用。

当前胸液转运的新理论表明（如图2-4所示），正常情况下，胸膜腔和肺间质为功能不同的两个部分，胸液从体循环毛细血管过滤而来，又从淋巴管排泄。淋巴管泵的作用产生了低于大气压的静水压。新理论与Starling定律有两大本质的区别：①新理论突出胸液的流动性，而不是压力梯度对胸液的转运起作用；②淋巴管代表了一种排泄机制，能够产生低于大气压的压力（如同一台真空吸尘器一样）。从胸液的引流机制来说，淋巴管在胸膜腔内设置了一种压力以引流胸液，这与Starling压力平衡方程式有着明显的差别。

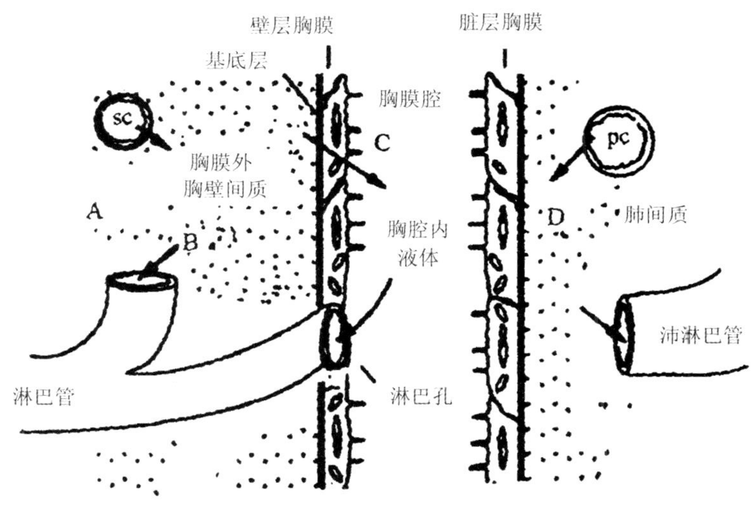

图 2-4　胸腔积液转运新机制示意图

sc:体循环毛细血管；　　pc:肺循环毛细血管。

A:液体流量为 0.194ml/(kS·h)；　　B:液体流量为 O,041ml/(k8· h)；

C:液体流量为 0.153ml/(kg·h)；　　D:液体流量为 0.05ml/(kg·h)。

正常情况下，脏层胸膜对胸液的形成或重吸收几乎都不起作用。据测定，胸液的交换量约为每小时 0.15 ml/ kg，据此推算，一个 60 kg 的成人一天(24h)的胸液交换量约为 216 ml，远低于以前认为的每天 5 ~ 10L 的胸液循环量。当胸液滤过量增加时，壁层胸膜淋巴管内的流速也相应增加，其引流量能增至约 20 倍，对控制胸液量具有负反馈作用，这种调控是非常有效的，胸液滤过率增加 10 倍，仅增加胸液量 15%。仅当胸液的滤过量超过最大胸膜淋巴流量时，才发生胸腔积液，据测算，人最大胸膜淋巴流量可达 30 ml/h，约相当于 700 ml/d(约占总淋巴流量的 40%)。

由于淋巴管管壁平滑肌的肌性收缩(内在活动)、淋巴管可产生自然的脉搏样运动，此外也与呼吸运动所产生的组织内压力被动有关。生理状况下，每一个淋巴孔所产生的每搏容量为每空孔 $1\times10^{-6}\mu l$。胸膜腔的较低部分可产生较大的淋巴管引流量，如在横膈和纵隔区域。由于胸膜腔内的滤过和吸收部位的不同，胸液可在胸膜腔内发生循环。

当少量蛋白进入并积聚在胸膜腔，胸液胶体渗透压就会增加，从而引起胸膜腔积液。胸膜腔内的少量蛋白、细胞和其他微粒物质可通过引流胸液的淋巴管移出胸膜腔。胸膜腔通过壁层胸膜上的小孔与脏层胸膜中的淋巴管相通，而脏层胸膜中没有这种小孔，故微粒物质无法通过脏层胸膜移出胸膜腔。

胸膜炎症可使血管壁通透性增高，较多蛋白质逸入胸膜腔，使胸液渗透压增高。肿瘤可压迫、阻断淋巴引流，使胸液中蛋白质积聚，从而导致胸腔积液，门静脉性肝硬化伴有低蛋白血症，血中胶体渗透压降低，可产生漏出液；当有腹水时，又可通过膈肌先天性缺损或经淋巴管而引起胸腔积液。此外，变态反应性疾病、心血管疾患或胸外伤等亦可引起胸腔积液。

第三节　肺通气功能的评价指标

了解肺通气量的简单方法是用肺量计记录进出肺的气量。图 2-5 示呼吸时肺容量变化的曲线。

一、基本肺容积

图 2-5 左侧示肺的四种基本容积，它们互不重叠，全部相加等于肺的最大容量。

1.潮气量　每次呼吸时吸入或呼出的气量为潮气量(tidal volume，TV)。平静呼吸时，潮气量为 400 ~ 600ml，一般以 500ml 计算。运动时，潮气量将增大。

2.补吸气量或吸气贮备　平静吸气末，再尽力吸气所能吸入的气量为补吸气量(inspiratory reserve volume，IRV)，正常成年人约为 1500 ~ 2000ml。

3.补呼气量或呼气贮备量　平静呼气末，再尽力呼气所能呼出的气量为补呼气量(espiratory reserve volume，ERV)，正常成年人约为 900 ~ 1200ml。

4.余气量或残气量　最大呼气末尚存留于肺中不能再呼出的气量为余气量(res idual volume，RV)。

只能用间接方法测定，正常成人约为1000～1500ml。支气管哮喘和肺气肿患者，余气量增加。目前认为余气量是由于最大呼气之末，细支气管，特别是呼吸性细支气管关闭所致。

二、肺容量

是基本肺容积中两项或两项以上的联合气量（图2－5）。

（一）深吸气量

从平静呼气末做最大吸气时所能吸入的气量为深吸气量（inspiratory capacity），它也是潮气量和补吸气量之和，是衡量最大通气潜力的一个重要指示。胸廓、胸膜、肺组织和呼吸肌等的病变，可使深吸气量减少而降低最大通气潜力。

（二）功能余气量

平静呼气末尚存留于肺内的气量为功能余气量（functional residual capacity，FRC），是余气量和补呼气量之和。正常成年人约为2500ml，肺气肿患者的功能余气量增加，肺实质性病变时减小。功能余气量的生理意义是缓冲呼吸过程中肺泡气氧和二氧化碳分压（PO_2 和 PCO_2）的过度变化。由于功能余气量的稀释作用，吸气时，肺内 PO_2 不至突然升得太高，PCO_2 不致降得太低；呼气时，肺内 PO_2 则不会降得太低，PCO_2 不致升得太高。这样，肺泡气和动脉血液的 PO_2 和 PCO_2 就不会随呼吸而发生大幅度的波动，以处于气体交换。

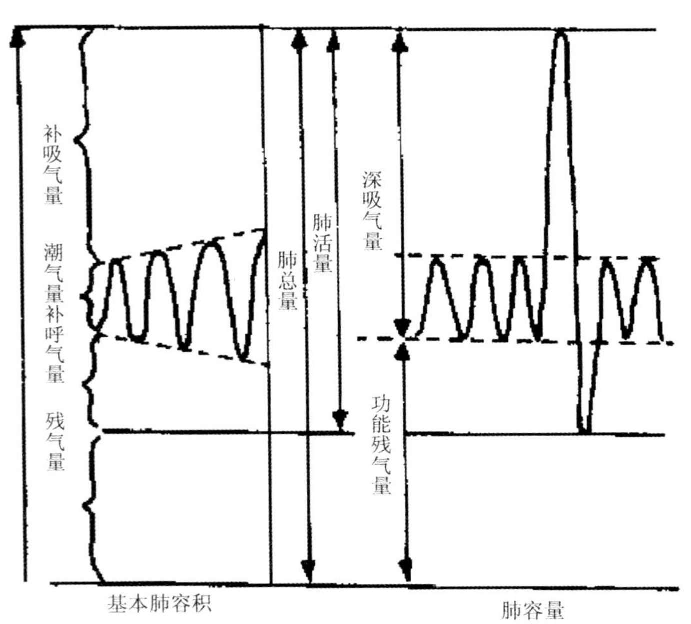

图2－5 基本肺容积和肺容量图解

（三）肺活量和时间肺活量

最大吸气后，从肺内所能呼出的最大气量称作肺活（vital capacity，VC），是潮气量、补吸气量和补呼气量之和。肺活量有较大的个体差异，与身材大小、性别、年龄、呼吸肌强弱等有关。正常成年男性平均约为3500ml，女性为2500ml。

肺活量是反映了肺一次通气的最大能力，在一定程度上可作为肺通气功能的指标。但由于测定肺活量时不限制呼气的时间，所以不能充分反映肺组织的弹性状态和气道的通畅程度，即通气功能的好坏。例如，某些病人肺组织弹性降低或呼吸道狭窄，通气功能已经受到损害，但是如果延长呼气时间，所测得的肺活量是正常的。因此，提出时间肺活量（timed vital capacity），也称用力呼气量的概念，用来反映一定时间内所能呼出的气量。时间肺活量为单位时间内呼出的气量占肺活量的百分数。测定时，让受试者先作一次深吸气，然后以最快的速度呼出气体，同时分别测量第1、2、3s末呼出的气量，计算其所占肺活量的百分数，分别称为第1、2、3s的时间肺活量(图2-6)，正常人各为83%、96%和99%肺活量。时间肺活量是一种动态指标，不仅反映肺活量容量的大小，而且反映了呼吸所遇阻力的变化，所以是评论肺通气功能的较好指标。阻塞性肺疾病患者往往需要5~6s或更长的时间才能呼出全部肺活量。

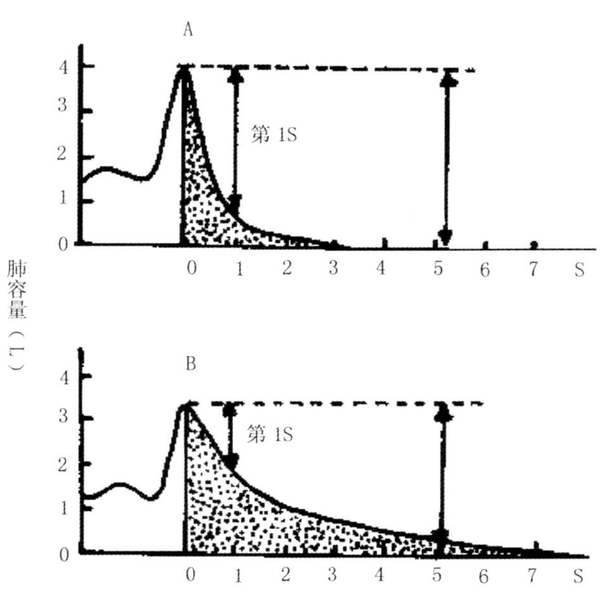

图2-6　时间肺活量

A:正常时间肺活量　　　B:气道狭窄时的时间肺活量

(四)肺总量

肺所能容纳的最大气量为肺总量(total lung capacity,TLC)，是肺活量和余气量之和。其值因性别、年龄、身材、运动锻炼情况和体位而异。成年男性平均为5000ml，女性3500ml。

三、肺通气量

(一)每分通气量

每分通气量(minute ventilation volume)是指每分钟进或出肺的气体总量，等于呼吸频率乘潮气量。平静呼吸时，正常成年人呼吸频率每分12~18次，潮气量500ml，则每分通气量6~9L。每分通气量随性别、年龄、身材和活动量不同而有差异。为便于比较，最好在基础条件下测定，并以每平方米体表面积为单位来计算。

劳动和运动时，每分通气量增大。尽力作深快呼吸时，每分钟所能吸入或呼出的最大气量为最大通气量。它反映单位时间内充分发挥全部通气量，是估计一个人能进行多大运动量的生理指标之一。测定时，一般只测量10s或15s最深最快的呼出或吸入量，再换算成每分钟的，即为最大通气量。最大通气量一般可达70~120L。比较平静呼吸时的每分通气量和最大通气量，可以了解通气功能的贮备能力，通常用通气贮量百分比表示：

通气贮量百分比=[(最大通气量-每分平静通气量)/最大通气量]×100%

正常值等于或大于93%。

(二)无效腔和肺泡通气量

每次吸入的气体，一部分将留在从上呼吸道至呼吸性细支气管以前的呼吸道内，这部分气体均不参与肺泡与血液之间的气体交换，故称为解剖无效腔(anatomical dead space)，其容积约为150ml。进入肺泡内的气体，也可因血流在肺内分布不均而未能都与血液进入气体交换，未能发生气体交换的这一部分肺泡容量称为肺泡无效腔。肺泡无效腔与解剖无效腔一起合称生理无效腔(physiollgical dead space)。健康人平卧时生理无效腔等于或接近于解剖无效腔。

由于无效腔的存在,每次吸入的新鲜空气不能都到达肺泡进入气体交换。因此,为了计算真正有效的气体交换,应以肺泡通气量为准。肺泡通气量(alveolar ventilation)是每分钟吸入肺泡的新鲜空气量,等于(潮气量 - 无效腔气量)× 呼吸频率。如潮气量是500ml,无效腔气量是 150ml,则每次呼吸仅使肺泡内气体更新 1/7 左右。潮气量和呼吸频率的变化,对肺通气和肺泡通气有不同的影响。在潮气量减半和呼吸频率加倍或潮气量加倍而呼吸频率减半时,肺通气量保持不变,但是肺泡通气量却发生明显的变化,如表 2 - 1 所示。故从气体交换而言,浅而快的呼吸是不利的。

表 2 - 1 不同呼吸频率和潮气量时的肺通气量和肺泡通气量

呼吸频率 (次/lmin)	潮气量 (ml)	肺通气量 (ml/min)	肺泡通气量 (ml/min)
16	500	8000	5600
8	1000	8000	6800
32	250	8000	3200

高频通气 近年来,临床上在某些情况下(如配合支气管镜检查,治疗呼吸衰竭等)使用一种特殊形式的人工通气,即高频通气。这是一种频率很高,潮气量很低的人工通气,其频率可为每分钟 60 ~ 100 次或更高,潮气量小于解剖无效腔,但却可以保持有效的通气和换气,这似乎与上述浅快呼吸不利于气体交换的观点矛盾。目前,对于高频通气何以能维持有效的通气和换气还不太清楚,可能其通气原理与通常情况下的通气原理不尽相同,有人认为它和气体对流的加强及气体分子扩散的加速有关。高频通气的临床应用和通气原理都有待进一步研究。

参考资料

1.陈子彬.延髓中枢化学感受器及其在呼吸调节中的作用.生理科学进展,1982;13:300 - 305

2.张衡.关于哺乳动物呼吸中枢的现代观点.生理科学进展,1986;17:210 - 215

3.郑煜.哺乳动物呼吸节律研究简介.生物学通报,1992;10:11 - 14

4.Numm JF,陈毓槐,等译.应用呼吸生理学.北京:科学出版社,1987

5.Garby L,Meldon J,周殿松译.血液呼吸功能.北京:科学出版社 1987

6.Barnes PJ.Modulation of neurotransmission in airways.Physiol Rey 1992;72:699 - 729

7.Hay DWP,Henry PJ,Goldie RG.Endothelin and the respiratory system.TIPs 1993;14:29 - 32

8.gonzalez C,Almaraz L,Obeso A,Rigual R.Oxygen and acid chemoreception in the carotid body chemoreceptors .TINS1992;15:146 - 153

9.Cohen MI.Neurogenesis of respiratory rhythm in the mammal.Physiol Rev 1979;59:1105 - 1173

10.Slonim NB,Hamilton LH.Respiratory Physiology 5th ed,Cv Mosby Co,St Louis,1987

11 Murray JF , Nadel JA. Textbook of respiratory medicine. 2nd ed.Philadelphia : Saundes , 1994. 214522163.

12 Miserocchi G. Physiology and pathophysiology of pleural fluid turnover.Eur Respir J ,1997 ,10 :2192225.

13 Hamm H , Ligt RW. The pleura : the outer space of pulmonary medicine. Eur Respir J ,1997 ,10 :223.

(孟 艳 孙连坤)

第三章 气胸的病理生理改变

第一节 气胸定义和分类

一、气胸的定义

正常胸膜腔内的压力比大气压低,称负压,由于负压,肺脏才被膨胀。胸内负压在生理上有两个作用:一是保持肺脏膨胀状态,有利于气血交换;二是吸引静脉血返回心脏,有利于心脏充盈。任何原因使胸膜破损,空气进入胸膜腔,称为气胸(pneumothorax)。

二、气胸的分类

(一)按病因气胸可分以下三类

1.人工气胸 系用人工方法将空气注入胸膜腔,以鉴别胸膜病变或肺内病变用于治疗肺结核等。实际上也是外伤性气胸的一种特殊类型。

2.外伤性气胸 由于胸部外伤及医疗诊断和治疗操作过程中引起的气胸。

3.自发性气胸 是指在无外伤或人为因素的情况下,肺组织和脏层胸膜原有某种病变或缺陷而突然发生破裂引起气胸。分为:①特发性气胸:指常规X线检查肺部未发现明显病变,多见于20~40岁青壮年,男性较多。②继发性气胸:继发于肺部病变之后。

(二)按胸膜破口引起胸腔压力的变化来分类

1.闭合性(单纯性)气胸 胸膜裂口较小,随肺脏萎陷而关闭,气体停止进入胸膜腔。胸膜腔内压接近或稍高于大气压,抽气后胸膜腔内压下降不再上升,胸膜腔内残余气体将自行吸收。

2.开放性(交通性)气胸 破口尚未闭合,胸腔与支气管相通,胸膜腔内压力维持在“0”上下,抽气后压力不变。

3.张力性(高压性)气胸 胸膜裂口呈单向活瓣,吸气时裂口张开,空气进入胸膜腔,呼气时裂口关闭,气体不能排出,结果使胸膜腔内气体越来越多,胸膜腔内压也持续升高,使肺脏受压,纵隔推向健侧,影响心脏血液回流,抽气后胸膜腔内压力可下降,随后又升高,需紧急排气以缓解症状。

文献报告,测定胸腔内气体 PO_2 和 PCO_2 有助于鉴别破口是否闭合,如 $PO_2 > 6.67$ kPa (50 mmHg),以及 $PCO_2 < 5.33$ kPa(40 mmHg),应怀疑有持续存在的支气管胸膜瘘;反之,$PO_2 < 5.33$ kPa (40 mmHg),$PCO_2 > 6$ kPa (45 mmHg),支气管胸膜瘘大致已愈合。

第二节 自发性气胸

自发性气胸是较为常见的胸腔疾病,也是内科最常见的急诊之一。本病的发病率较难准确统计,据文献报道其发生率为每年5~46/10万人口。本病占内科住院患者的1.64%。少量气胸时,患者往往无症状,故本病实际发生率远较临床所见为高。随着工业的发展,老年人增多,自发性气胸有增多趋势。本病男性较多,男女之比约5:1,多见于20~30岁的青壮年。

诱发气胸的因素为剧烈运动,咳嗽,提重物或上臂高举,举重运动,费力解大便等。当剧烈咳嗽或用力解大便时,肺泡内压力升高,致使原有病损或缺陷的肺组织破裂引起气胸。使用人工呼吸器,若送气压力太高,就可能发生气胸。据统计,有50%~60%病例找不到明显诱因,有6%左右患者甚至在卧床休息时发病。

一、原发性气胸

又称特发性气胸。它是指肺部常规X线检查未能发现明显病变的健康者所发生的气胸,好发于青年人,特别是男性瘦长者。根据国外文献报道,这种气胸占自发性气胸首位,而国内则以继发性气胸为主。

本病发生原因和病理机制尚未十分明确。大多数学者认为由于胸膜下微小疱(bleb)和肺大疱(bullae)的破裂所致。根据对特发性气胸患者肺大疱病理组织学检查发现,是以胸膜下非特异性炎症性瘢痕为基础,即细支气管周围非特异性炎症引起脏层胸膜和胸膜下的弹力纤维和胶原纤维增生而成瘢痕,可使邻近的肺泡壁弹性降低导致肺泡破裂,在胸膜下形成肺大疱。细支气管本身的非特异性炎症起着单向活瓣作用,从而使间质或肺泡产生气肿性改变而形成肺大疱。

某些学者认为肺组织的先天性发育不全是肺大疱形成的原因。即由于弹力纤维先天性发育不良，而弹性低下，肺泡壁扩张形成大疱而破裂。Marfen综合征（一种先天性遗传性结缔组织缺乏疾病）好发自发性气胸即是典型的例子。国外有家族性自发性气胸报道：宫本报道725例自发性气胸中有11例家族史，本村报道同胞兄弟同时发生自发性气胸，可能意味着遗传因子的存在。

在本病的病因中，还有人提出“新膜理论”（neomembrane theory），侧支通气障碍机制、大气污染学说等。

二、继发性气胸

其产生机制是在其他肺部疾病的基础上，形成肺大疱或直接损伤胸膜所致。病因有慢支、肺气肿、支气管哮喘、肺结核、肺部化脓性病变，如金黄色葡萄球菌肺炎、克雷伯杆菌肺炎；铜绿假单胞杆菌及放线菌和口腔厌氧菌感染所致的肺炎，弥漫性肺间质纤维化、结节病、组织细胞增生病、肺癌尤其是转移性肺癌。在慢性阻塞性肺气肿或炎症后纤维病灶等的基础上，细支气管炎症狭窄、扭曲，产生活瓣机制而形成肺大疱。肿大的气肿泡因营养、循环障碍而退行性变性。在咳嗽、打喷嚏或肺内压增高时，导致大疱破裂引起气胸。吴业辉等报道的179例自发性气胸病因中，慢性支气管炎并发肺气肿者占首位（38.5%），其次为肺结核占17.3%，特发性气胸为13.4%（第3位）、金黄色葡萄球菌性肺炎为12.3%（第4位），余者为其他原因。

金黄色葡萄球菌、厌氧菌或革兰阴性杆菌等引起的化脓性肺炎，肺脓肿病灶破裂到胸腔，产生脓气胸。真菌或寄生虫等微生物感染胸膜，肺、浸润或穿破脏层胸膜引起气胸。支气管肺囊肿破裂等可并发气胸。此外，食管等邻近器官穿孔破入胸膜腔，应用正压人工通气，长时间使用激素等也可引起气胸。

近年来某些疾病引起的继发性气胸逐渐被人们所注意：①肺癌，尤其是转移性肺癌，随着综合性治疗的进展，肺癌患者的生存期逐渐延长，继发于肺癌的气胸必将日渐增多，其发生率占肺癌患者的4%（尤其多见于晚期小细胞性肺癌）。其产生原因是：肿瘤阻塞细支气管，导致局限性气肿，阻塞性肺炎进一步发展成肺化脓症，最后向胸腔破溃，肿瘤本身侵犯或破坏脏层胸膜。②结节病，主要为第3期阶段，气胸发生率为2%～4%。由于后期纤维化导致胸膜下大疱形成或因肉芽肿病变直接侵犯胸膜所致。③组织细胞增多症X：据报道其自发性气胸的发生率可达20%～43%，这与该病晚期发生明显的肺纤维化，最后导致“蜂窝肺”和形成肺大疱有关。④肺淋巴管平滑肌瘤病（LAM），据文献报道约有40%患者并发自发性气胸。Taylor报道32例LAM中，26例（81%）发生气胸。本病发生与体内雌激素变化有密切关系。由于支气管旁平滑肌增生可部分或完全阻塞气道，引起肺大疱、肺囊肿，最终导致破裂发生气胸。⑤艾滋病：引起自发性气胸的发生率为2%～5%。Coker等报道298例艾滋病中气胸发生率为4%。其发生机制可能为：该病易侵犯胸膜肺组织，且易并发卡氏肺孢子虫肺炎，后者对肺和胸膜具有破坏作用，导致气胸，位于肺巨噬细胞上的人类免疫缺陷病毒（HIV）的直接细胞毒效应引起弹性蛋白酶释放，导致肺气肿，形成肺大疱。

三、特殊类型的气胸

（一）月经性气胸

即与月经周期有关的反复发作的气胸。本病于1958年首先由Maurer报道，并于1972年由Lillington正式命名为月经性气胸。其发生率仅占女性自发性气胸的0.9%，约占50岁以下女性气胸患者的5.6%。

其发生原因主要与肺、胸膜或横膈的子宫内膜异位（endometriosis）有关。确切的发病机制至今未明。但人们提出一些理论试图解释本病的发生机制：

1.胸腔内子宫内膜异位学说　其理由是气胸发作和月经周期密切有关，许多病例发现在胸腔内有子宫内膜异位，本病右侧多见且和胸腔内子宫内膜异位位置是一致的，发病年龄在两者也是相同的。因胸腔有子宫内膜异位的存在，细支气管内子宫内膜病灶在经期时充血、肿胀，使管腔部分阻塞而形成“活瓣”作用，致使远端局限性充气过度导致胸膜破裂。但是也有不能解释的现象：因本病而开胸手术的病例未发现子宫内膜异位病灶者约75%，胸部子宫内膜异位症的患者常有胸腔积液，月经性咯血，而月经性气胸并不伴有咯血和胸腔积液，因此子宫内膜异位引起的月经性气胸只代表部分气胸的病因。

2.膈肌通道裂孔学说　从膈肌的胚胎发育和解剖生理来看，气体自腹腔进入胸腔的途径为：膈肌的先天性缺陷，如Morgagni孔和Bochdalek孔等，膈肌上正常的食管，主动脉及下腔静脉裂孔，膈肌先天性破裂。如膈肌异位子宫内膜脱落后可形成裂孔。Meigs'综合征及肺结核患者气腹治疗后出现的气胸已经证实胸腹腔之间存在通路。但在男性中没有见到单因膈肌缺陷而发生自发性气胸者；尽管樱井等曾发现1例男性自发性气胸伴气腹者,并试图通过放射性核素显像法来证明其胸腹间有交通,但结果不支持。上述资料进一步证实了女性特定的发病机制。在月经期间因有不均匀的子宫收缩可能使空气进入宫腔,并经输卵管到达腹腔。此时恰逢闭塞膈肌小孔的异位子宫内膜组织脱落,膈肌通道临时开放,在胸腔负压吸引泵的作用下将气体从膈肌裂孔吸入胸膜腔而发病,而非月经期时因黏液栓子封闭宫颈,阻断气体由生殖道进入胸腔。这种理论可解释本病许多临床征象,如作诊断性人工气腹者可诱发气胸,作输卵管结扎或子宫切除后气胸可治愈。然而具有膈肌子宫内膜异位症和缺损者少见,仅占19%,且不少病例经手术阻断膈肌通道后仍有复发,因此不能单用本理论作全面合理的解释。

3.Kovarik等理论 认为盆腔内的子宫内膜组织可能通过膈肌缺损或血流、淋巴途径播散到肺胸膜下形成病灶,并在月经期脱落造成肺内气体外漏而产生气胸。见上光平等报道工例经开胸探查未见膈肌异常,而在破裂的肺大疱周围发现了子宫内膜组织,更加支持了本理论。

4.前列腺素(主要为前列腺素F2α)水平升高与月经性气胸有关 前列腺素可调节肺血管和支气管平滑肌的舒缩功能。Rossi认为本病是患者在月经期间血中前列腺素F2α水平上升,使支气管平滑肌收缩,气道内压力升高,促使肺泡及胸膜破裂形成气胸。且前列腺素F2α可引起子宫内膜坏死。但目前尚缺乏充足的证据。

(二)妊娠合并气胸

以生育期年轻女性为多。本病患者因每次妊娠而发生气胸。根据气胸出现的时间,可分为早期(妊娠3~4个月)和后期(妊娠8个月以上)两种。其发生机制尚不十分清楚。有人认为与肾上腺皮质激素水平的变化和胸廓顺应性改变有关。妊娠早期发生的气胸,有学者认为与肾上腺皮质激素水平下降有关文献报道患者平时尿中17-羟类固醇含量为3.251 μmol/24h(1.18 mg/24h),而妊娠时则降至2.125 μmol/24h(0.77 mg/24h)。也有认为妊娠时肾上腺皮质功能亢进,从而抑制了结缔组织损伤后的修复而引起。对于妊娠后期发生的自发性气胸,可能与胸廓顺应性低下而导致胸腔内压升高有关。

(三)老年人自发性气胸

60岁以上的人发生自发性气胸称为老人自发性气胸。近年来,本病发病率有增高趋势。男性较女性多。大多数继发于慢性肺部疾患(约占90%以上),其中以慢性阻塞性肺部疾病占首位。发生机制尚不十分清楚,但可能在原有的慢性肺部疾病基础上,由于老年人全身组织和器官不断衰老,肺泡弹性降低,全身抵抗力减退,在一般的活动,甚至咳嗽、打喷嚏及屏气、大便时即可引起肺泡破裂导致气胸。

第三节 创伤性气胸

由胸外伤、针刺治疗等所引起的气胸,称为外伤性气胸。创伤性气胸的发生率在钝性伤中约占15%~50%,在穿透性伤中约占30%~87.6%。气胸中空气在绝大多数病例来源于肺部肋骨骨折断端刺破(表浅者称肺破裂,深达细支气管者称肺裂伤),亦可由于暴力作用引起的支气管或肺组织挫裂伤,或因气道内压力急剧升高而引起的支气管或肺破裂。锐器伤或火器伤穿通胸壁,伤及肺、支气管和气管或食管,亦可引起气胸,且多为血气胸或脓气胸。偶尔在闭合性或穿透性膈肌破裂时伴有胃破裂而引起脓气胸。根据空气通道的状态以及胸膜腔压力的改变,气胸分为闭合性、张力性和开放性气胸三类。

一、开放性气胸

由火器伤或锐器伤造成胸壁缺损创口,胸膜腔与外界大气直接相交通,空气可随呼吸自由进行胸膜腔,形成开放性气胸。伤侧胸腔压力等于大气压,肺受压萎陷,萎陷的程度取决于肺顺应性和胸膜有无粘连。健侧胸膜腔仍为负压,低于伤侧,使纵隔向健侧移位,健侧肺亦有一定程度的萎陷。同时由于健侧胸腔压力仍可随呼吸周期而增减,从而引起纵隔摆动(或扑动)和残气对流(或摆动气),导致严重的通气、换气功能障碍。纵隔摆动引起心脏大血管来回扭曲以及胸腔负压受损,使静脉血回流受阻,心排出量减少。纵隔摆动又可刺激纵隔及肺门神经丛,引起或加重休克(称之为胸膜肺休克)。另外,外界冷空气不断进出胸膜腔,不但刺激胸膜上的神经末梢,还可使大量体温及体液散失,并可带入细菌或异物,增加感染机会。同时伴有胸内脏器伤或大出血,使伤情更为加重。胸壁开放性创口(吸吮伤口)愈大,所引起的呼吸与循环功能紊乱愈严重。当创口大于气管直径时,如不及时封住,常迅速导致死亡。有的胸腔穿透伤,空气虽可在受伤时由外界进入胸膜腔,但随即创口迅速闭合,胸膜腔与外界隔绝,所形成的气胸不能称之为开放性气胸。

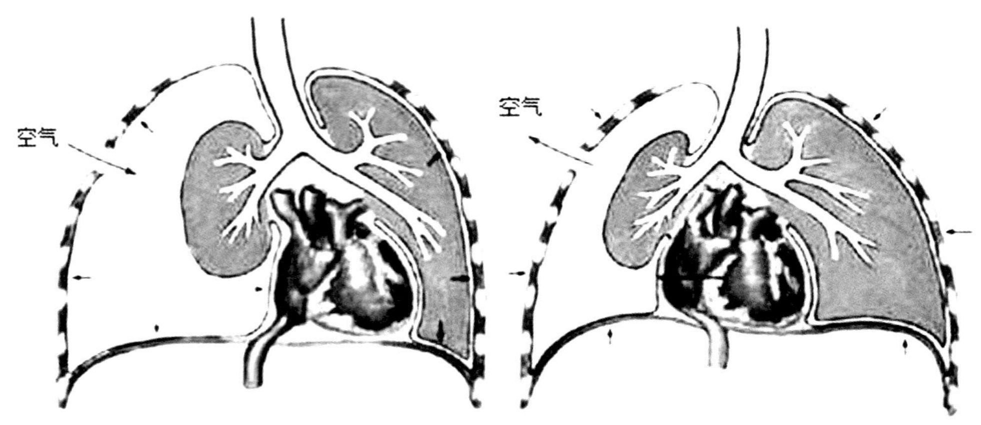

图 3-1 开放性气胸病理生理改变

开放性气胸病人常在伤后迅速出现严重呼吸困难、惶恐不安、脉搏细弱频数、紫绀和休克。检查时可见胸壁有明显创口通入胸腔,并可听到空气随呼吸进出的"嘶-嘶"声音。伤侧叩诊鼓音,呼吸音消失,有时可听到纵隔摆动声。

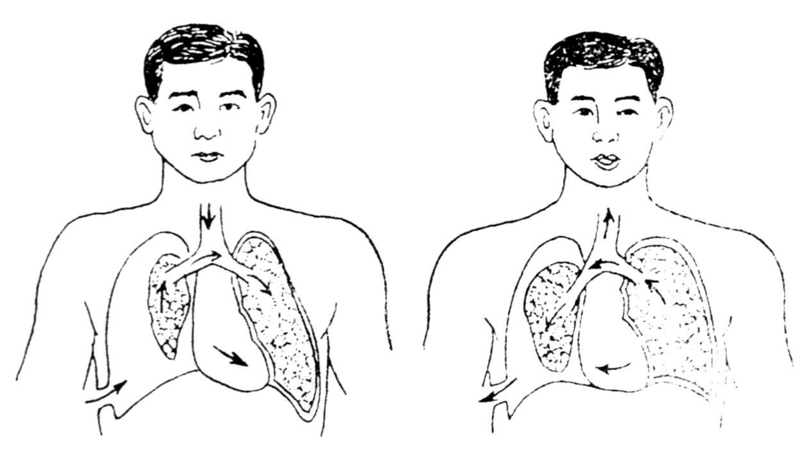

图 3-2 开放气胸的生理紊乱

二、张力性气胸

胸壁、肺、支气管或食管上的创口呈单向活瓣,与胸膜腔相交通,吸气时活瓣开放,空气进入胸膜腔,呼气时活瓣关闭,空气不能从胸膜腔排出,因此随着呼吸,伤侧胸膜腔内压力不断增高,以致超过大气压,形成张力性气胸,又称压力性气胸或活瓣性气胸。伤侧肺组织高度受压缩,并将纵隔推向健侧,使健侧肺亦受压缩,从而使通气面积减少和产生肺内分流,引起严重呼吸功能不全和低氧血症。同时,纵隔移位使心脏大血管扭曲,再加上胸腔压力增高以及常伴有的纵隔气肿压迫心脏及大静脉和肺血管(心包外心脏压塞),造成回心静脉血流受阻,心排出量减少,引起严重的循环功能障碍甚至休克。

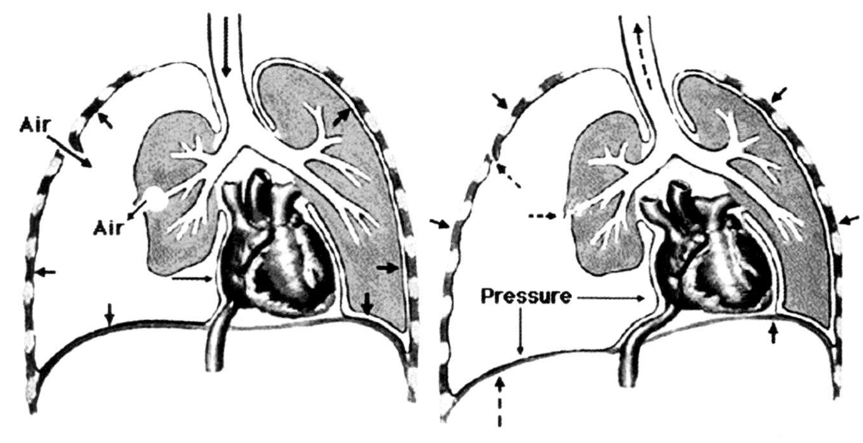

图 3-3 张力性气胸病理生理改变

病人常表现有严重呼吸困难、紫绀，伤侧胸部叩诊为高度鼓音，听诊呼吸音消失。若用注射器在第 2 或第 3 肋间穿刺，针栓可被空气顶出。这些均具有确诊价值。另外，检查时可发现脉搏细弱，血压下降，气管显著向健侧偏移，伤侧胸壁饱满，肋间隙变平，呼吸动度明显减弱。并可发现胸部、颈部和上腹部有皮下气肿，扪之有捻发音，严重时皮下气肿可扩展至面部、腹部、阴囊及四肢。X 线胸片虽可直观显示胸腔大量积气，肺萎缩成小团，纵隔明显向健侧移位，以及纵隔内、胸大肌内和皮下有气肿表现，但应强调指出，千万不可依赖和等待 X 线检查而致耽误时间，引起不良后果。

三、闭合性气胸

闭合性气胸多来源于钝性伤所致肺破裂，也可由于细小胸腔穿透伤引起的肺破裂，或空气经胸壁小创口进入后随即创口闭合，胸膜腔仍与外界隔绝，胸膜腔内压力仍低于大气压，即仍为负压。

根据胸膜腔积气量及肺萎陷程度可分为小量、中量和大量气胸。小量气胸指肺萎陷在 30% 以下，病人可无明显呼吸与循环功能紊乱。中量气胸肺萎陷在 30% ~ 50%，而大量气胸肺萎陷在 50% 以上，均可出现胸闷、气急等低氧血症的表现。查体可见气管向健侧偏移，伤侧胸部叩诊呈鼓音，呼吸音明显减弱或消失，少部分伤员可出现皮下气肿且常在肋骨骨折部位。X 线胸片是诊断闭合性气胸的重要手段，但小量气胸尤其是伤情不允许立位后前位摄片者易被漏诊。胸腔穿刺可有助于诊断，也是治疗手段。

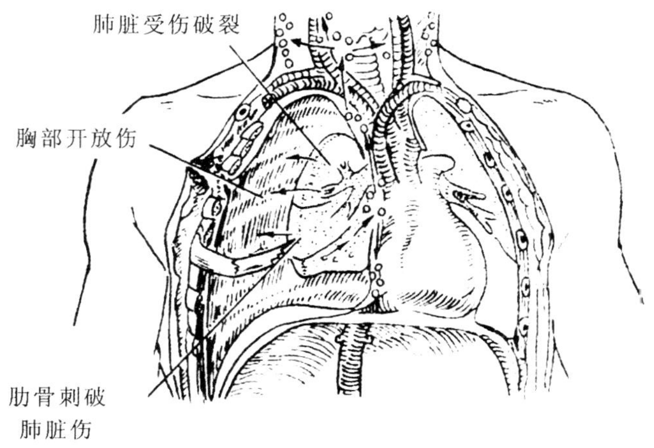

图 3-4 气体进入胸腔和纵隔的途径

小量闭合性气胸可自行吸收,不需特别处理,但应注意观察其发展变化。中、大量气胸可先行胸腔穿刺,若一直抽不尽、抽气不久又达抽气前的积气量、另一侧亦有气胸、合并血胸、需行全身麻醉或需用机械通气等,均应放置胸腔闭式引流。原来肺功能差者及老年人,以及有其他部位严重合并伤者,例如重型颅脑伤和重度休克病人,对闭合性气胸的处理应持积极态度。治疗中警惕发展为张力性气胸。单性闭合性气胸并不危及生命。

第四节　气胸对呼吸和循环功能的影响

气胸对呼吸功能的影响决定于3个基本因素:①气胸发生前,肺部原来疾病和肺功能状态,②气胸发生的速度;③胸膜腔内积气量及其压力。假如原来肺病损严重,气胸出现快、气量大、胸膜腔内压高,则对呼吸和循环的影响大。临床上某些严重的肺气肿患者发生气胸时,即使积气量不多,甚至肺仅被压缩10%,也会引起显著的呼吸困难和紫绀。反之,如果原来肺功能良好者,气胸发生速度缓慢,一侧肺几乎全被压缩,患者仍然自觉无呼吸功能障碍。气胸对心、肺功能影响的主要表现如下:

一、肺容量缩小、通气功能降低

肺脏被压缩在20%以上时,可影响通气功能。气胸对通气功能的影响,是由于胸腔内气体占位,胸腔内压变大(负压变小或转变为正压),失去负压对肺的牵引作用,甚至因正压而压迫肺脏,致肺脏失去膨胀能力。因此肺功能上表现为肺容量缩小,肺活量减少,最大通气量降低的限制性通气功能障碍。

二、血液气体发生变化

众所周知,急性气胸时由于肺脏容积缩小,压缩的肺萎缩,肺泡通气量减少。但最初时缩小的肺脏血流量并不减少,因而发生通气血流比例变小,导致动静脉分流(即肺动脉内混合的静脉血不经气体交换流入肺静脉氧合的血液)。表现为动脉血氧饱和度和氧分压降低。但动脉血二氧化碳分压($PaCO_2$)变化不大,甚至低于正常。可能是由于肺动脉血二氧化碳分压($PaCO_2$)与肺静脉血 $PaCO_2$ 相差很小(相差0.8kPa)。在肺动脉血流入肺静脉血后,使全身动脉血 $PaCO_2$ 变化不大,且气胸患者常呼吸增快,对侧肺通气增加,排出二氧化碳更多。故可使 $PaCO_2$ 反而降低。当气胸发生10多小时后,由于肺泡通气量小,被压缩肺泡的小血管因缺氧引起痉挛性收缩,使通过肺脏的血流减少,重新调整了通气/血流比例,使之恢复或接近正常比值。且由于对侧肺的功能代偿增强,故动脉血氧分压(PaO_2)和 $PaCO_2$ 可恢复正常,患者缺氧现象可能缓解。

三、循环功能降低

少量气胸时对循环功能影响不大或无影响。大量气胸,尤其是张力性气胸时,由于失去胸腔负压吸引静脉血回心,甚至胸腔内正压压迫血管和心脏,阻碍静脉血回心,使心脏充盈减慢,回心血量减少,心脏搏出量降低,可引起心率加快,血压降低,甚至发生休克。在大量或张力性气胸时,可引起纵隔移位或摆动,导致心律失常、休克,或突然窒息死亡。

慢性气胸患者由于肺脏长期被压缩,通气/血流比例已自动调整而适应,故在一般活动时没有不适感觉,但在剧烈活动时则有气急症状。肺功能测定主要表现为肺容量降低和通气功能受限制。此种患者由于胸膜上纤维蛋白沉积和胸膜粘连增厚,横膈活动受限,以及肺长期被压缩而失去膨胀性,故肺功能受损害,表现为限制性通气功能障碍。

参考文献

Richard WL. Pneumothorax. In: Murry Nadel ed. Respirotory medicine. 2nd ed, Philadephia: WB saunders company, 1994, 2139－2212

(孟　艳　孙连坤)

第四章　胸腔积液的病理生理改变

过多的液体在组织间隙或体腔内积聚称为水肿(edema)。如水肿发生于体腔内,则称之为积水或积液(hydrops)。在正常情况下胸膜腔内含有微量滑液体,其产生和吸收经常处于动态平衡,以利于肺脏在胸腔内扩张与回缩。任何病理原因加速其产生和(或)减少其吸收时,造成胸膜腔内过多液体潴留称为胸膜腔积液(pleural effusion)。

第一节　胸腔积液的原因

胸膜腔积液常常是某种疾病的并发症,有时甚至是唯一的临床表现。据报告在16388例胸肺疾患患者中胸膜腔积液发生率为3.86%;10%的住院患者中发现有胸腔积液。尽管目前有许多诊断手段可用于确定胸腔积液的病因,但是仍有约10%的胸腔积液患者无法确定其病因。引起胸腔积液的病因频度分布与患者性别(女性乳腺癌多见,男性支气管肺癌多见)、年龄(年龄大恶性肿瘤机会多)、地理区域(发展中国家结核性胸腔积液多)有关。国外报告在一项连续性300例调查中,最常见的病因为恶性肿瘤,其次为结核和细菌感染;而国内胸腔积液最常见病因为结核,其次为肿瘤和感染。

大部分胸腔积液是单侧的,如出现双侧胸腔积液多提示可能是漏出性,或与腹水并存(如肝硬化),肺梗死,恶性肿瘤胸肺转移,胶原病。极少数情况下也可见于结核性。单侧胸腔积液发生于哪一侧也可为病因提供某些线索,左侧胸水可见于肾周脓肿、食管破裂、脾损伤、胰尾炎症、创伤性主动脉破裂和胸导管损伤;而右侧胸腔积液常见于肝硬化、结核性胸膜炎、充血性心力衰竭、腹膜透析、膈下脓肿、胸导管胸腔外损伤。双侧胸腔积液并不一定病因都相同。可能一侧胸水为一种病因,而另一侧胸水为另一种病因,如一侧为脓肿,而另一侧后来因为合并心衰或肝硬化出现漏出性胸腔积液。

现将目前已知可引起胸腔积液的病因列于表4-1中。

表4-1　漏出性和渗出性胸腔积液的常见原因

漏出液	
充血性心力衰竭	肺不张
肝硬化	黏液性水肿
肾病综合征	肺栓塞
腹膜透析	尿液胸(urinothorax)
渗出液	
恶性胸腔积液	其他炎症
肺癌	肺栓塞
淋巴瘤	石棉肺
间皮瘤	放射治疗
胸膜转移瘤	Meigs综合征
感染	淋巴疾病
肺炎旁胸腔积液	乳糜胸
结核性胸膜炎	淋巴管肌瘤病
真菌性胸膜炎	黄指甲综合征
病毒性胸膜炎	
寄生虫性胸膜炎	药物诱发的胸腔积液
腹腔脓肿	药物诱发性狼疮
非感染性胃肠道疾病	乙胺碘肤酮
胰腺炎	博来霉素
食管破裂	丝裂霉素
腹部手术	Minoxidil
胶原血管疾病	Methysergide
红斑狼疮	
类风湿性关节炎	
Wegener肉芽肿	
Churg—Strauss综合征	
干燥综合征	
免疫母细胞淋巴结病	

第二节　胸腔积液的发病机制

一、病理状态胸腔积液的形成机制

Starling定律认为胸腔积液的产生和吸收处于动态平衡,并保持血液和胸腔积液之间进行物质的代谢和交换。若由于全身或局部病变破坏了上述动态平衡,使胸腔积液的形成过快或吸收过缓,则可形成胸腔积液。新理论则认为,任何原因使胸腔内滤液显著增加,超过壁层胸膜淋巴管的最大吸收量,就可形成胸腔积液。超过淋巴管引流的最大容量时,胸液的交换原则取决于静脉水压和胶体渗透压之间的压力梯度;如低于淋巴引流的最大容量,淋巴引流为胸液的主要排泄途径。

胸膜腔内大量积液的机制通常有6个因素:

1.胸膜毛细血管循环流体静力学压力的增加　大循环静脉压的增加是造成浆膜渗出的重要因素,如充血性心力衰竭、缩窄性心包炎、血容量增加、上腔静脉或奇静脉受阻,产生胸腔漏出液。

2.微循环内的血浆白蛋白降低,使胶质渗透压下降,此时,脏胸膜也有浆液渗出。由于增加了淋巴液渗出,使大量淋巴液的吸收受影响,因此造成胸膜积液。如低蛋白血症、肝硬化、肾病综合征、急性肾小球肾炎、黏液性水肿等,产生胸漏出液。

3.因胸膜腔内负压增加,造成胸膜渗出增加,另外,由于肺和胸壁的分离,减少了胸膜内浆液的流动性,并阻断了部分胸膜的淋巴回流。

4.微循环通透性增加　由于炎症可造成肺和胸膜的渗出增加,蛋白浓度增高,另外淋巴回流可因肺炎而减弱,因为间皮细胞间开口处有纤维碎片和间皮细胞本身肿胀,造成开口堵塞。如胸膜炎症(结核病、肺炎)、结缔组织病(系统性红斑狼疮、类关节炎、风湿性关节炎)、胸膜肿瘤(癌肿转移、间皮瘤)、肺梗死、膈下炎症(膈下脓肿、急性胰腺炎、阿米巴肝脓肿)等,产生胸腔渗出液。

5.胸膜的淋巴回流障碍　可由于肿瘤或纤维化,从间皮细胞间的开口直到纵隔淋巴结,在整条通路上的任何部位发生阻塞都可产生淋巴液回流障碍。在恶性肿瘤时,由于微血管的通透性改变,可增加渗液。大量的积液通常累及淋巴系统。

6.腹膜腔内液体的转移　当腹膜腔内有腹水时,可通过可通过膈肌的淋巴管或膈肌缺损进入胸膜腔.液体从腹膜腔到胸膜腔是由膈肌两方面的压力差所造成的。

由于漏出性和渗出性胸腔积液发病机制、治疗、预后不同,因此通常根据胸水的实验室检查结果将胸腔积液分为漏出性和渗出性两大类。漏出液的发生与影响胸腔液体形成或重吸收的体循环因素改变有关,最后导致胸腔内液体累积,胸腔内液体可起源于肺,胸膜或腹膜。胸腔积液形成区域内,毛细血管对蛋白的渗透性是正常的。相反,渗出液形成的区域内,毛细血管和胸膜发生了改变。

但是漏出性和渗出性胸腔积液之间的分界有时并不十分清楚。有时漏出胸水也可能变为渗出性。如肝硬化或肾病综合征患者可发生结核复发;肺栓塞伴有肺实变患者合并充血性心力衰竭。此外,心衰患者应用利尿剂后胸水中蛋白浓度增高,其胸水性质更趋向渗出性。有时在同一患者身上漏出性和渗出性胸水可同时存在,如一恶性肿瘤患者发生心力衰竭,或者一例一侧胸腔积水患者,另一侧胸腔发生脓肿。

二、渗出液的发病机制

1.感染性胸腔积液　结核性胸膜炎,霉菌病、寄生虫病、非典型肺炎、膈下脓肿、肝脓肿、脾脓肿、自发性食道破裂及罕见的肝炎等均可为感染性胸腔积液的病因。感染时,由于胸膜毛细血管通透性增加,大量富含蛋白质的胸液进入胸膜腔。胸腔内存在高蛋白的炎性渗出液,可使胸液的胶体渗透压增加,进一步促进胸腔积液的渗出。同时,感染性胸液吸收速度也明显减慢,原因有:①胸液的吸收主要靠胸壁层淋巴管回吸,结核性胸膜炎胸壁有肉芽组织影响淋巴管吸收功能;②内毒素和炎症介质抑制淋巴管的收缩,因淋巴管呈自然脉搏样收缩,每孔每搏排出量为$1\times10^{-6}\mu l$;③渗出液中纤维蛋白、细胞碎片阻塞淋巴管,组织炎症对淋巴管外的压迫。正常胸液主要来自胸壁由胸壁淋巴孔回吸收,但感染时则胸膜壁层和脏层均能生成较多液体进入胸膜腔,一是发炎的脏层胸膜变厚、充血可产生液体,另外无论是低蛋白的水肿液和高蛋白的炎性渗出液都是按梯度转运跨过脏层胸膜,几乎无屏障作用。

2.非感染性炎性胸腔积液　因病因不同,产生胸腔积液的机制也有所差异。如物理化学等因素,尿毒症患者约20%有纤维素性胸膜炎,其病因为代谢产物在胸膜代偿性排出或毒性物质刺激胸膜所致。肺栓塞胸液产生的机制有:①肺动脉高压后引起肺心病心力衰竭导致漏出液;②肺栓塞时脏层胸膜缺血缺氧后毛细血管通透性增加,血浆外渗造成胸膜腔积液;③少数胸腔积液在发病后数日或1个月后发生,且糖皮质激素治疗有效,说明积液也与变态免疫反应有关。食管破裂后胃酸反流和唾液淀粉酶到纵隔后引起化学性损伤。放射治疗物理损伤引起的胸液可不必处理。石棉纤维引起胸膜病变为石棉纤维被动通过淋巴管,主动通过活性吞噬细胞纤维分子达到胸膜,有人称为“胸膜的漂移”。

3.恶性胸腔积液　其发病机制分为直接侵犯和间接转移两种形式,主要是肿瘤侵犯淋巴管所致,壁层胸膜表面淋巴孔多位于胸腔下部的纵隔、肋间和膈面的胸膜，分别引流至局部淋巴结，任何部位的阻塞均可影响清除率。肿瘤直接侵犯胸膜血管和炎性介质释放均可使毛细血管通透性增加，受侵周围的胸膜炎性反应的组织增厚、渗出增加。肺腺癌多为周围型易于侵犯胸膜，但近年的研究除解剖关系外，提出转移肿瘤细胞特殊器官黏着力（organ specific adhesion）的概念。CD44 对乳癌转移细胞粘连于胸膜间皮细胞起一定作用。

近来，Sahn 提出继发恶性胸液的概念：①癌性肺不张由于胸腔负压引起漏出液；②高凝引起肺栓塞性胸液；③肿瘤恶病质营养不良低蛋白血症；④放化疗引起胸液；⑤阻塞性肺炎的肺炎旁积液。

4.免疫性疾病胸液　结缔组织疾病与胸膜下毛细血管壁中免疫复合物有关，它可激活补体系统导致毛细血管通透性增加，使含蛋白液体漏至间质和胸膜腔。心脏损伤后综合征患者可查到抗心肌抗体，但有作者认为与之无关可能是病毒感染而诱发的自身免疫现象，该病有自限性。结节病 1% ~ 5% 伴发胸液其与肉芽肿侵犯胸膜有关。

5.腹部液体导致胸腔积液急性或慢性胰腺炎均可发生胸液　其机制比较复杂：①在胰腺周围形成局部渗出液后沿食管裂孔或降主动脉裂隙进入胸腔；②胰液可通过胰腺假性囊肿穿过横膈进入胸腔；③胰腺炎渗液可通过淋巴系统进入胸腔，特别是胰淀粉酶化学刺激可引起胸液渗出。Meigs 综合征系盆腔肿瘤局部影响血管和淋巴先形成腹水，而后形成胸水。尿胸多为外伤输尿管离断，尿液腹腔积留，由上述膈肌裂孔或淋巴系统移至胸腔。

6.医源性疾患　包括药物引起的胸液，创伤性检查如食管镜和胃镜致食管破裂，食管静脉曲张硬化剂治疗时渗入到周围结缔组织而引起化学性或细菌性跨膜炎症。其他如锁骨下静脉导管的误置，手术时误伤胸导管等。

7.淋巴引流障碍性疾病　最多见为癌转移，其次少见的淋巴管肌瘤病为气管血管和淋巴管周围不成熟的平滑肌增生阻塞淋巴管。黄甲综合征主要为淋巴管发育不全，也有人认为是淋巴管炎症所致。

8.长期的胸膜腔负压　陷闭肺多因炎症、血胸、自发性气胸和尿毒症等导致脏层胸膜增厚纤维化，使肺不能完全扩张或不张，呼吸时胸壁受到牵拉，胸腔负压明显增加导致胸液形成。

9.内分泌异常　甲状腺功能低下同时有心包积液者多为漏出液，但只有胸液者为渗出液。卵巢刺激过度综合征为胸膜毛细血管通透性增加致胸液产生。

二、漏出液的发病机制

1.充血性心力衰竭　特别是右心衰竭影响体循环静脉压或胸壁淋巴管对胸液的吸收。此外尚与毛细血管的通透性增加(继发于缺氧)有关。

2.肝硬化胸液病因　①低蛋白血症；②奇静脉及半奇静脉压升高；③淋巴引流障碍；④腹液由膈肌裂孔进入胸腔，极少数患者可只有胸液而无腹液。

3.肾病综合征　原发或继发肾病，血浆渗透压下降，胸液为全身水肿的一部分，常为两侧并多为肺下积液。

4.腹膜透析　主要经膈肌裂孔液体转移至胸腔，多为两侧，常在 48h 内发生。

5.低蛋白血症　由于低的血浆渗透压，故胸液为全身水肿表现之一。

6.上腔静脉回流受阻　系体循环静脉压上升或胸淋巴回流受阻，如胸腔肿瘤、心包疾患、白塞病等。

7.其他　尿胸、陷闭肺等也可以为漏出液。

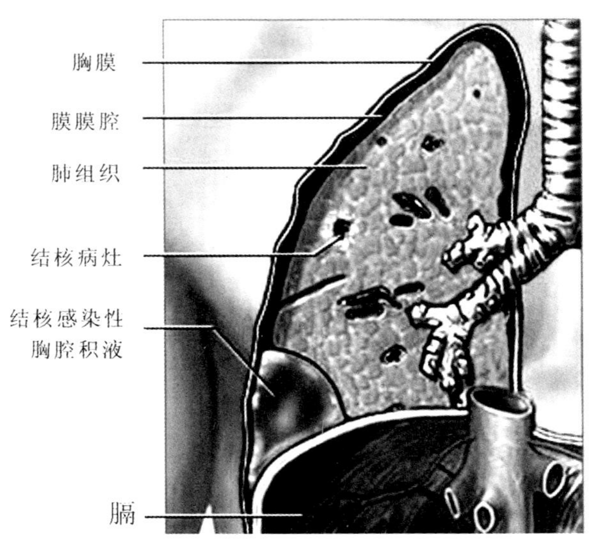

图 4-1 胸腔积液

第三节 胸腔积液的特点及对机体的影响

一、胸腔积液的性状

水肿液含血浆的全部晶体成分，根据蛋白含量的不同分为漏出液和渗出液。过去的 25 年中，通常用于区别漏出液和渗出液的指标为测定胸腔积液中的蛋白含量和乳酸脱氢酶(LDH)，即 Light 标准。根据该标准，符合以下一个或一个以上标准的为渗出液：当胸腔积液中的蛋白定量与血浆中蛋白的比值大于 0.5；②胸腔积液中的 LDH 与血清中 LDH 的比值大于 0.6；③胸腔积液中的 LDH 大于正常血清 LDH 的 2/3 上限(胸腔积液 LDH > 2000U/L)。目前又提出了一些诊断渗出液的新标准：如胸腔积液中的胆固醇水平大于 60ms/dl 等。

二、胸腔积液对肺生理的影响

中等量胸腔积液对肺功能影响较小，大量胸水可降低肺容积，使胸腔内压力增高，这样可使一侧通气量减少，闭合气量增加，患侧肺血流灌注减少。用放射性核素氙(Xe)扫描显示少量胸腔积液患者通气量减少程度大于肺血流灌注减低程度。对于大量胸腔积液患者进行肺扫描，结果显示病变侧几乎没有放射性核素被吸收，提示其肺灌注明显减低。单侧胸腔积液患者，如采用患侧卧位，会加重缺氧；相反，如采取健侧卧位，氧合作用会有所改善。可见，胸腔积液对肺的正常生理功能有重要的影响。

(一)降低肺通气的动力

在呼吸运动过程中，肺随胸廓的运动而运动。肺之所以能随胸廓而运动，是因为在肺与胸廓之间有胸膜腔这一密闭结构的存在，以及肺的可扩张性。在正常情况下，胸膜腔内的少量浆液一方面在壁层与脏层胸膜之间起润滑作用；另一方面，浆液分子间的内聚力使两层胸膜黏附在一起而不易分开，所以肺就可以随胸廓的运动而运动。因此，胸膜腔的密闭性和两层胸膜间浆液分子的内聚力在肺通气的动力中发挥重要作用。如果发生胸腔积液，虽然没有破坏胸膜腔的密闭性，但由于胸腔积液成分的变化或胸液吸收后造成的黏附等使两层胸膜间的摩擦力增加，两层胸膜间浆液的内聚力降低，这些将影响肺通气的动力。

胸腔积液可引起限制性通气不足(restrictive hypoventilation)。限制性通气不足是指吸气时肺泡的扩张受限引起的肺泡通气不足。通常吸气运动是吸气肌收缩引起的主动过程，呼气则是肺泡弹性回缩和肋骨与胸骨借重力作用复位的被动过程。主动过程更易发生障碍。胸腔大量积液压迫肺，使肺扩张受限。

另外，当胸腔积液本身可因其原发病累及呼吸肌的结构基础时，将严重影响肺通气的动力，进而影响肺通气。

(二)增加肺通气的阻力

肺通气的动力需要克服肺通气的阻力方能实现肺通气。肺通气的阻力有两种：一是弹性阻力，指肺和胸廓的弹性阻力，是平静呼吸时的主要阻力，约占总阻力的 70%；另一是非弹性阻力，包括气道阻力、惯性阻力和组织的黏滞阻力，约占总阻力的 30%，其中又以气道阻力为主。胸腔积液时，尤其是当胸膜增厚时，将会影响肺和胸廓的顺应性，降低其顺应性；同时，由于胸液，尤其是大量胸液存在，呼吸道受压，呼吸道的跨壁压降低、管径变小、阻力增大。另外，胸液中的体液因子，包括炎症因子，弥散进入组织间液后可作用于肺泡、呼吸道，影响其顺应性和舒缩状态，进而影响肺通气的阻力。

另外，由于胸廓的可扩张性的限制，胸腔积液，尤其是大量胸腔积液时，占据了大量的扩张空间，因此在吸气时用于肺扩张的空间减少，即限制了肺的扩张。

膈肌是肺通气的主要动力机构，正常时膈肌只负荷自身的重量，而胸腔积液时，膈肌必须承担更多的负荷，因此胸腔积液阻碍膈肌的运动。

（三）对肺换气功能的影响

肺部气体交换速率主要受各气体成分的分压差、扩散面积（呼吸膜面积）、扩散距离（呼吸膜厚度）、通气/血流比值、温度和扩散系数等的影响。当胸腔积液时，由于积液的限制使肺通气的动力降低、阻力增加，以及胸腔积液的原发病等原因，造成肺不张、肺实变等，使呼吸膜的面积降低、呼吸膜厚度增加、通气/血流比值失调，从而影响肺的换气功能。

参考文献

1 Sahn SA. The diagnosis Value of pleural fluid analysis. Semin Respir Crit Care Med , 1995 , 16 :269 – 278

2 Broaddus VS. Infection in pleural Space : an update on pathogenesis and management1Semin Respir Crit Care Med , 1995 , 16 :302 – 313

3. 蔡柏蔷. 胸腔积液的新机制. 中华内科杂志,1999.38 :844 – 846

4.缪礼丽,刘昌起. 胸腔积液形成研究进展. 中华结核和呼吸杂志, 1997.20 :364 – 366

5 Hott JW1 Malignant pleural effusions1 Semin Respir Crit Care Med , 1995, 16 :333 – 339

6.陈主初. 水、钠代谢紊乱. 病理生理学.北京:人民卫生出版社,2005.69 – 78

（孟 艳 孙连坤）

第五章　胸膜疾病的免疫学

胸膜是由胸膜间皮细胞和其下的结缔组织层所构成。胸膜结缔组织层在胸膜局部和全身疾病的免疫反应中都起着重要作用。由于胸膜贴近于肺,定位于以应答肺实质的炎症改变。更为重要的是,多个系统疾病都会在胸膜疾病表面产生改变。

胸膜的免疫反应包括胸膜通透性的改变和胸腔积液的形成以及胸膜纤维化和疤痕的形成,在其任一种情况下,胸膜的正常功能都受损并产生多重的后果,从而增加发病率和死亡率。胸腔感染时,胸膜间皮发生反应,积极招募炎症细胞－吞噬细胞,使血管内蛋白质进入胸腔。胸膜间皮细胞释放趋化因子,使吞噬细胞从胸膜基底面层移至表面层。在恶性疾病中,胸膜可能是原发肿瘤的部位,如胸膜间皮瘤,也可能是恶性肿瘤的转移部位,如乳癌、卵巢、肺、胃常向胸膜转移,在本文中将阐明恶性肿瘤细胞转移至胸膜腔并产生自分泌机制。胸膜不仅是一个机械屏障,也是免疫及代谢反应膜,参与维持胸膜腔的动态平衡。胸膜,是一个动态的,新陈代谢活性膜,涉及保持内环境稳态以及应答胸膜炎症。胸膜通过表达了某些蛋白质在其表面及其可塑性,是涉及在胸膜间皮的静态和正常运作功能。稳态平衡的扰动造成胸膜显着和突然的变化。胸膜间皮细胞在免疫应答中是积极的参与者,造成一连串连锁事件,目的是消除抗原和维持正常的胸膜功能。一些反应,将叙述如下。

第一节　胸膜炎时毛细血管通透性的改变

渗出性胸腔积液具有高蛋白质含量,是其特征,无论是局部或全身性疾病。在炎症反应过程中,从胸膜穿越泄漏的蛋白质破坏了胸膜的完整性。在平衡时,有少量蛋白保持在胸腔积液中是经过稳态机制。至目前为止,关于渗出性胸水形成机制的假说,包括静水压力增加,血浆渗透压的下降,胸膜腔压力下降,损害胸腔积液的淋巴引流系统。胸膜间皮,它被认为是一个简单的膜,已成为一个充满活力的细胞器官,能够保证细胞周通透性。在炎症过程中,间皮屏障功能发生障碍。胸腔对蛋白质通透性变化,通过胸膜间皮单分子膜暴露于脂多糖(LPS),凝血酶,和细菌证明。间皮细胞与细胞因子或细菌相互作用,可引起间皮细胞释放血管内皮生长因子(VEGF)。血管内皮生长因子是一种血管内皮通透性的有力调节剂。它是一个 35～43 kD 的多肽,有几个亚型。它也被称为血管通透性的因子。在动物模型中它已被证明,在胸水形成中发挥重要的作用,并在身患恶性疾病或肺炎旁积液病人的胸腔积液已发现有较高的含量。VEGF 已被证明是一个会导致胸膜通透性改变的蛋白质分子之一。

第二节　炎症细胞的转运

尽管普遍认为,胸膜炎症时,胸膜间皮细胞直接参与胸腔积液的发病过程,但目前只有极少数研究说明胸膜间皮细胞在细胞运输到胸膜腔中的作用。在胸膜炎症发生最初或最早时,是由胸膜间皮细胞反应,介导的。其次是由招募的炎性细胞,其中的细胞因子由于间皮细胞的初级反应激活的。急性炎症过程,是炎症细胞到达胸膜腔的发展过程。中性粒细胞跟随单核吞噬细胞和淋巴细胞后迁移,是炎症的一个特征。这些炎性细胞从血管腔进入胸腔。这些吞噬细胞从胸膜间皮覆盖丰富毛细血管网的基底面迁移间皮的尖面。在这种现象中间皮细胞的作用仍在被阐明。间皮细胞已被证明表达细胞间黏附分子(I-CAM) －1 。接触到肿瘤坏死因子(α－TNF) 和干扰素(α－IFN),通过吞噬细胞的 CD －11/CD－18 整合,这些黏附分子,使中性粒细胞或单核细胞黏附于间皮细胞。由间皮细胞表达的这些黏附蛋白,使吞噬细胞由细胞内移入胸腔。通过丹明 phalloidin 染色表明,胸膜间皮细胞含有收缩肌纤维。间皮单层活化导致细胞间隙相关的肌动蛋白丝的结构改变和间皮细胞的收缩。细胞间隙的表现是由于这些间皮细胞的附着连接处跨间皮细胞膜间联系的钙黏素介导的(图 5－1)。钙黏素,是细胞黏附受体的一个家系,在间皮细胞之间的同类分子间结合中是至关重要的,并在细胞的形态和通透性发挥了重要作用。钙黏素是钙离子依赖性。他们通过链蛋白连到肌纤维(图 5 – 2)。这些蛋白质的下调,与胸膜对细胞和蛋白质的通透性增加相关。钙黏素最初在内皮细胞中被描述,包括电子钙黏蛋白(上皮细胞钙黏蛋白),磷钙黏素(胎盘钙黏蛋白)和 N – 钙黏蛋白(神经钙黏蛋白)。间皮细胞表达这三种钙黏素。这间皮细胞间黏着连接的开放现象是可逆的,在体外刺激 15 分钟内,间皮细胞返回到其正常的形状,封闭的黏着连接。因此黏着连接,就像间皮细胞间的“拉链”。中性粒细胞跨越间皮单分子膜转移是与胸膜的电阻下降电阻有关。

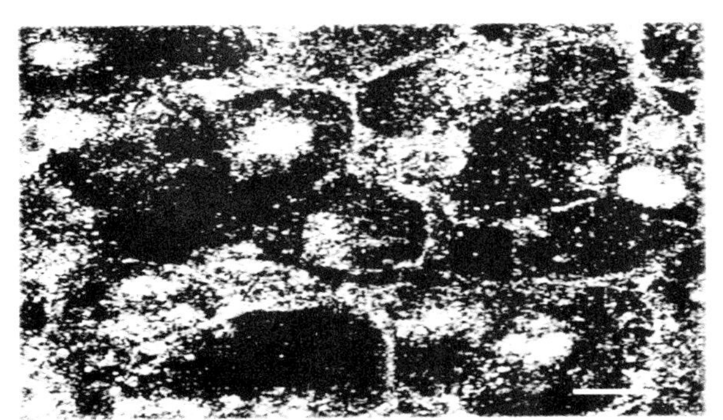

图 5 – 1　异硫氰酸荧光素染色标记的胸膜间皮细胞 N – 钙黏蛋白

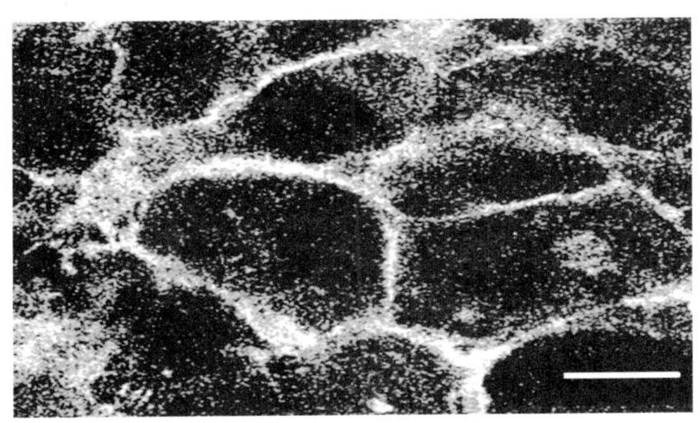

图 5 – 2　异硫氰酸荧光素标记的胸膜间皮细胞的链蛋白

第三节　胸膜炎症

胸膜间皮细胞,或是在某种程度上,对中性粒细胞和单核吞噬细胞在胸膜腔聚积是有作用的。一种最近被描述的趋化细胞因子家族,被称为趋化因子家族,在胸膜间皮细胞中被描述。它由三个密切相关的多肽亚科所构成。这些亚科是笼统地称之为趋化因子家族,其中包括 C – X – C 趋化因子,C – C 趋化因子,或一个 C 趋化因子称为淋巴细胞趋化因子。趋化因子具有 7 ~ 10kD,是肝素结合蛋白。间皮细胞释放白细胞介素 8(IL – 8),它就是 C – X – C 趋化因子家族其中的一员。白细胞介素 8 在肺炎旁胸腔积液病例的胸水标本中大量被发现,且脓胸患者的量要高于单纯的肺炎旁胸腔积液。胸膜间皮细胞释放白细胞介素 – 8 抑制剂,抑制中性粒细胞趋化作用,在一个趋 Boyden 小室检测。白细胞介素 – 8 的量与脓胸中的中性粒细胞数量有显著的相关性。在内毒素性抗体产生的胸膜炎兔动物模型的体内实验中,白细胞介素 – 8 抑制 80 % 中性粒细胞进入。因此,白细胞介素 – 8 似乎在胸膜炎发展过程中是一个重要的细胞因子。另外表明,在刺激间皮细胞的 Northern – 杂交分析中检测到,白细胞介素 1,肿瘤坏死因子,内毒素,也引起 IL – 8 的信使核糖核酸(mRNA)的表达。

在肉芽肿性疾病的胸膜,胸腔积液细胞主要为单核细胞。在结核(TB)性胸膜炎动物模型研究中,在注射 BCG 后的第一个 24 小时胸水细胞主要是中性粒细胞。其次是大批浸入的巨噬细胞 。在结核性胸腔积液中发现大量的 A C – C 趋化因子,即单核细胞趋化蛋白(MCP) – 1。它是一种 8.4 Kd 蛋白质,是 C – C 趋化因子超基因家族中的一员。在结核性胸腔积液中也发现巨噬细胞炎性蛋白(MIP) – 1α。在免疫功能缺失或减弱如获得性免疫缺陷综合征(AIDS)患者的结核性胸腔积液中,单核细胞和特异性单核细胞趋化因子要更低。γ – 干扰素是一种能招募单个核细胞的重要近端细胞因子,并在结核性胸腔积液中发现有较高含量。干扰素的表达与以前的报告是一致的,提示淋巴细胞的一个亚型 T 辅助细胞 1 型(Th1)介导机体对结核菌感染的反应。结核性胸腔积液患者的胸腔出现 CD4 细胞区域浓度化时,那么能增加 γ – 干扰素的产生。如果中和 γ – 干扰素的产生,那么就会消除间皮细胞局部趋化因子的分泌,并减少 MIP – 1α 和 MCP – 1 表达。更为重要的是,白细胞介素 – 4(IL – 4)下调这些趋化因子的生产。

第四节　胸膜恶性肿瘤

了解疾病发展的病理生理过程中有助于找出更

好治疗方法。恶性细胞对胸膜间皮黏附点可能发挥多重作用,最终导致恶性细胞通过胸膜腔单层入胸腔空间。一个恶性细胞与间皮细胞相互作用的例子,就是间皮细胞产生的一种细胞外基质蛋白 - 透明质酸酶,和恶性细胞表达的具有胸膜嗜性的 CD44 受体的相互作用。透明质酸酶是一个高分子量聚合物组成的重复糖单位。据了解,胸膜间皮细胞产生大量透明质酸酶。而高分子量透明质酸酶仍然是一个相对不活跃的组成部分,由高分子量透明质酸酶所脱水成的低分子量透明质酸酶,却是一个非常活跃的蛋白质片段。几种癌细胞表达偏好为转移至胸膜表面。这些措施包括乳腺,卵巢,肺,胃。乳腺癌细胞表达 CD44 的受体,并有偏好,为胸膜间皮。此外黏附分子 CD44 抗体传媒大厦坚持恶性乳腺癌细胞对皮单层。别人论证认为透明质酸 - CD44 的复杂的是内部化变成恶性细胞,并经历了水解经酸水解酶。透明质酸,这是一个大分子量组成,是被分解成若干小激活低分子量的碎片,其中现在能够参与这一进程轮回的恶性细胞通过胸膜。因此,一个梯度的透明质酸是设立透过皮单层。恶性肿瘤细胞可从基底表面上的皮向心尖表面成透明质酸丰富的环境,在这里可以建立自己和繁衍。恶性细胞也被称为大批量地生产血管内皮生长因子的改变皮单层通透性允许一个富含蛋白质的环境,是建立在对心尖表面的胸膜。这一变化在胸腔透性,也是与恶性细胞轮回透过皮单层。肿瘤细胞产生成纤维细胞生长因子(FGF),也可以影响他们自己的能力,迁移和发展。在其他的研究,调查人员已发现,抑制肿瘤转移的形成,在胸腔集群由黑色素瘤细胞与淤塞 CD44 的受体对恶性细胞 。类似的研究已显示,与胸膜间皮瘤。因此,看来,其中一个原因,为什么某些癌症有偏好,为胸膜可能涉及他们的表达能力,为受体等因素透明质酸而产生大量由皮细胞。一旦恶性细胞,是建立在对胸膜,它产生的因素,如血管内皮生长因子和碱性成纤维细胞生长因子(bFGF),以增加血管生成。血管生成是个过程,这种侵入性的过程中,利用蛋白质的细胞外基质与细胞增殖和迁移的内皮细胞。实现充分的血液供应,并进一步转移,肿瘤细胞产生的因素,启动这一过程的血管生成。低分子量透明质酸是血管生成并能引起新的内皮和血管的形成,增加了其能力,以转移,这是重要的认识上有多个因素来发挥作用,在不同阶段的转移性梯级。这可能有重叠的职能。

第五节 胸膜疾病的治疗

胸膜疾病的治疗是利用胸膜疾病的潜在免疫机制。对于一些经选择的脓胸病例,溶栓疗法是相当有效的,并能减少脓胸的并发症。溶栓疗法,是针对抑制凝血连锁反应,并在纤维蛋白链裂解之前使新形成的纤维蛋白产生纤维蛋白溶解作用。在脓胸形成的适当时机应用溶栓法,多房的胸腔积液可以溶解,并同时最低程度遗留纤维化。对恶性肿瘤患者,曾设法刺激胸腔膜内免疫反应以防止恶性细胞入侵。在恶性间皮瘤治疗中,γ - 干扰素灌输曾有相关的一些改进,但后来是因多种副作用而放弃。恶性肿瘤患者常用的另一种疗法是胸膜粘连术。其所使用的硬化剂有四环素,氢氯化物,强力霉素。然而,滑石粉被作为最有效的试剂,并在体外和体内试验都进行相关的研究。应用滑石粉的病例,胸腔喷入滑石粉后,胸腔积液中可测出大量 bFGF。考虑为 bFGF 快速释放入胸膜腔所致。bFGF 使脏层胸膜和壁层胸膜过度地发生纤维变性反应,促使成纤维细胞的增殖,进而使两层膜间的空腔封闭。正常间皮细胞的表面积暴露于滑石粉越大,bFGF 分泌的水平就越高。这与胸膜粘连术的成功有关 。这也说明,散在分布的正常胸膜间皮细胞有力反应对实现胸膜粘连有关键性作用。因此,经由间皮细胞对滑石粉的吞噬或直接粘连的亲密逼近,在胸膜硬化形成中有重要作用。

参考文献

1. Light RE, Erozan YS, Ball WC. Cells in pleural fluids and their value in differential diagnosis. Arch Intern Med 1973;132:854 - 860

2. Collins JD, Disher AC, Shaver ML, Miller TQ. Imaging the hepatic lymphatics: Experimental studies in swine. J Natl Med Assoc 1993;85:185 - 191

3. Courtice FC, Simmonds WT. Physiological significance of lymph drainage of the serous cavities and lungs. Physiol Rev 1954; 34:419

4. Courtice FC, Morris B. The effect of diaphragmatic movement on the absorption of protein and of red blood cells from the pleural cavity. Australian J of Experimental Bio and Med Science 1953;31:227

5. Michailova KN. The serous membranes in the cat. Electron microscopic observations. Anat Anz 1996;178:413 - 424

6. Madison LD, Bergstrom - Porter B, Torres AR, Shelton E.

Regulation of surface topography of mouse peritoneal cells: Formation of microvilli and vesiculated pits on omental mesothelial cells by serum and other proteins. J Cell Bio 1979;82:783 – 797

7. Wang NS.. Mesothelial cells in situIn: Chretien J, Bignon J, Hirsch A, editors. The pleura in health and diseaseNew York, Marcel Dekker, Inc., 1985; pp. 23 – 42

8. Whitaker D, Papadimitriou JM, Walters MN – I. The mesothelium: A histochemical study of resting mesothelial cells. J Pathol 1980;132:273 – 284

9. Whitaker D, Papadimitriou JM, Walters MN – I. The mesothelium: A cytochemical study of "activated" mesothelial cells. J Pathol 1982;136:169 – 179

10. Whitaker D, Papadimitriou JM. Mesothelial healing: Morphological and kinetic investigations. J Pathol 1985;145:159 – 175

11. Antony VB.. Cytokines in pleural diseaseIn: Nelson S, Martin T, editors. Cytokines in Pulmonary Infectious Disease: Pathogenesis and Therapeutic StrategiesNew York, Marcel Dekker, Inc., 1998; pp. 123 – 136

12. Krogel C, Antony VB. Immunobiology of pleural inflammation: Potential implications for pathogenesis, diagnosis, and therapy. Eur Respir J 1997;10:2411 – 2418. [Abstract]

13. Hott JW, Yu L, Antony VB. Role of VEGF in the formation of malignant pleural effusions. Am J Resp and Crit Care Med 1999; 159:A212

14. Strieter RM, Standiford TJ, Huffnagle GB, Colletti LM, Lukacs NW, Kunkel SL. "The good, the bad, and the ugly": The role of chemokines in models of human disease. J Immunol 1996; 3583 – 3586

15. Antony VA, Godbey SW, Kunkel SL, et al. Recruitment of inflammatory cells to the pleural space. Chemotactic cytokines, IL – 8, and monocyte chemotactic peptide – 1 in human pleural fluids. J Immunol 1993;151:7216 – 7223. [Abstract]

16. Kunkel SL, Chensue SW, Strieter RM, Lynch JP, Remick DG. Cellular and molecular aspects of granulomatous inflammation. Am J Respir Cell Mol Bio 1989;1:439 – 447

17. Sneath RJS, Managham DC. The normal structure and function of CD44 and its role in neoplasia. J Clin Pathol 1998;51:191 – 200

18. Stetler – Stevenson WG. Matrix metalloproteinases in angiogenesis: A moving target for therapeutic intervention. J of Clin Invest 1999;103:1237 – 1241. [CrossRef]

19. Ozer E, Canda T, Kurtoolu B. The role of angiogenesis, laminin, and CD44 expression in metastatic behavior of early – stage low – grade invasive breast carcinomas. Cancer Letters 1997;122: 119 – 123

20. Nasreen N, Hartman DL, Mohammed KA, Antony VB. Talc – induced expression of C – C and C – X – C chemokines and intercellular adhesion molecule – 1 in mesothelial cells. Am J Resp Crit Care Med 1998;158:971 – 978

21. Antony VB, Mohammed KA, Godbey S, Loddenkemper FW. Talc – induced pleurodesis: Role of basic fibroblast growth factor (bFGF). Eur Respir J 1997;10:A403

22. Rodriguez – Panadero F, Segado A, Juan JM, Ayerbe R, Garcia IT, Castillo J. Failure of talc pleurodesis is associated with increased pleural fibrinolysis. Am J Resp and Crit Care Med 1995;151: 785 – 790

（崔有斌　徐建国　许力军）

第六章 胸膜疾病的实验动物模型

人类为了认识和研究胸膜疾病，采取了在实验动物上制造胸膜疾病模型，以此来研究其发生、发展、免疫以及实验治疗和预防，从而明确胸膜疾病的发病机制和疗效机制。

与研究人类自身相比，动物模型具有如下几个优点：①动物来源易于获得；②动物模型的变量易于控制；③能够有效地减少实验结果的误差，并可以通过少量的研究样本获得结论；④研究结果更加具有客观性。

在胸膜疾病的实验研究中，疾病模型的建立首先要考虑到尽可能地接近人类，包括发生部位、组织学类型、病因、发病机制及生物学行为方面，同时应易于复制和方便使用。因此，在建立胸膜疾病的动物模型时，物种的选择是非常重要的，物种的两个重要的解剖学特征应加以注意：①许多物种（如鼠）没有完整的纵隔胸膜分隔，其左右胸膜腔是连通的，无法用另一侧胸膜做对照；②一些动物（如羊）的脏层胸膜和人的一样比较厚，而另外一些动物（如兔子和鼠）的脏层胸膜就比较薄，脏层胸膜的厚度差异对于胸膜腔内液体的重吸收具有较重要的意义。

人们已建立了许多胸膜疾病的动物模型，在本章里，我们尝试重点介绍常用的动物模型，并举例说明。

第一节 胸膜恶性肿瘤的动物模型

常见的恶性胸腔积液动物模型有两类：第一类是通过静脉或胸腔内注射肿瘤细胞，使其产生恶性胸腔积液；第二类是使动物暴露于（接触）石棉颗粒（胸腔内注射，吸入，气管内注射，或腹腔内注射）产生恶性胸膜间皮瘤。

一、腺癌

（一）小鼠模型

恶性胸腔积液的小鼠模型是采用患有急性B细胞型淋巴细胞性白血病的雄性裸小鼠，在非麻醉状态下通过尾静脉注入肿瘤细胞（1×10^6/300ulHBSS肺腺癌细胞系PC14PE6）。接种4周后，腺癌细胞在小鼠的肺脏中生长，并在小鼠的胸膜腔内产生血性胸腔积液。应用此动物模型，对血管表皮生长因子（VEGF）在恶性胸腔积液的形成中的作用进行了研究。Yano等人发现了静脉注射pc14腺癌细胞系后，小鼠的肺脏发生多方面的损伤，胸膜被侵及，产生富含VEGF的胸腔积液。该肿瘤细胞系VEGF的mRNA和蛋白质的表达水平直接和胸腔积液的量相关。当PC14细胞系转染VEGF－165反义基因时，肿瘤入侵胸膜不变，但胸腔积液的量减少了。H226细胞被转染VEGF－165或VEGF－121顺义基因时，他们采用直接植入胸膜腔的方法，可导致局部血管通透性增高，产生胸腔积液。这些研究表明肿瘤细胞必须既入侵胸膜又要表达高水平的VEGF才能产生胸腔积液。此外，研究者们尝试通过服用VEGF抑制剂（PTK787）来阻止胸腔积液的形成，PTK787是VEGF受体磷酸化酪氨酸激酶的一种特异性抑制剂。当服用PTK787的剂量为100mg/kg时，可以抑制胸腔积液的形成；剂量减少至10至50mg/kg时则无明显的效果，表明PTK787是通过减少血管通透性而非阻止肿瘤生长或入侵胸膜来减少恶性胸腔积液的形成，因此PTK787或其他的抑制剂可以被用来治疗恶性胸腔积液。

Nagamachi等人对裸小鼠注射不同系的人类非小细胞肺癌细胞（NSCLC）株产生的影响进行了评价，采用了2×10^6个不同的8种细胞系注入胸膜腔。其中的7种肿瘤细胞系有致癌性，4种细胞系（PC14，Lu65，Lu99A和H157）具有相对较高的生长率，但只有PC9细胞系注入裸小鼠胸膜腔时，才可产生胸腔积液。由此可知PC9细胞系可以被用来建立恶性胸腔积液的动物模型。

Stathopoulos等人报道了一种新的恶性胸腔积液的小鼠模型，利用从自发腺癌的C57B/6小鼠中提纯的Lewis肺癌细胞，把1.5×10^5个细胞注入C57B/6小鼠胸腔中，导致多发散在的胸膜肿瘤和恶性胸腔积液。在第14天时其平均胸腔积液量为667ul，在第17天时实验动物100%死亡。

（二）大鼠模型

Ohta等人采用PC14腺癌细胞系利用大鼠建立了恶性胸腔积液的动物模型，向壁层胸膜的亚胸膜腔或肺切除术的残腔中注入 1×10^7 个 PC14 腺癌细胞,会导致大鼠发生散在的恶性肿瘤和部分大鼠发生胸腔积液,其中部分胸水细胞学检查呈阳性,此外,一周 2 次向腹腔内注射剂量为 250u 的单克隆的抗人类 VEGF 抗体时能防止胸腔积液的形成,而不影响肿瘤的播散。

Ebright 等人向雄性裸大鼠胸腔注射 1×10^7 个 A549 人类肺腺癌细胞,5 周后部分大鼠会产生胸腔积液,所有的大鼠在肺脏和心包上发现有肿瘤结节,而向胸腔注射 NV1020(一种新型的、多位点突变、复制限制的单纯疱疹病毒),能明显地抑制肿瘤的生长。

(三)家兔模型

家兔静脉注射 VX2 肿瘤细胞可以导致胸腔积液(VX2 是一种兔子乳头状瘤细胞),采用来自活供体兔子的 VX2 细胞,静脉注射 2.5×10^4 个细胞后,肿瘤细胞就在兔子体内繁殖,在注射 28 天后,15% 兔子会发生胸腔积液,而直接向家兔胸腔内注射 VX2 细胞时,则不会产生恶性胸腔积液。此外,采用 1×10^6Lewis 肺癌细胞注射到家兔肺脏也能诱发产生肺癌,当这些动物在 26 ± 2.7 天死于肿瘤的扩散时,可以看到他们产生了大量的恶性胸腔积液。

二、黑色素瘤

小鼠尾静脉注射 5×10^4B16 - BL6 或 B16 - F10 黑色素瘤细胞,总容量 0.2ml,21 天后,处死小鼠,小鼠全部发生肺脏转移。注射 B16 - BL6 细胞系的小鼠中 80% 产生了胸腔积液,平均胸腔积液量为 250ul,而注射 B16 - F10 细胞系的小鼠中 90% 产生胸腔积液,平均胸腔积液量为 320ul。如果向 NOSII 基因缺失的同系小鼠小鼠尾静脉注射黑色素细胞瘤时,大约只有 50% 的动物产生胸腔积液,且量比较少,免疫组化分析结果表明 NOSII 基因表达的缺失和 VEGF 的低表达与肿瘤相关血管的形成有关

三、纤维肉瘤

胸腔注射纤维肉瘤可以导致胸膜纤维肉瘤,产生胸腔积液,Yasutake 等人向同系 BALB/c 小鼠胸腔内注射 1×10^5Meth A 纤维肉瘤细胞,全部产生胸膜纤维肉瘤和胸腔积液,平均量为 733ul。小鼠的平均生存时间只有 8.7 天,如果在第 3 天或第 6 天向胸腔内注射乳酸杆菌热死亡细胞则平均生存时间增加,并超过 40 天,胸腔积液的量仅为 14ul;而向胸腔注射 TNF - a 抗体则可以完全清除乳酸杆菌热死亡细胞的抗肿瘤作用,因此表明 TNF - a 可以起到抗肿瘤的作用。

第二节　石棉和胸膜间皮瘤动物模型

石棉和胸膜间皮瘤的关系较为密切,人们经常应用石棉来制作胸膜间皮瘤的动物模型。通过向大鼠的胸膜腔内注射温石棉和青石棉可诱发胸膜间皮瘤,向仓鼠的胸膜腔注射铁石棉亦可导致胸膜间皮瘤。石棉可以通过不同的途径(胸腔内注射、气管内吸入、腹腔注射等)诱发胸膜间皮瘤,本节简单地加以介绍。

一、胸腔内注射

胸腔内注射石棉诱发产生胸膜间皮瘤的动物模型大都采用大鼠,偶有采用仓鼠(hamster),其发生率为 30% ~ 60%,一般大约需要 18 个月,胸膜间皮瘤的发生率与石棉的剂量、种类,理化性质等因素有关。

二、吸入

通过吸入的方式比向胸腔内注射石棉更容易诱发胸膜间皮瘤,通常采用大鼠,偶尔有采用狒狒(baboon)。石棉的浓度和长度与肿瘤的发生率密切相关,随石棉的浓度和长度的增加,其发生率也相应增加,当石棉纤维的长度大于 40 μm 时其诱发胸膜间皮瘤的发生率大约是石棉长度为 5 ~ 40 μm 时的 500 倍。同样石棉诱发胸膜间皮瘤的发生率也与其种类有关,其中最有效的是毛沸石(erionite)。

三、腹腔内注射

向动物腹腔内注射石棉,可以诱导产生腹膜间皮瘤。因易于操作和所需时间短(大约 9 ~ 10 个月)于胸腔内注射的方法(大约 18 个月),其应用较为广泛。同样,其诱导产生癌变的过程与胸腔内注射的方法是一样的,而且其发生率与石棉的种类、浓度和石棉纤维的长度密切相关,直径长于 20μm 和小于 0.95μm 的石棉纤维最易诱导产生腹膜间皮瘤。在向动物腹腔内注射石棉后,发生恶性腹膜间皮瘤的首发症状常常是腹水。

四、石棉与胸腔积液的关系

在临床上,经常能够遇到长期接触石棉的患者发生胸腔积液,其首次接触石棉与发生胸腔积液的时间间隔常有几十年。有人曾尝试在动物身上制作石棉诱发胸腔积液的模型,向动物胸腔内注射或吸入石棉,进行长周期的观察,并没有发现良性的胸腔积液。在向兔子胸腔内注入 5ml 的 1% 青石棉混悬液,4 小时后确实能导致 1.5ml 的胸腔积液,其白细胞计数(WBC)和白细胞的趋化活性远高于注射生理盐水的

对照组，有证据表明 IL－8 和白细胞的趋化活性有一定关系。因首次接触石棉和发生胸腔积液的时间跨度较大，因此很难明确石棉和胸腔积液的关系。

第三节　脓胸的动物模型

对由于肺炎所导致的胸腔积液和脓胸的研究很少，其主要原因是由于这些患者的发病情况具有很大的差异性，无法统一研究标准。因此，有必要根据患者的病情和他们的共性进行分类，进行多中心的研究，但由于其发病率很低，因此很难在短时间内完成。

通过动物实验研究，至少可以有助于解决以下一些问题：1.治疗性胸腔穿刺在肺炎所致的胸腔积液中所起的作用究竟有多大；2.在肺炎所致的包裹性胸腔积液中通过溶解纤维蛋白所起的作用究竟如何；3.抗生素注入胸腔所起的作用是否一样；4.在胸腔感染时胸腔内注射抗生素是否有作用。令人非常遗憾的是至今对于脓胸的实验性研究很少，这可能与很难建立脓胸的动物模型有关。通过向动物胸膜腔内注射细菌建立脓胸的动物模型，实验动物要么死于严重的败血症，要么没有产生脓胸。

目前至少有五种不同的脓胸的动物模型，简单介绍如下。

（一）犬模型

早在第一次世界大战期间，人们将含有较强毒性的溶血性链球菌的肉汤直接注入到狗的胸膜腔内，结果狗于 12 小时内死亡，解剖时发现狗的胸膜腔内有 200ml 含有坏死白细胞的渗液。减少肉汤的用量，会延长狗的生存时间，而通过开放式的胸腔引流来进行治疗，反而会增加狗的死亡率，由此推断出对于人类的早期脓胸开放式引流是不恰当的。

（二）家兔模型

在 20 世纪七十年代后期，人们将 0.3ml 松油脂直接注入到家兔的胸膜腔内，然后再向胸膜腔内注射 1×10^9 肺炎链球菌或肺炎克雷伯杆菌，96 小时后会诱发产生脓胸。其胸腔内渗液的成分会随时间的不同发生相应的改变，PH 值下降，糖含量降低，而白细胞数会相应地增加。一个值得注意的问题是这种家兔的模型没有经过相应抗生素和胸腔闭式引流的治疗，从而与人类的脓胸缺乏可比性，此外，松油脂所致的胸膜增厚也会影响到实验的结果。

（三）豚鼠模型

在 20 世纪 80 年代中期，为了研究由于细菌感染所引起的脓胸，人们将细菌直接注射到豚鼠的胸膜腔内来诱发产生脓胸，而在此之前首先要将异体的脐带植入到胸膜腔以增加感染的机会，否则动物将会死于脓毒血症，而不形成脓胸。如果仅向胸膜腔内注射脆弱类杆菌，则不会形成脓胸，脆弱类杆菌和金黄色葡萄球菌联合应用会有 33% 的豚鼠形成脓胸，脆弱类杆菌和大肠杆菌联合应用成功率为 31%，而增加注射细菌的数量，则会相应地增加成功率。血液中联合注射相同的细菌，并不能使成功率相应地增加，如果豚鼠发生肺炎则会增加脓胸形成的机会。

值得注意的是此模型的制作需要异体脐带植入到胸膜腔，而在临床上人类脓胸的形成则不需要异体成分，从而失去了相应的可比性。

（四）利用琼脂培养细菌的家兔模型

20 世纪 90 年代后期，人们将用琼脂（非肉汤）培养的 1×10^9 巴氏杆菌与琼脂混合（为了增加作用时间）后直接注射到家兔的胸膜腔，注射 24 小时后每天应用青霉素以防止家兔死于脓毒血症，成功地诱发了家兔形成脓胸。注射 24 小时后，胸膜腔内渗液的生化指标发生相应地变化，乳酸脱氢酶（LDH）升高，PH 值和糖含量下降，细菌培养阳性，96 小时后转为阴性，但在胸膜腔内已经形成肉眼可见的脓苔。10 天后，至少有 50% 的家兔在胸膜腔内存在肉眼可见的脓苔，60% 的动物存活到 14 天，解剖时在胸膜腔内可见脓苔。此外，家兔的脏层胸膜被一层厚厚胶原组织所覆盖，脏壁层胸膜之间很少有粘连存在。

这种动物模型最接近于人类脓胸的形成过程，先是胸腔感染，然后感染局限，最后脏层胸膜增厚，而感染的局限在人类则更加常见。

人们通过这种模型证实了胸腔闭式引流在脓胸的治疗中发挥了重要的作用，而且越早施行，效果越好；此外由于疗效的不确定性，要慎重考虑向胸膜腔内注射抗生素来治疗脓胸。

（五）大鼠模型

通过向大鼠胸膜腔内注射 1×10^9 在琼脂培养基中生长的金黄色葡萄球菌来诱发大鼠的脓胸的模型，其成功率明显低于家兔。

第四节　结核性胸膜炎相关的动物模型

结核性胸膜炎的动物模型可以分为两类：一类为超敏反应动物模型，动物对结核菌蛋白质高度敏感，向胸腔内注入结核杆菌蛋白质,可以诱发产生胸腔积液;二类为卡介苗模型(BCG),向胸膜腔内注入 BCG 也可以产生胸腔积液。如果向未接受过免疫的豚鼠的胸腔内注入结核杆菌,它们将在 4~6 周内死于全身性结核感染。

(一)超敏反应动物模型

首先要对豚鼠进行免疫,将灭活的结核杆菌素经足底皮下注射对豚鼠进行免疫接种,3~5 周后向豚鼠胸膜腔内注射结核菌素纯化蛋白(PPD)0.5ml,可诱发产生胸腔积液,24 小时最大能产生 4ml,胸水中蛋白含量为 3.8g/dL。如果向未接受免疫接种的动物胸腔内注射 PPD 时,产生的胸腔积液量要少得多,而 PPD 的剂量与产生的胸水量无明确的关系。

(二)BCG 动物模型

首先将 0.4mgBCG 注射于豚鼠一侧大腿皮下,引起一个小的皮肤坏死反应,注射后的 3 周内,这些动物的 PPD 试验呈阳性。此时直接向胸腔注射 2mgBCG,则可以诱发产生胸腔积液,其量要大于超敏反应动物模型所产生的胸腔积液,平均为 8mL,在第 14 天时达到最大量,在第 21 天时大部分胸腔积液会消失。在第一个 24 小时胸水中细胞以中性粒细胞为主,5 天后以淋巴细胞为主。也有人用家兔建立 BCG 的动物模型。

第五节　胸膜固定术相关研究的动物模型

气胸或胸腔积液的患者常常需要融合脏层胸膜和壁层胸膜(胸膜固定或粘连)来防止患侧肺的萎陷,因此,建立相应的动物模型来评价不同的胸膜硬化剂的有效性是十分必要的。

(一)家兔模型

在胸膜固定术的动物实验研究中,家兔是被应用最广泛的动物。其作为胸膜固定术研究的动物模型主要存在的问题是它的脏层胸膜较薄,而人类的较厚,因此不能简单地把其研究结果应用到人类身上。

通过向胸腔注射四环素喹纳克林,氮芥,博莱霉素,NaOH(5%)来进行胸膜固定术的研究,结果发现只有接受四环素注射的动物胸膜腔内 75%以上的面积发生粘连,其余动物的胸膜腔几乎都正常,因此在 20 世纪 80 年代,四环素是最常用的胸腔粘连剂。

(二)犬模型

犬的脏层胸膜与家兔一样,也比较薄,因此其研究结果也不能够简单地应用到人类身上。通过对杂种犬实施双侧开胸手术,采用机械磨损、500mg 四环素化学固定、1g 滑石粉喷洒、Nd:YAG 激光光凝法、氩气束凝固壁层胸膜等方法进行对比研究,发现机械摩擦和滑石粉喷洒产生最佳的胸膜固定效果,并且他们效果等同。也有人认为机械摩擦要比滑石粉喷洒产生的效果要好。

(三)猪模型

猪的胸膜具有人类相似厚度,因此更加接近人类。通过胸腔镜手术向猪的胸腔内喷洒滑石粉 3g 和 300mg 四环素,比较二者的固定效果,结果发现滑石粉的疗效要优于四环素。

(四)羊模型

羊与猪一样,其胸膜的厚度与人类相似。向羊的胸腔内注射转化生长因子 β2(TGF-β2)能够产生和兔子同样有效的胸膜固定效果,但两者在结果上有明显的差异:1.所需剂量不同,兔子需要 1.67ug/kg,而羊需要 0.25ug/kg,因此剂量主要依赖于体表面积而不是体重,说明肺脏的体表面积是和个体的体表面积直接相关的。2.用羊作为胸膜固定术的动物模型,在试验时不会产生大量的胸腔积液,因此说明胸膜固定术研究所采用的动物模型的种类会对其结果产生明显的影响。

(五)小鼠模型

采用小鼠作为胸膜固定术研究的动物模型将是非常有价值的,要优于兔或羊,其原因如下:1.价格便宜;2.能够提供基因敲除小鼠品系来进一步研究胸膜固定的机制;3.许多商业试剂能够直接应用于小鼠。其缺点主要是在小鼠身上很难产生胸膜固定。

参考文献

1. Yano S, Nokihara H, et al. treatment for malignant pleural effusion of human lung adenocarcinoma by inhibition of vascular endothelial growth factor receptor tyrosine kinase phosphotylation. Clin Cancer Res 2000;6:957-965

2. Wagner Jc. Experimental production of mesothelial tumours of the pleura by implantation of dusts in laboratory animals. Nature 1962;196:180-181

3. Smith WE, Miller L, Churg J, et al. Mesothelioma in hamstersfollowing intrapleural injection of asbestos. JMtSinai Hosp 1965;32:1-8

4. Carthew P, Hill RJ, Edwards RE, et al. Intrapleural administration of fibres induces mesothelioma in rats in the same relative order of hazard as occurs in man after exposure. Hum Exp Toxicol 1992;11:530-534

5. Davis JM. Structural variations between pleural and peritoneal mesotheliomas produced in rats by the injection of crocidolite asbestos. Amm Anat Pathol (paris) 1976;21:199 – 210

6. Wagner JC, Skidmore JW, Hill RJ, et al. Erionite exposure and mesotheliomas in rats. Br J Cancer 1985;51:727 – 730

7. Davis MR, Manning LS, Whitaker D, et al . Establishment of a murine model of malignant mesothelioma. Int JCancer 1992;52:881 – 886

8. Shore BL, Daughaday CC, Spilberg I. Benign asbestos pleuriay in the rabbit. A model for the study of pathogenesis. Am Rev Respir Dis 1983;128:481 – 485

9. Colice GL, Curtis A, Deslauriers J, et al. Medical and surgical treatment of parapneumonic effusions : An evidence – based guideline. Chest2000;1158 – 1171

10. Light RW. Animal models of pleural investigation . In: Bouros D, ed. Pleural disease, Chapter 11. New York: Marcel Dekker Inc, 2004:1009 – 1034

12. Paterson RC. The pleural reaction to inoculation with tubercule bacilli in vaccinated and normal guinea piges. Am Rec Tuberc 1917;1:353 – 371

13. Allen JC, Apicella MA. Experimental pleural effusion as a manifestation of delayed hypersensitivity to tuberculin PPD. J Immunol 1968;101:481 – 487

14. Widstrom O, Nilsson BS. Low in vitro response to PPD and PHA in lymphocytes from BCG – induced pleurisy in guinea pigs. Eur JRespir Dis1982;63:425 – 434

15. Antony VB, Sahn SA, Antoy AC, et al. Bacillus Calmette Guerin stimulated neutrophils release chemotaxins for monocytes in rabbit pleural space in vitro. J Clin Invest1985;76:1514 – 1521

16. Sahn SA, Good JT. The effect of common sclerosing agents on the rabbit pleural space. Am Rev Respir Dis 1981;124:65 – 67

17. Bresticker MA, Oba J III, et al. Optimal pleurodesis: a comparison study . Ann Thorac Surg1993;55:364 – 366

18. Colt HG, Russack V, Chiu Y, et al. A comparison of thoracoscopic talc insufflation, slurry, and mechanical abrasion pleurodesis. Chest1997;111:442 – 448

19. Whitlow CB, Craig R Brady K, et al. Thoracoscopic pleurodesis with minocycline vs talc in the porcine model. Surg Endosc 1996;10:1057 – 1059

20. Cohen RG, Shely WW, Thompson SE, et al. Talc pleurodesis: talc slurry versus thoracoscopic talc insufflations in a porcine model. Ann Thorac Surg1996;62:1000 – 1002

21. Lee YCG, Lane KB, Parker Rb, et al . Transforming growth factor 2 (TGF – 2) produces effective pleurodesis in sheep with no systemic complications. Thorax 2000;55:1058 – 1062

22. Kalomenidis I, Lane K, Blackwell TS, et al . Mice are resistant to the induction of a pleurodesis. Chest 2003;124:2407 – 2408

（崔有斌　王晓军）

第二篇

胸膜疾病的诊疗技术

第七章　胸膜疾病的病理学

第一节　胸膜的解剖组织学

正常胸膜是一层菲薄半透明、有光泽的浆膜，胸膜的组织结构与其他脏器表面的浆膜相同，表面间皮细胞是单层扁平或矮立方上皮细胞，这些细胞具有间叶和上皮两种来源两种表型，其主要功能是提供平整光滑的表面，以保证肺在胸腔、心脏在心包腔内的滑动。间皮细胞表面具有无数的微绒毛、厚的富于唾液酸的糖萼以及分泌氨基已糖的多糖，特别是透明质酸，均有助于脏器在浆膜腔内的滑动。间皮细胞下有一层连续的基底膜，基底膜下面是富含血管的纤维结缔组织，其内有梭形细胞、胶原纤维、弹力纤维、血管、淋巴管和神经纤维。邻近基底膜的一层稀疏的梭形细胞与表面间皮细胞呈平行排列，形态极似成纤维细胞或肌成纤维细胞，具有 Vimentin 和 CK 的双向表达特点，是一种具有多向分化潜能的间叶细胞，可增值向间皮分化，在胸膜的损伤修复过程中起着重要的作用，被称为浆膜下多功能细胞，目前认为多数胸膜间皮瘤起源于这种细胞。胸膜覆盖在胸壁内面以及肺、纵隔和部分横隔的表面其中覆盖于肺及横膈表面的胸膜称脏层胸膜被覆于胸壁和纵隔脏器表面的称壁层胸膜此两层胸膜在肺门处相延续围成一个潜在的空腔称为胸膜腔。

第二节　胸膜的炎症性病变

胸膜炎是各种原因引起的胸膜壁层和脏层的炎症。胸膜炎大多继发于肺部和胸部病变，也可为全身性疾病的局部表现。可由于感染（细菌、病毒、霉菌、阿米巴、肺吸虫等）、肿瘤、变态反应、化学性和创伤性等多种疾病所致。临床上胸膜炎有多种类型，以结核性胸膜炎最为常见。根据病因和病理改变等可将胸膜炎分为多种类型。

一、结核性胸膜炎

定义：结核性胸膜炎是结核杆菌侵犯胸膜引起的胸膜炎症及变态反应。

临床特点：结核性胸膜炎多见于青少年。是由结核菌从原发综合征的淋巴结经淋巴管到达胸膜，或胸膜下的结核病灶蔓延至胸膜所致，结核菌到达胸膜腔有三种途径：病变直接蔓延，淋巴播散和血行播散。患者常有胸痛，气急及结核中毒症状。结核性胸膜炎，属于肺结核病五大类型的 V 型，其虽非肺部病变，但在临床上与肺结核有密切的关系。

临床上结核性胸膜炎有渗出性胸膜炎、干性胸膜炎和结核性脓胸三大类：

结核性渗出性胸膜炎病变多为单侧，胸膜腔内有数量不等的渗出液，一般为浆液性，偶见血性或化脓性。按其发生部位可分为：肋胸膜炎（又称典型胸膜炎）、包裹性胸膜炎、叶间胸膜炎、纵隔胸膜炎、膈腧膜炎以及肺尖胸膜炎。

干性胸膜炎可发生于胸膜腔的任何部分。其症状轻重不一，有些病人很少或完全没有症状，而且可以自愈。主要症状是局限性针刺样胸痛。胸痛系因壁层和脏层胸膜互相贴近摩擦所致，故胸痛多位于胸廓呼吸运动幅度最大的腋前线或腋后线下方，深呼吸和咳嗽时胸痛更甚。如病变发生于肺尖胸膜，胸痛可沿臂丛放射，使手疼痛和知觉障碍，如在膈肌中心部，疼痛可放射到同侧肩部；病变在膈肌周边部，疼痛可放射至上腹部和心窝部。由于胸痛病人多不敢深吸气，故呼吸急促而表浅，当刺激迷走神经时可引起顽固性咳嗽。查体可见呼吸运动受限，局部有压痛，呼吸音减低，触到或听到胸膜摩擦音，此音不论呼气或吸气时均可听到，而咳嗽后不变为其特点。此时，胸膜摩擦音为重要体征。积液吸收后，往往遗留胸膜粘连或增厚。

结核性脓胸见化脓性胸膜炎。

病理学：渗出性胸膜炎为浆液和纤维蛋白渗出积聚于胸腔内。干性胸膜炎时胸膜局部渗出少量纤维蛋白而无胸腔积液。组织病理学可见胸膜增厚，纤维组织增生，部分胸膜表面间皮脱落纤维化，表面可见纤维蛋白渗出物，可有干酪样坏死，伴有上皮样细胞和郎格罕氏巨细胞，合并感染时可出现大量分叶核细胞、浆细胞及淋巴细胞等。抗酸染色常可见结核杆菌。

二、化脓性胸膜炎

胸膜腔受化脓性病原体感染产生脓性渗出液积聚,常称为脓胸。按病变范围分为弥漫性脓胸和局限性脓胸弥漫性脓胸时脓液占据整个胸膜腔局限脓胸是指脓液积存于肺与胸壁或横隔或纵隔之间或肺叶与肺叶之间也称包裹性脓胸脓胸多数是继发性的病原体来自胸腔内或胸腔附近脏器或致力组织间隙感染如细菌性肺炎支气管扩张感染肺脓肿破溃或肝脓肿膈下脓肿纵隔脓肿肾脓肿破溃穿入胸腔等手术腹腔后和胸外伤引起的胸腔感染也是脓胸的发病原因。

按病原体不同培养可分为非特异性脓胸和特异性脓胸。一般性细菌感染为非特异性脓胸结核菌或阿米巴原虫感染为特异性脓胸亦可直接称之为结核性脓胸或阿米巴脓胸包含厌氧菌在内的混合菌种感染引起的脓胸其脓液呈暗灰色较稠有恶臭称为腐败性脓胸。

临床特点:病程在 4 - 6 周以内为急性脓胸早期以大量渗液为主称为渗出期在此期排除渗液控制感染脓胸可获得诊断治愈肺可获良好复张若渗出液未能清除大量纤维蛋白沉积形成纤维素膜进入到纤维化脓期继而纤维素膜机化形成纤维板并钙化则进入脓胸机化期即为英国慢性脓胸。

组织病理学:化脓性胸膜炎送检组织主要为坏死组织和化脓性炎症性胸膜组织。

三、病毒性胸膜炎

病毒性胸膜炎是由于邻近肺组织病毒性炎症蔓延至胸膜所致,也可因病毒血症侵犯胸膜 ,或病毒感染引起变态反应所致 。无菌性渗出性胸水为其特征。病毒性胸膜炎为胸腔积液的一种,因病因诊断困难,故临床报道甚少,其实并非罕见。文献报道占各种原因所致胸腔积液的 7.5 %。部分误诊为结核性胸膜炎或“非特异性胸膜炎”,有的病毒性胸膜炎因积液量少或吸收快而未被发现,因此发病率可能更高。

引起病毒性胸膜炎的病毒包括:①肠道病毒柯萨奇病毒 A 组和 B 组、埃可病毒及肝炎病毒;②呼吸道病毒流感病毒、呼吸道合胞病毒、腺病毒、腮腺炎病毒及麻疹病毒;③疱疹病毒 单纯疱疹病毒、巨细胞病毒、EB 病毒及水痘 —带状疱疹病毒;其中柯萨奇病毒 B 组最常见。由于病毒种类较多,病毒分离培养在一般医院很难开展,病毒 PCR 检查及特异性抗体检查只能针对少数病毒检查,故为病毒性胸膜炎确诊带来困难。

病毒性胸膜炎临床上易误诊为结核性胸膜炎而给予抗结核治疗。由于病毒性胸膜炎有自限性,绝大多数 3 周内胸水完全吸收,所以随着胸水自行吸收,误认为是抗结核治疗的效果,接受全程抗结核治疗,造成药品浪费和对人体的损害。因此在临床诊疗中凡遇到发热、剧烈胸痛、呼吸困难、胸壁有触痛及叩击痛、胸水短期内包裹的患者,均应考虑病毒性胸膜炎的可能,以免误诊。

四、真菌性胸膜炎

多由放线菌、白色念珠菌累及胸膜所致。组织病理学需要结合形态学与病原菌特殊染色。

五、结缔组织病胸膜炎

常见于类风湿性关节炎及系统性红斑狼疮等疾病。临床常见胸痛、气急及原发疾病症状为主要表现。组织病理学也没有特异性改变,主要为胸膜纤维组织增生,胸膜纤维板增厚。

六、胆固醇性胸膜炎

病理学可见胸膜组织内含有大量的胆固醇结晶,可能与脂肪代谢障碍有关,临床症状轻微。

七、乳糜胸

为胸液中含淋巴乳糜,多因肿瘤、淋巴结结核、丝虫病肉芽肿压迫或损伤胸导管和乳糜池所致。胸闷、气急为主要表现。病理学无特异性改变。

八、血胸

是指明显的胸腔内出血。是由于自发性气胸、含血管的胸膜粘连撕裂、或出血性胰腺炎等病因所致。主要表现为胸痛、胸闷、甚至休克等症状。组织病理学可见胸膜表面积血,胸膜血管扩张,病程长者可见胸膜间质吞噬细胞内的紫褐素颗粒。

九、肿瘤性胸膜炎

由胸内或胸外癌肿,直接侵犯或转移至胸膜所致。主要表现为胸闷、进行性呼吸困难,并伴原发病灶的相应症状。

组织病理学:常见为胸膜表面多发性结节,大体切面多为灰白色,肿瘤伴有出血坏死时可呈红褐色,镜下形态或辅以特殊染色可进行诊断。

第三节　胸膜的增生性病变

各种原因对间皮引起的损伤,最先出现的是表面间皮细胞的脱落,随后伴有纤维素渗出、白细胞和巨噬细胞浸润,这些损伤因素包括化学性和机械性剥脱,炎症及肿瘤病变附近,以及暴露与石棉纤维等情况,一般损伤因素暴露几天之后,很快在纤维素层下出现多向分化潜能的间叶性梭形细胞的增值。

一、胸膜表面的上皮样间皮增生

胸膜表面间皮的增生有几种形式,最常见的是单个或簇状间皮细胞增生,但无轴心形成,可伴有炎症。这种病变经常是胸腹腔表面性损伤的结果,可看到腺样结构或胞质内空泡。即使是良性病变,这些表面细胞也可有明显的异型性。胸腔表面间皮的另外一种增生形式为乳头状增生,大多数表面的乳头状增生为良性病变,只有少部分为低度恶性,如胸腹腔表面的高分化乳头状间皮瘤,其特点为乳头轴心被覆单层扁平和立方间皮细胞,大部分以小结节形式出现,偶尔可见到病变较大且多发的病例。机化过程中增生的上皮样和梭形间皮细胞通常在胸腹膜游离面下方呈带状分布在胸腹腔和心包腔,炎症增厚浆膜的表浅部位常见单个和小腺体样增生的间皮细胞呈线状排列。

二、非典型间皮细胞增生

在重度炎性病灶中,只有看见典型的上皮样间皮瘤组织结构或明显肿瘤块时,才能作出间皮瘤的诊断。因为在完全良性的病变,如渗出物机化,也可以看到广泛的梭形细胞纤维组织增生,因此纤维性增生并不是恶性指征,然而在某些结节状病灶中,增生细胞似乎分布在自己的间质中,特别在促纤维增生性间皮瘤中,这种情况则是恶性指征。但单层非典型间皮细胞的栅栏状排列并不是诊断恶性间皮瘤的可靠指征,因为在良性反应性和恶性病变中都可见到相似形态。

三、胸膜纤维化(纤维瘢块)

胸膜表面的慢性损伤常导致纤维结缔组织过度增生及纤维化,形成致密的纤维结缔组织层,并常有灶状钙化。石棉肺和其他尘肺常在壁层胸膜形成纤维斑块。各种胸膜疾病治疗过程均可导致胸膜纤维化,流行病学研究表明石棉也可引起胸膜纤维化,且纤维斑块还是长期石棉暴露的放射学和病理学的重要标志。

胸膜纤维斑块易发生于肺的近脊柱和下垂部分,以及横膈胸膜,较少发生于肺尖,一般出现于石棉暴露 20～30 年后。镜下见纤维斑块由细胞稀少,高度玻璃样变性的纤维构成,呈网格状分布而被称作“编筐状”,可伴有灶状钙化。

应用角蛋白抗体的免疫组化研究发现,正常间皮细胞表达低分子量和高分子量角蛋白,而静止状态的间皮下细胞仅表达 Vimentin,但反应性增生的浆膜下成纤维细胞样细胞则同时表达低分子量角蛋白和 Vimentin。此外与肌成纤维细胞相同,这些细胞不表达 actin。在间皮修复过程中,这些成纤维细胞样细胞的细胞质逐渐增多,当它们抵达表面时则细胞变圆,发育出上皮表型的特点,即表达低分子量和高分子量蛋白,Vimentin 的表达丢失或减少。只有浆膜下间叶细胞具有这种蛋白表达特点,身体其他部位的增生的成纤维细胞从不表达细胞角蛋白,因此更支持修复表面间皮细胞来源于间皮下成纤维细胞,目前也称之为浆膜下多潜能间叶细胞。

浆膜下细胞增生,常可见特征性排列,即细胞长轴与浆膜面平行,总是分布于刺激因子的附近,且细胞学表现为良性。细胞角蛋白免疫组化染色也具有特征性,即阳性梭形细胞呈带状分布,与其下角蛋白阴性的间叶组织截然分界,细胞没有浸润倾向。这些增生的细胞于胸膜肿瘤的鉴别见第四节胸膜肿瘤。

第四节　胸膜肿瘤

一、胸膜肿瘤的组织学分类

目前最新的胸膜肿瘤组织学分类是 2004 年出版的 WHO 肺、胸膜及心脏肿瘤病理学及遗传学分类,见表 7－1。

表 7-1 WHO 肺和胸膜肿瘤组织学分类

1 间皮肿瘤	2 淋巴增生性疾病
1.1 弥漫性恶性间皮瘤 9050 /3	2.1 原发积液性淋巴瘤 9678 /3
1.1.1 上皮样间皮瘤 9052 /3	2.2 脓胸相关淋巴瘤
1.1.2 肉瘤样间皮瘤 9051 /3	3 间叶性肿瘤
1.1.3 促纤维生成性间皮瘤 9051 /3	3.1 上皮样血管内皮瘤 9133 /1
1.1.4 双向型间皮瘤 9053 /3	3.1.1 血管肉瘤 9120 /3
1.2 局限性恶性间皮瘤 9050 /3	3.2 滑膜肉瘤 9040 /3
1.3 间皮来源的其它肿瘤	3.2.1 单向分化 9041 /3
1.3.1 高分化性乳头状间皮瘤 9052 /1	3.2.2 双向分化 9043 /3
1.3.2 腺瘤样瘤 9054 /0	3.3 孤立性纤维肿瘤 8815 /0
	3.4 胸膜钙化瘤
	3.5 促纤维生成性圆细胞肿瘤 8806 /3

注:1.国际肿瘤疾病分类形态学编码(ICD2O)和医学系统化命名;2.生物学行为编码: /0 - 良性,/3 - 恶性,/1 交界性或生物学行为不明。

二、弥漫性恶性间皮瘤

发生自胸膜间皮细胞的一种恶性肿瘤,在胸膜表面呈弥漫性生长。是最常见的胸膜原发性肿瘤。此肿瘤常被简称为“恶性间皮瘤”或仅称“间皮瘤”,此时应注意区分胸膜局限性间皮瘤,该肿瘤具有不同的生物学行为。

(一)弥漫性恶性间皮瘤的临床特点

胸膜间皮瘤是少见肿瘤,但近年其发病率有逐年增加趋势。胸膜间皮瘤常发生于中老年,主要见于60岁以上患者,30岁以下少见,偶尔可见于儿童。间皮瘤最常见的症状为呼吸困难和胸痛,前者往往是由于大量胸腔积液造成。还可能和病的全身症状,尤其是体重减轻和身体不适。

(二)弥漫性恶性间皮瘤的病理学

大体检查和部位。

恶性胸膜间皮瘤沿胸膜表面生长,可发生于壁层、脏层及纵隔胸膜。根据胸膜受累范围可分为局限型和弥漫型,弥漫型间皮瘤最为常见,均为恶性,具有上皮和纤维组织,起源于胸膜表层细胞,可以发生于脏层及壁层胸膜的任何部位,包括肺叶间裂及心脏包膜,有时需与局限型间皮瘤鉴别。弥漫型恶性胸膜间皮瘤大体所见可根据肿瘤发现的时间早晚而不同。在病变的早期阶段,典型的变化为壁层胸膜面上多发性小结节状或斑块状的赘生物,有时病变位于脏层胸膜。随着病变的进展,小结节相互融合形成大斑块,导致脏层胸膜和壁层胸膜相互融合,包绕并压迫肺叶。典型病例中这种斑块在两肺下部或胸腔横膈面更为明显。肿瘤厚度可达数厘米,多呈灰白色,部分因局部坏死而发黄,质地可以从坚硬到胶冻状。肿瘤内大量胶原纤维增生时,变得异常坚硬;在低分化上皮型中由于肿瘤细胞丰富,纤维间质稀少,又因伴随的出血、坏死,肿瘤组织外观如胶冻状。肿瘤内液体集聚可形成小腔。肿瘤伴随矽肺中的胸膜纤维斑块时,大体形态可以变得非常复杂。肿瘤常沿着叶间隙扩散至胸膜下的肺组织或穿过横膈,以及进入胸壁。还经常发生纵隔受累,侵犯心包腔以及包绕其他中线结构,还可以扩展至对侧胸腔。间皮瘤很少发生转移,偶可转移至肺实质、肺门及纵隔淋巴结,亦可通过血行转移至肺、肝、脑及肾上腺。但这些并非间皮瘤的特异性表现,因为很多原发性或继发性胸膜恶性肿瘤能以相同方式进行扩散,并导致肺组织被包绕。

(三)组织病理学

由于间皮瘤细胞形态的多样性,光镜下恶性间皮瘤组织学分型尚不统一。世界卫生组织(WHO)2002年将弥漫性恶性间皮瘤(DMM)分为上皮型、肉瘤型和混合型,2004年最新出版的WHO分类又增加了促纤维组织增生型。Adams等将该瘤分为上皮样型、腺管乳头状型、肉瘤样型、黏液样型、硬纤维瘤样型及混合型。并提出在弥漫性胸膜肿瘤中,如发现肿瘤细胞产生胶原物质就可确定其为DMM。国内于国等根据瘤细胞排列方式、瘤细胞分化不同及一种瘤细胞成分至少占50%以上的原则,将该瘤分为11种类型:腺管样型、腺管乳头状型、未分化型、成纤维细胞型、印戒样细胞型、黏液样型、肌成纤维细胞型、淋巴组织细胞样型、血管母细胞型、小细胞型及混合细胞型。并认为以下几点有助于从光镜方面诊断此瘤:①结合该瘤发生的特殊部位；②寻找肿瘤双向分化，尤其当怀疑此瘤时应多取材制片观察；③瘤细胞移行过渡现象；④多种不同类型瘤细胞混合存在；⑤临床表现危重，但瘤细胞核分裂象较少见。

1.上皮样间皮瘤　上皮样间皮瘤显示有上皮样细胞形态。大部分上皮样间皮瘤非常温和，偶见较为间变的类型。上皮样间皮瘤的形态学构型比较复杂。有时以一种构型占优势，但在同一个肿瘤中常可见数种不同的构型。在多数肿瘤中，细胞胞浆呈嗜酸性，有相对温和的细胞核，细胞核呈圆形或卵圆形，核分裂相不常见。在分化较差型，细胞核染色质较粗，有明显核仁，核分裂相常见，并见多核巨细胞；然而这种肿瘤并不常见，且常常与癌难以区分。上皮样间皮瘤最常见的组织结构为管状乳头状、腺瘤样（微腺样）和片状。不太常见的形态结构包括小细胞、透明细胞和蜕膜样。管状乳头状型表现为管状、具有结缔组织轴心的乳头状、裂隙状和小梁状结构等不同成分的结合。覆于管状和乳头状结构的细胞呈扁平状至低立方状，形态相对温和。偶可见沙砾体。间质中有少许成纤维细胞样梭形细胞增生。腺瘤样型显示存在微囊结构，伴花边样、腺囊性或印戒状，但中性黏液不着色。片块和巢状细胞常与其他类型相关联。实性、单一的、相对不黏附的多角形细胞片块，类似大细胞癌或淋巴瘤，不常见。具有间变和（或）瘤巨细胞时此肿瘤被命名为多形性间皮瘤。

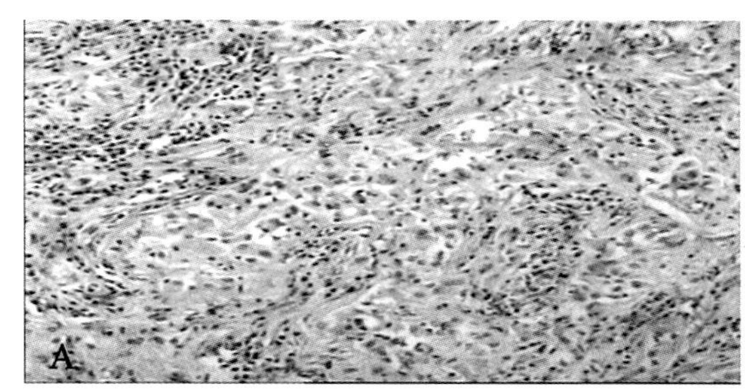

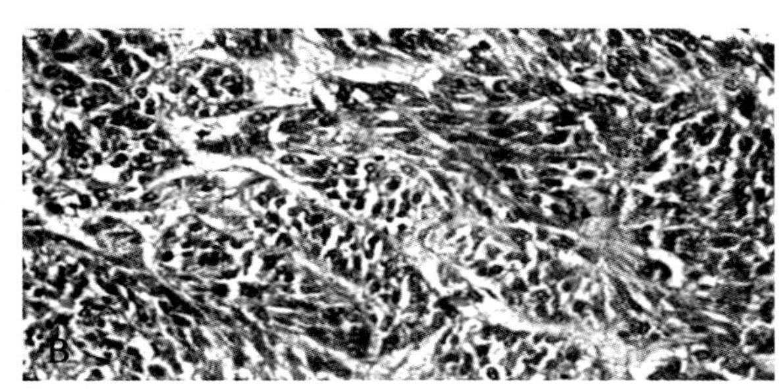

图 7－1　弥漫性恶性间皮瘤上皮样型

A：肿瘤主要由上皮样细胞构成　　B：上皮样细胞排列成片状形

2.肉瘤样间皮瘤　胸膜间皮瘤的肉瘤样型由梭形细胞构成，这些细胞排列成树状或杂乱分布。排列方式常类似纤维肉瘤，但显著间变以奇异的多核瘤细胞所构成的形态非常类似于恶性纤维组织细胞瘤。在少部分病例，可存在类似骨肉瘤、软骨肉瘤或其他肉瘤的区域。

免疫组化染色发现肉瘤样间皮瘤细胞对角蛋白呈典型的阳性，仅在个别病例缺乏表达。存在软骨肉瘤或骨肉瘤分化的区域细胞角蛋白表达阴性。肉瘤样间皮瘤可能对波形蛋白 vimentin、肌动蛋白 actin、结蛋白 desmin 或 S－100 免疫染色呈阳性。

有些病例可能还显示钙视网膜蛋白染色阳性。肉瘤样间皮瘤与肺的肉瘤样（多形性）癌继发性地侵及胸膜或转移性肉瘤样肾细胞癌的鉴别可能及其困难。免疫组化染色对其无可靠的鉴别。在这些病例，大体检查和临床特点可能于助于诊断。

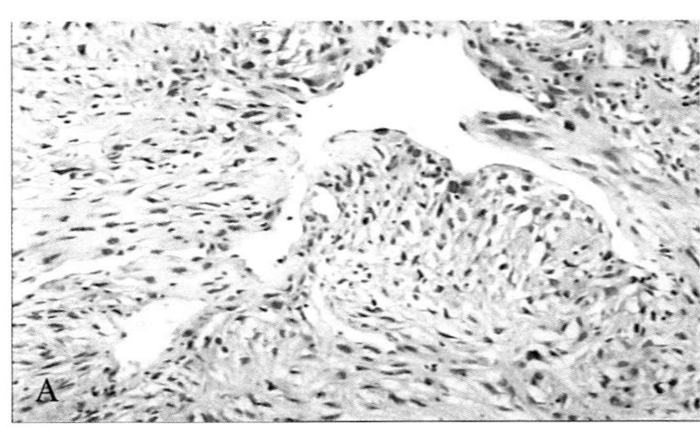

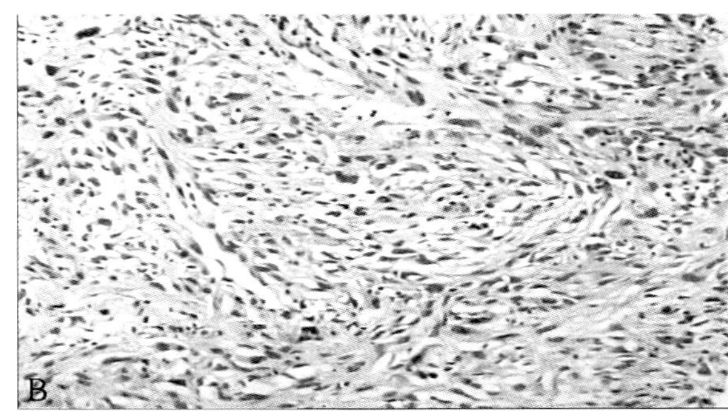

图 7-2

3.双向型间皮瘤　在大约 30%的病例,间皮瘤具有上皮样和肉瘤样两种结构,可以为上述各种构型的任何组合。要命名为双向型,每种成分至少应占该肿瘤的 10%。对肿瘤进行广泛取材将会增加双向型病例的比例。

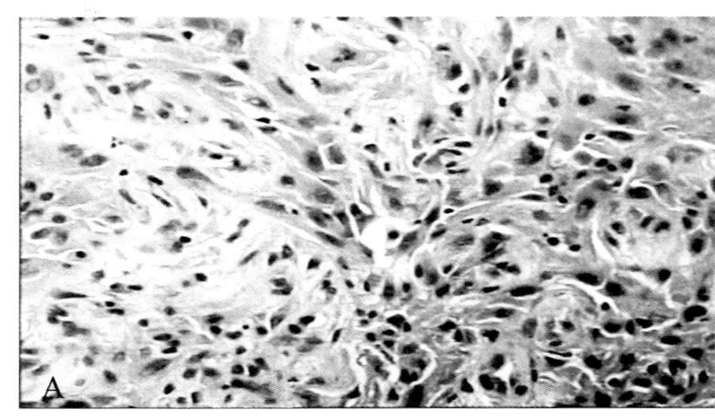

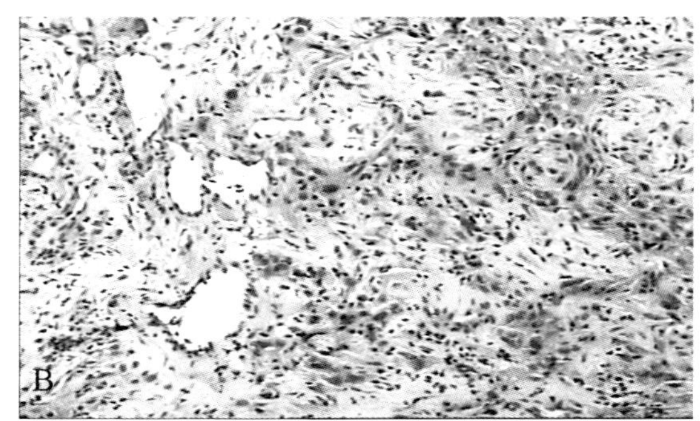

图 7-3　弥漫性恶性间皮瘤双向型

A:肿瘤由上皮样细胞和梭形细胞构成;　B:上皮样细胞和梭形细胞交叉排列 HE 染色 200×

4.促结缔组织增生性间皮瘤　2004 年的 WHO 肺及胸膜组织学分类首次把促结缔组织增生性间皮瘤从肉瘤型间皮瘤中分离出来,作为间皮瘤的一个单独亚型列出。促结缔组织增生性间皮瘤的特征是致密胶原组织被不典型细胞分隔,排列成席纹状或无"构型"形式,至少占肿瘤的 50%。此肿瘤很容易与良性机化性胸膜炎混淆,特别在小活检标本。如果与可靠的诊断标准相符就强烈提示为恶性,括肿瘤有明显的肉瘤样区域、较轻的胶原坏死灶、瘤组织侵及脂肪组织、骨骼肌或肺及远处转移。促结缔组织增生性间皮瘤转移到骨有可能导致误诊为良性纤维性肿瘤。

细胞角蛋白染色可能是最好的手段,它可以用来突显那些浸润至脂肪组织、骨骼肌或肺的角蛋白阳性的梭形细胞。如果仅在增厚的胸膜存在角蛋白阳性细胞,这对于诊断并没有特殊帮助,因为反应性病变中常存在角蛋白阳性的梭形细胞。

(四)弥漫性恶性间皮瘤的免疫组化

免疫组织化学检查是恶性胸膜间皮瘤诊断中最常用的方法。联合应用 2 种或更多种间皮瘤阳性标记物,以及应用 2 种或更多种阴性标记物是必要的,但目前间皮瘤的诊断尚无一种抗体对其诊断有绝对的敏感性和特异性。在阳性标记物中,thrombomodulin、CK5/6、WT1、calretinin、odoplanin 和 D40 似乎有较高的特异性和敏感性,而 CEA、TTF1、MOC31 和 CD15 被证实为最可靠的阴性标记。特别是 CEA 以往常用于鉴别恶性胸膜间皮瘤和腺癌,在腺癌中的表达率在 80% 以上,而在恶性胸膜间皮瘤中的表达率为 20%以下。calretinin 染色在间皮起源的细胞和腺癌细胞明显不同,上皮样间皮瘤 calretinin 阳性率为 42%~100%,特异性超过 90%。另外在滑膜肉瘤及结肠癌也可有 calretinin 表达，且 calretinin 在部分肺癌，包括小细胞癌、大细胞癌及巨细胞癌也有不同程度的表达，因此 calretinin 只适用肺腺癌与恶性间皮瘤的鉴别，而在其他类型肺癌与恶性间皮瘤的鉴别中没有意义。Comin 等研究发现一种肌源性抗体 caldesmin 在 97%（68/70）的上皮样间皮瘤中表达，而所有的肺腺癌均表达阴性。与其它阳性间皮瘤标记比较，caldesmin 在鉴别上皮样间皮瘤和肺腺癌的特异性为 100%高于 calretinin 95%；敏感性为 97%，低于 calretinin100%，与 CK5/6 相同，但高于 thrombomodulin75%。这些结果表明 caldesmin 也是一种新的敏感的间皮瘤阳性标记，其敏感性尤其是特异性相当或超过目前诊断上皮样间皮瘤所能应用的阳性标记。CK－p 在排除罕见的大细胞淋巴瘤、恶性黑色素瘤和上皮样血管平滑肌瘤时最为可靠。但使用免疫组化标记物区分良恶性间皮病变仍存在争议。

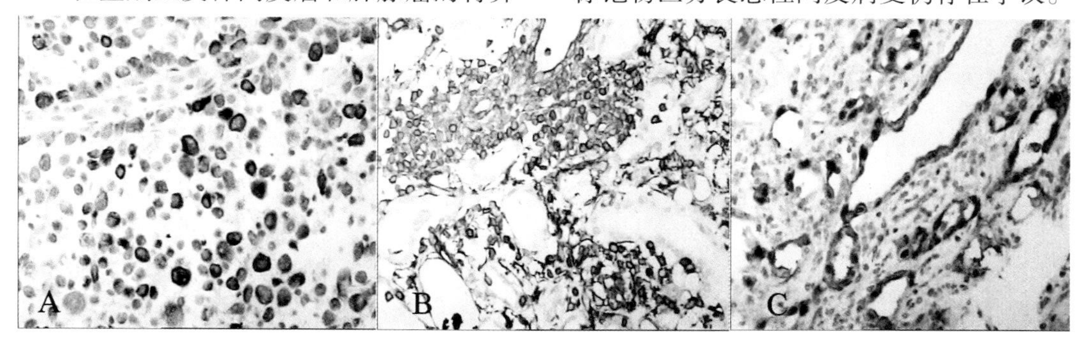

图 7－4　恶性间皮瘤免疫组化

A:上皮样细胞 CK 胞膜阳性；　B:上皮样细胞和梭形细胞 Vimentin 胞膜阳性；　C:瘤细胞 Calretinin 胞核阳性

（五）弥漫性恶性间皮瘤的组织化学检查

DMM 分泌透明质酸，可被奥辛蓝或胶质铁染色。预先用透明质酸酶处理后呈阴性反应。而少部分腺癌亦可呈阳性反应，但用透明质酸酶处理后仍阳性。肺腺癌分泌中性粘蛋白，PAS－D 染色阳性。而 DMM 因含大量糖原，PAS 染色可阳性，但预先用淀粉酶处理后阴性。故组织化学染色在 DMM 与肺腺癌鉴别诊断中有一定帮助。但透明质酸为水溶性，在标本固定、染色过程中易丢失。而 50%以上肺腺癌不产生中性粘蛋白。故组织化学染色假阴性率高，将逐渐被免疫组化取代。

（六）弥漫性恶性间皮瘤的电镜检查

DMM 的超微结构特征：瘤细胞表面及瘤细胞内腔面有细长的蓬发样微绒毛，胞浆内丰富的张力微丝及糖原颗粒，有双层或断续的基底膜，瘤细胞间有较多的桥粒，微绒毛、中间丝和细胞质内新腔总称为间皮瘤三联征。而腺癌微绒毛粗而短，胞浆内有分泌颗粒，细胞外腺腔形成腺癌特征。于国等研究发现 DMM 平均微绒毛长宽比值均 > 11，而胸膜转移性肺腺癌平均绒毛长宽比值均 < 5，因而他们提出平均微绒毛长宽比值可作为 DMM 与腺癌鉴别的一指标。胸膜 DMM 和胸膜转移性腺癌之间桥粒平均长度差异不明显，但胸膜 DMM 均有不同数量桥粒长度超过 1.5μm，而胸膜转移性肺腺癌均无 1 例桥粒长度大于 1.5μm。因此，应用超微结构测量最大桥粒长度对胸膜 DMM 诊断及与胸膜转移性腺癌的鉴别诊断亦有一定价值。

（七）弥漫性恶性间皮瘤的鉴别诊断：

1. 上皮样间皮瘤与上皮样间皮细胞增生的鉴别

多种因素损伤胸膜引起胸膜间皮细胞增生，特别是伴有炎症反应和间质纤维组织增生时，与恶性上皮样间皮瘤难以鉴别，丁华野等编译的由美国和加拿大间皮瘤研究小组诊断的 217 例间皮瘤分析文章中，对良恶性间皮增生进行了详细分析。

表 7－2　良性间皮增生与恶性上皮样间皮瘤的鉴别

	增生	恶性上皮样间皮瘤
间质浸润	缺乏	可有埋陷　常有
细胞密集区	表面	任何区
区带性分布	常有	缺乏
渗出物	细胞	纤维
细胞异型性	限于机化渗出区	任何区，亦可不明显
核分裂	可见	偶见，可有病理性
坏死	缺乏	常有

（1）组织浸润：在活检小组织，肿瘤细胞数量少或

看起来比较温和，此时判定是否存在浸润常很困难。因为机化过程中增生的上皮样和梭形间皮细胞通常在胸腹膜游离面下方呈带状分布，所以脂肪、胸腹壁或肺实质内出现上皮样间皮细胞几乎都是恶性间皮瘤。此外，组织深部间皮细胞的乳头状增生通常也是恶性的指征。

(2)浸润和埋陷：在纤维性胸膜炎中，反应性间皮细胞(单个细胞或小腺体样)经常出现埋陷(entrapment)，当埋陷局限于活动性纤维蛋白沉淀区伴炎性细胞反应并无深层浸润时，病变通常是良性的。如纤维性组织内有间皮细胞有/无炎症反应，则病变可能为恶性。另外无分支的腺体在良性中多见，如有分支状腺体和/或乳头状增生则应考虑恶性。但要注意只有明确的间质浸润才能做出肯定恶性的诊断。在活检小标本的平切面上判断是否有浸润极为困难，此时不要把周围有较多间质的间皮细胞巢误诊为恶性，因为只有脂肪和肌肉的浸润才是诊断恶性间皮瘤更有价值的指标。如果整个活检小标本都被肿瘤细胞所占据，则病变肯定为恶性。在胸腹腔和心包腔，炎症增厚浆膜的表浅部位常见单个和小腺体样增生的间皮细胞呈线状排列。另外在炎症性网膜和肠系膜中，脂肪小叶间埋陷的非典型间皮细胞也可呈线状排列，这种线状排列是埋陷的一个特点。子宫附件炎症经常出现埋陷现象，因炎症而粘连的输卵管、卵巢、阔韧带和子宫的表面均可看到单个细胞和腺体的线状排列。这些腺体巢可被挤压扭曲酷似癌性小腺体，但癌和间皮瘤通常不形成线状排列。另外当间皮腺体周围出现较多纤维素时常提示为埋陷。在重度炎性病灶中，只有查见上皮样间皮瘤的典型图像或明显肿瘤块时，才能作出间皮瘤的诊断。因为在完全良性的病变，如渗出物机化以及间皮瘤中，都可以看到广泛的纤维组织增生，因此纤维性增生并不是恶性指征，然而在某些结节状病灶中增生细胞似乎分布在自己的间质中，特别在促结缔组织增生性间皮瘤中，这种情况则是恶性指征。

(3)胸膜表面的上皮样间皮增生：胸、腹膜表面间皮的增生有几种形式，最常见的是单个或簇状间皮细胞增生，形成腺样结构或胞质内空泡，细胞常有异型性。胸腔表面另外一种增生形式为乳头状增生，大多数表面的乳头状增生为良性病变，只有少部分为低度恶性，如胸腹腔表面的高分化乳头状间皮瘤。单层非典型间皮细胞的栅栏状排列并不是诊断恶性间皮瘤的可靠指征，在良性反应性和恶性病变中都可见到这种形态。

(4)细胞学特点：仅从细胞形态学上不能区分上皮样间皮增生的良恶性。间皮增生的典型表现是形成被覆扁平和立方细胞的分支腺体，柱状上皮和腺体套腺体的图像通常缺乏。恶性间皮瘤的细胞通常较大且核仁明显，但若不同时与正常间皮细胞比较，很难作出正确的判断。细胞的非典型性并不是诊断上皮样间皮增生有潜在恶性的可靠标准。

(5)坏死：在上皮样间皮增生中出现坏死通常有助于恶性的诊断，但我们在良性间皮增生中也偶然发现坏死，比如在使用滑石后。感染性间皮细胞增生特别是结核也常能引起良性间皮细胞的坏死。

2.梭形间皮细胞增生与肉瘤样间皮瘤的鉴别

大部分肉瘤样间皮瘤很像恶性纤维组织细胞瘤或纤维肉瘤，异源性组织成分(软骨、骨样组织)很少见，细胞核异型性明显或不明显。诊断的关键在于有密集的梭形细胞存在。

3.促纤维增生性间皮瘤与纤维性胸膜炎的鉴别

纤维性胸膜炎和促纤维增生性间皮瘤基本上都是少细胞性病变，大片增厚的胸膜由致密的纤维组织组成。如果少细胞的纤维性病变显示席纹状排列或无特殊排列图像，且具有下列4项的一项或以上可明确诊断促纤维增生性间皮瘤。

(1)浸润梭形细胞对脂肪、胸壁骨骼肌或肺实质的浸润是诊断恶性间皮瘤的可靠指征。促纤维增生性间皮瘤浸润脂肪和胸壁骨骼肌时有一个特点，即脂肪细胞和肌纤维之间有细胞角蛋白阳性的梭形细胞，而纤维性胸膜炎中少见。梭形细胞浸润肺实质时可直接或沿肺间隔侵入邻近肺泡。后者病变浅表，与机化性肺炎相似，肺泡内息肉状胶原纤维中有非典型性梭形细胞。约2/3恶性间皮瘤患者可查见浸润，其中12%的病例浸润是其唯一组织学指征。

(2)温和坏死：促纤维增生性间皮瘤具有一种特殊类型的坏死，我们称之为“温和坏死”，可能是肿瘤浸润血管的结果。在胸膜少细胞纤维性病变中，温和坏死的发现也是恶性肿瘤的一个可靠指征。温和坏死的特点是界限清楚的淡染区中有核碎裂和核消失。注意不要将温和坏死与表面渗出的纤维蛋白相混淆。在我们的研究中约1/3促纤维增生性间皮瘤活检标本中可观察到温和坏死，而纤维性胸膜炎则没有。

(3)肉瘤样病灶：肉瘤样病灶区细胞丰富，梭形细胞核的异型性明显。在细胞少且增厚的纤维性胸膜炎中，发现这样的区域是诊断促纤维增生性间皮瘤的可靠指征。细胞核的多形性和浓染等特点，有助于促纤维增生性间皮瘤的诊断，但在机化性纤维性胸膜炎，埋陷的梭形细胞可有明显非典型性，特别是在渗出液下面的纤维性渗出物中。诊断时要注意典型的纤维性胸膜炎有前面提到过的带状分布的特点，越靠近渗出液细胞越丰富，越远离渗出液细胞越稀少。相反促纤维增生性间皮瘤肉瘤样病灶在增厚的胸膜中无规律随意分布，其分布特点类似上皮样间皮瘤。如果见有少细胞性纤维组织突然移行转变为富于梭形细胞区，有时可形成不明确的结节状，极有可能是促纤维增生性间皮瘤。另外促纤维增生性间皮瘤或纤维性胸膜炎的核分裂通常都不多。

(4)远处转移：远处转移是恶性肿瘤的明确指征。已报道发生转移的促纤维增生性间皮瘤最初都表现为骨转移。骨活检标本中如出现致密的胶原和散在分布核深染的梭形细胞，则应考虑促纤维增生性间皮瘤骨转移，其形态学特点是转移灶中央有透明变性，其周围富于细胞。

表 7-3 促纤维增生性间皮瘤与纤维性胸膜炎的鉴别

	促纤维增生性间皮瘤	纤维性胸腔炎
区带性分布	缺乏	常有
细胞异型性	有/无	无/有
毛细血管	不明显	丰富、垂直表面
温和性坏死	常有	缺乏
肉瘤样病灶	有	无
结节状病灶	有	无
席纹状结构	常有	缺乏

此外，典型的纤维性胸膜炎的纤维化一般都比较规则，厚度均一，有时有钙化，如肿物界限不清或呈结节样增生时都应考虑到恶性肿瘤的可能。虽然结节样区域也可在壁层胸膜斑块中看到，但其有呈编织状排列的无细胞透明变性的胶原束，易与促纤维增生性间皮瘤鉴别。无数细长的毛细血管垂直于胸膜表面生长，是纤维素性渗出物被机化形成的肉芽组织的一部分，在促纤维增生性间皮瘤中则无此现象。促纤维增生性间皮瘤的特点之一是具有诊断意义的病灶分布很散，因此应尽多取材。如在小活检标本中看到有诊断意义的病灶，X 线显示有胸膜不规则增厚，结节样团块，胸壁软组织有浸润或肋骨和脊椎骨遭到破坏，提示恶性间皮瘤的存在。

良恶性间皮细胞的免疫组织化学鉴别诊断 没有一项免疫组织化学染色能单独鉴别良恶性间皮增生，CK、EMA 和 p53 都可以阳性。即使这样，CK 染色仍然可以帮助医师较为容易地判定增生间皮细胞的分布，从而断定是否有浸润。此外，EMA 和 p53 在良恶性间皮细胞鉴别诊断中具有一定价值。Wolanski 等利用胸腺膜活检标本研究，发现 EMA 在恶性间皮瘤中阳性率达 73%，而良性间皮增生时均为阴性。

4.恶性上皮型间皮瘤与腺癌的鉴别 当病人以胸腔积液为主要症状，可结合特殊部位及症状，寻找肿瘤双向分化的特点。胸膜肺癌转移时患者全身症状常比恶性间皮瘤更重。Brown 等研究发现区分上皮型间皮瘤和腺癌最好的两种标记物为 CEA 和 b72.3。同时阳性对腺癌的特异性为 100%，敏感性为 88%；同时阴性对间皮瘤的特异性为 99%，敏感性为 97%。CEA、b72.3 和 leu-M1 联合应用可使 74%的病例得到明确诊断。Ordonez 研究认为 CEA、leu-M1、b72.3 为最佳标记物，和 ber-EP4 一起应用可使 90%以上的间皮瘤和腺癌得到明确诊断。间皮相关抗原 hBME-1，thrombomodulin 和 calretinin 的敏感性和特异性较上述抗体低。但和上述抗体联合应用有助于间皮瘤的诊断。

5.肉瘤样间皮瘤与肉瘤、局限性纤维瘤和反应性浆膜纤维化鉴别 肉瘤样间皮瘤表达低分子量角蛋白，肉瘤、局限性纤维瘤和反应性浆膜纤维化不表达任何形式角蛋白。用广谱角蛋白标记物 AE1/AE3 和低分子量角蛋白 CAM5.2 可以将肉瘤样间皮瘤与局限性纤维瘤、硬纤维瘤样间皮瘤及反应性浆膜纤维化区分开来。Montag 等研究发现 30 例肉瘤样型和混合型间皮瘤的肉瘤样区均对 AE1/AE3 有反应，而 10 种组织类型的 39 种梭形细胞肿瘤和肿瘤样病变均阴性，仅少数梭形细胞肿瘤如滑膜肉瘤、上皮样肉瘤、肉瘤样癌、癌肉瘤偶尔阳性。间皮相关抗原(hBME-1、thrombomodulin、calretinin)在肉瘤样间皮瘤中阴性，在肉瘤样间皮瘤的鉴别诊断中无价值。

表 7－4 胸膜病变免疫组织化学(WHO/IASLC)

诊　断	CK	CEA	B72.3	Leu－M	BER－EP4	EMA	HMFG－2	Vim
间皮增生	+	－	－	－	－	－/+	－/+	－
上皮性间皮瘤	+	－/+	－/+	－/+	－/+	+	+	－/+
转移癌(腺癌)	+	+	+	+	+	+	－/+	－
纤维性胸膜炎	+	－	－	－	－	－/+	+	+
肉瘤样间皮瘤	+	－	－	－	－	－/+	+	+/－
原发/转移肉瘤	+/－	－	－	－	－	－	－	+

※ 注：－：阴性；－/+：多为阴性；+/－：偶为阳性；+：多为阳性；++：强阳性

(八)弥漫性恶性间皮瘤的分期

关于弥漫性恶性胸膜间皮瘤的分期，尽管近 30 年来不断有新的肿瘤分期方法被推荐出来，但仍没有一种被广泛接受的方法。到目前为止至少有 6 种分期法，有的是基于 TNM 的分期法，有的只是简单地将肿瘤分为Ⅰ～Ⅳ期。主要有以下 4 种：①在 1976 年 Butchart 等推出的第一个恶性胸膜间皮瘤的分期方法称为 Butchart 分期法。此方法的应用最广泛，直到现在仍有人使用。它是一种临床肿瘤分期方法，有人认为它不能够准确定义局部肿瘤的扩张程度和淋巴结转移情况，甚至有研究认为此分期法不能反映不同肿瘤分期与预后的关系；②1993 年在波士顿的 Sugarbaker 等提出一个强调淋巴结转移情况对预后影响的肿瘤分期方法，称 Brigham 分期法，即 BSS 分期法，1999 年被重新修订。此分期法患者的预后与肿瘤分期密切相关，但此肿瘤分期法只适合于行胸膜外全肺切除术的患者；③1990 年 UICC 和美国癌症联合会联合推出了一个间皮瘤分期方法，它于 1997 年被修订；④在 1995 年国际胸膜间皮瘤小组(The International Mesotheliom Interest Group，IMIG)，推出了一个最新最详细的 TNM 分期法简称 IMIG 分期法。其 TNM 的描述基于术中及病理结果。遗憾的是，即使这种最新最详细的 TNM 分期法，也不能被很好地接受。文献报道最多的用胸膜外全肺切除术治疗弥漫性恶性胸膜间皮瘤的 Sugarbaker 等认为，IMIG 分期法将太多的外科患者分在Ⅲ期，因此它不能很好地将不同肿瘤特征的患者的预后分开来。

以上分期法中，多为术后分期。但对于大部分不宜手术的患者，或需确定其手术可能性的影像学的作用就显得特别重要。但对于恶性胸膜间皮瘤，影像学在肿瘤分期中的作用还不满意。CT 被认为最有效也被广泛应用，但准确率不够；核磁共振 MRI 和 PET 作为新技术正被研究应用，但结果不一致。影像学所能提供的淋巴结转移情况的证据准确率更低。Tammilehto 等报导 UICC 分期法可用于术前分期，根据术前 CT 检查结果对 88 个病例均经病理证实为恶性胸膜间皮瘤进行分期后发现，在多因素生存分析中，原发瘤侵袭程度和肿瘤分期影响患者的预后。由上分析可见，UICC 分期法不仅可用于术后分期，也可用于术前分期，而且能较好地预测疾病的预后，指导临床医师对治疗方案的选择。所以综合本研究结果认为，国际抗癌联盟和美国癌症联合会联合推出的 UICC 肿瘤分期法可应用于临床。

(九)弥漫性恶性间皮瘤的分级

恶性间皮瘤通常不分级。上皮样间皮瘤常呈单一性，且形态上非常温和。大多数上皮样间皮瘤缺乏核分列相。肉瘤样型的形态可温和或有清楚的间变。然而，除了上皮样型和肉瘤样型之间的区别外，这些组织病理学特点与其预后并不相关。

(十)推测起源细胞

恶性间皮瘤的确切细胞起源上不清楚。尽管普遍认为这些肿瘤起源于胸膜表面的间皮细胞，但有些实验资料提示，它们可能起源于向各种方向分化的胸膜间皮下细胞。

三、细胞型恶性间皮瘤

1992 年 Mayall 等人首次报道 13 例以小圆形细胞占肿瘤主要成分，并混有少数腺管状及混合型瘤细胞的恶性间皮瘤，称之为小细胞型恶性间皮瘤。当时他们复习 160 例间皮瘤中，根据瘤细胞分化程度及按构成肿瘤占优势的一种瘤细胞至少占 50% 以上的原则，经光镜及免疫组化证明，有 13 例肿瘤的小细胞瘤细胞占 90% 以上，其中有 9 例混有少数腺管状结构，4 例伴有少量混合型瘤细胞，故命名小细胞型恶性间皮瘤，是一种恶性程度高的肿瘤。国内 2004 年于国等复习 156 例恶性间皮瘤中，经光镜、电镜、组织化学及免疫组化证实有 10 例为小细胞型恶性间皮瘤，并总结了此瘤的诊断要点：①要充分认识恶性间皮瘤具有多种不同的亚型，在诊断此瘤时还要结合该瘤所发生的特有部位；②虽然小细胞型恶性间皮瘤以小圆形瘤细胞为主要成分，但应多制片寻找腺管样结构，更有助于诊断；③瘤细胞胞核染色质均匀一致、细而淡染，核分裂象少见，是光镜下此瘤突出的特点之一；Mayall等人强调每10个高倍视野核分裂象为2～4个；④光镜下诊断此瘤有困难时，行组化、免疫组化及电镜方法是能作出小细胞型恶性间皮瘤确切诊断的。

1.组织病理学　光镜观察，肿瘤以小细胞型瘤细胞占主要成分，多呈弥漫性分布。瘤细胞呈小圆形或卵圆形，瘤细胞胞浆少，胞核呈圆形，核染色质细而均匀淡染，核分裂象少见，每10个高倍视野可见2～4个核分裂象。肿瘤间质中可见少数薄壁血管。偶见少数腺管状结构和假菊形团样结构，可见局灶性印戒样瘤细胞及少数混合型瘤细胞，有时肿瘤内可发生片状或局灶性坏死。

2.免疫组化　肿瘤细胞具有双相分化的蛋白表达特点，细胞角蛋白、S－100蛋白及波形蛋白均呈阳性，但对细胞角蛋白及上皮膜抗原绝大多数呈弱阳性反应，而对波形蛋白多数呈中度以上阳性。

3.组织化学染色结果　小细胞型恶性间皮瘤对CI染色均呈阳性反应，但小圆形瘤细胞仅呈弱阳性改变，HCI染色则均呈阴性。表明CI染色阳性物质为透明质酸。

四、淋巴组织细胞样间皮瘤

淋巴组织细胞样间皮瘤（lymphohistiocytoid mesothelioma，LHM）是一种极少见的恶性肉瘤样间皮瘤，在临床工作中常常与其他类型恶性肿瘤相混淆。1988年Henderson等首次报道3例LHM，常规活检病理均误诊为恶性淋巴瘤，后经电镜观察发现瘤细胞表面有细长微绒毛及瘤细胞胞质内有大量张力微丝和桥粒，而免疫组化CK、vimentin、EMA、α抗胰蛋白酶阳性，CEA及LCA均阴性，从而明确为间皮细胞起源，由于瘤细胞内见大量淋巴细胞及非典型的组织细胞，故命名为淋巴组织样间皮瘤。

1.临床特点　到目前为止，国外文献仅有10例报道，均发生于胸膜。Khalidi等于2000年报道发病率分别占总恶性间皮瘤发病率的0.5%及肉瘤样间皮瘤发病率的3%。10例患者中男性8例，女性2例，年龄31～74岁，平均年龄为57.8岁；3例有石棉接触史，其余7例连同本文2例均无石棉接触史。

2.诊断　目前LHM的诊断标准报道不一，2007年于国等归纳以下几点诊断标准：①特发部位：国外文献10例及国内2例均发生于胸膜。②组织学：肿瘤呈弥漫性分布，瘤细胞呈圆形、卵圆形、梭形和短梭形。瘤细胞大小略不等，有些瘤细胞胞质丰富，偶见杜顿瘤细胞；有些瘤细胞胞质少，胞核深染，有少数核分裂象。出现大量弥漫性增生的非典型纤维组织细胞，有些组织样细胞具有大量非典型的泡状核、核仁明显，与弥漫性大细胞淋巴瘤中的核仁相似，偶尔也会出现非典型的双核细胞，与RS细胞形态相似。瘤细胞间见大量淋巴细胞、浆细胞及少量嗜酸性粒细胞浸润。③电镜：瘤细胞表面有少量较细长的蓬发样微绒毛，胞质内有丰富的张力微丝、大量的粗面内质网和胶原纤维，偶见胞质突，易见桥粒。④免疫组化：vimentin、CK、calretinin、抗间皮抗原、CD68、EAM和α抗胰蛋白酶均阳性。⑤组织化学：染色均呈阳性反应，而HCI则呈阴性改变。

3.鉴别诊断　镜下LHM肿瘤组织形态相似于恶性淋巴瘤及恶性纤维组织细胞瘤，而且肿瘤易累及纵隔，故需与下列肿瘤相鉴别：①恶性淋巴瘤：文献报道10例有5例在光镜下误诊为恶性淋巴瘤。虽然LHM中可出现泡状核样细胞及淋巴细胞，但免疫组化检测及电镜观察能明确为间皮细胞组织肿瘤，两者能区别。②恶性纤维组织细胞瘤：虽然LHM瘤组织中存在大量非典型纤维组织细胞，甚至少数病例可出现杜顿瘤细胞，并见淋巴细胞、浆细胞及中性粒细胞，与恶性纤维组织细胞瘤有相似之处。但电镜下后者缺乏微绒毛及胞质内张力微丝，免疫组化示CK和calretinin呈阳性表达。③恶性胸腺瘤：胸腺瘤中的淋巴细胞为不成熟的T细胞，免疫组化示TdT、CD1a均阳性表达，LHM阴性。

4.治疗与预后　Davis对1988—2004年间10例淋巴组织细胞样间皮瘤进行回顾性研究分析。其中6例在术后2～20个月内死亡，1例术后6年仍存活，其余3例失访。文献报道的10例中，肿瘤均浸润胸膜并有70%累及纵隔，其中2例发生远处转移，分别在确诊后7个月和20个月死亡。本文2例发生在胸膜并累及纵隔，1例同时累及肋骨，分别于术后20个月及18个月死亡。Leigh等认为，淋巴组织细胞样间皮瘤的存活率可能与肿瘤组织中大量淋巴细胞成分有关。但也有人指出，LHM中淋巴组织浸润对预后的影响还难确定，其预后还有待进一步观察。

五、高分化局限性乳头状间皮瘤

高分化乳头状间皮瘤（well differentiated，papillary mesothelioma，WDPM）是一类少见的胸膜肿瘤，女性好发。临床经过一般缓慢，预后较好，但一旦浸润即表现为进行性临床过程。大体为孤立或多发局限性肿块，脏层和壁层胸膜都可累及，大体呈天鹅绒样外观。镜检以高出胸膜表面的乳头为特点，乳头主要由粗大的黏液样纤维血管中心索构成，表面覆以单层扁平或立方的间皮。间皮细胞可有基底空泡，核仁不明显，无核分裂象。严格来讲 WDPM 不应出现浸润，但一些典型病例也可有微浸润，弥漫性恶性间皮瘤局部也可出现 WDPM 的图像，因此活检诊断 WDPM 要极为慎重，以免遗漏弥漫性恶性间皮瘤的诊断。

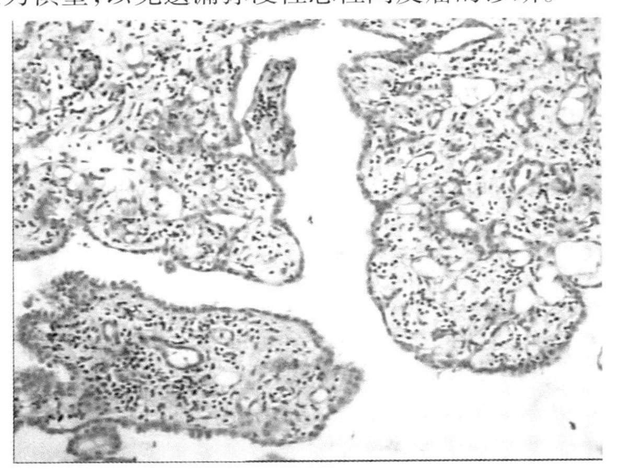

图 7-5 高分化乳头状间皮瘤相

六、局限性恶性间皮瘤

1.定义 局限性恶性间皮瘤是以胸膜为根基的一种罕见肿瘤，大体形态为明显的局限性结节状病变，但在大体和显微镜下均没有弥漫型扩散或向周围浸润的证据，但具有弥漫型恶性间皮瘤在镜下形态、组织化学、免疫组织化学和超微结构的特征。

2.临床特点 文献报道大多病例在胸部 X 线检查或 CT 扫描时偶然发现的。患者有时会出现胸腔积液。

3.病理学检查 大体检查见局限性恶性间皮瘤是界限清楚的结节状肿瘤，直径可达 10cm。肿瘤可能附在脏层胸膜或壁层胸膜上，有蒂或无蒂，可延伸至邻近的肺组织。镜下这些肿瘤在组织学上与弥漫型恶性间皮瘤相同，可为上皮样、肉瘤样或双向型(混合性)。免疫组织化学染色与弥漫性恶性间皮瘤一致。

局限性恶性间皮瘤可经手术治愈，复发肿瘤可转移，但通常不沿胸膜表面播散。

七、胸膜的淋巴瘤

(一)原发积液性淋巴瘤

原发积液性淋巴瘤是一类少见的大 B 细胞淋巴瘤的变异型，临床以严重的胸腹腔积液、但无明确的肿块形成特点。普遍与人类单孢病毒 8 及 Kaposi 肉瘤疱疹病毒 KSHV 有关，且常有免疫缺陷的背景如 AIDS 病。胸膜活检示肿瘤黏附于胸膜表面，偶有胸膜浸润。瘤细胞有多形性，包括从圆形或卵圆形核之大细胞到不规则核、细胞质丰富之极大细胞，以及多核细胞。免疫表型：LCA +，CD20 -，CD79 -，CD30 +，CD38 +，CD138 +，CD3 胞质 +，HHV8/KSHV +。与脓胸相关淋巴瘤鉴别的要点在于后者有胸膜肿块，B 细胞表型 +，EB 病毒 +，HHV8/KSHV -。

(二)脓胸相关淋巴瘤(pyothorax - associated lymphoma，PAL)

新版 WHO 淋巴造血组织肿瘤未提及该肿瘤，是一类罕见弥漫性大 B 细胞淋巴瘤，发生于肺结核或结核性胸膜炎所致的长期脓胸患者，和 EB 病毒关系极为密切。镜下示大细胞弥漫性破坏性增生，可有坏死、血管中心性或血管浸润等特点。PAL 瘤细胞以核分裂象多、细胞增殖率高和显著凋亡为特点。瘤细胞主要由免疫母细胞组成，核圆，有单个或多个核仁；也可呈浆细胞分化、中心母细胞或间变等特点。免疫表型为 T/B 双向表型，CD20、CD79、CD30 及至少一个 T 细胞标记阳性，CD2、CD4、CD3、CD7 及 EB 病毒标记 EBNA - 2 阳性，LMP 阳性细胞数较少。也有部分 PAL 的 B 细胞标记阴性，T 细胞标记阳性，但基因重排证实仍为 B 细胞克隆而非 T 细胞受体克隆重排，提示该 PAL 免疫表型为畸变 T 细胞表型(aberrant T cell phenotype)。

八、胸膜间叶性肿瘤

(一)上皮样血管内皮瘤/血管肉瘤

1.定义 胸膜的上皮样血管内皮瘤(epithelioid hemangioendothelioma，PEH)是一种低级别至中级别血管内皮细胞源性肿瘤，由短梭形和巢状上皮样内皮细胞构成，间质为黏液透明性基质。肿瘤因其上皮样特征、有境界清楚的细胞质内空泡、在小泡内和血管内生长，以及中央透明坏死而与其他肿瘤不同。高级别上皮样血管肿瘤称为血管肉瘤。

2.临床特点 该瘤罕见，各年龄组均可发生，无明显性别差异，多见于胸膜、肺、前纵隔、肝、骨，亦可见于四肢皮下软组织及淋巴结等处。在胸膜者常构成胸腔瘤性韧而坚实的纤维板状实性肿块，幼稚原始血管内皮瘤细胞巢状或不规则排列，浸润性生长，间质纤维组织增生伴胶原化钙化，构成胸膜肥厚，纤维板性黏连，胸腔消失。肿瘤破坏壁层、脏层胸膜，累及肺形成结节。文献报道也有多中心性发病者。

3.病理学检查 大体检查病变可弥漫性累及胸

膜,类似弥漫性恶性间皮瘤的形态。肿块常为不规则形,无包膜,边界不清,呈纤维板样,可与肺黏连,切面呈灰白或暗红色,质地硬,可有局灶性出血及钙化。镜检:肿瘤常为双向性,上皮样细胞巢分布在梭性细胞的间质中,瘤细胞不规则圆形、多角形、上皮样,胞质丰富,嗜酸而疏松,可见大小不一的空泡,形成幼稚的原始微血管腔,瘤细胞核常偏于一侧,类似印戒细胞的微血管内含有单个或数个变形红细胞,病理性核分裂象罕见。肿瘤细胞构成条索状、巢状、小片状分布,瘤细胞间常见裂隙状血窦或海绵状血管血窦区。间质富有肌成纤维细胞、成纤维细胞,常见黏液样、玻璃样变的基质,也可见软骨样基质,可伴出血及局灶性钙化。

4.免疫组化染色　瘤细胞表达多种血管内皮细胞标志物,CD34 、CD31、Fli1 和Ⅷ Rag,以及间叶标记 vimentin、UEA－1 均阳性,HBME－1 、S100 蛋白、SPA、CK、EMA、HMB45 均阴性,肌成纤维细胞 actin 阳性,间质基质 PAS 染色阳性。

5.鉴别诊断

(1)转移性低分化腺癌、恶性间皮瘤:PEH 在术中冷冻切片诊断时,因肥厚坚韧纤维间质中浸润少量条索状、巢状、裂隙状原始血管内皮瘤细胞易误诊,需谨慎判断,以免误诊。

(2) 恶性硬化性间皮瘤:胸膜间皮瘤较常见,尤其硬化性间皮瘤极易与 EH 混淆,后者具有原始血管结构。免疫表型:前者 HBME－1 、vimentin、CK、EMA 可阳性,后者 CD34、F ⅧRAg、UEA－1 阳性。

(3) 低分化腺癌:胸膜转移性或浸润性低分化腺癌多见,系由异型腺癌细胞构成不规则腺样、条索状、巢状,可有腺腔形成,但无腔隙内红细胞嵌顿,更无瘤细胞空泡内含红细胞的原始血管结构。PEH 病变中间质肌成纤维细胞、成纤维细胞及胶原纤维增生,基质黏液变性、透明变性形成肥厚纤维板,在不同部位多处取组织块观察可见肉芽组织样结构中弥漫成片、单核组织细胞样瘤细胞。

(二)腺瘤样瘤

1.定义　一种罕见的发生于胸膜的孤立性小肿瘤,组织学特征类似其他部位发生的腺瘤样瘤。临床特点:所报道的极个别病例是在对胸膜进行大体检查时偶然发现的。

2.病理学

(1)大体检查:腺瘤样瘤表现为孤立性、界限清楚的结节状病变。

(2)组织病理学:肿瘤细胞呈扁平至立方状,常为嗜酸性,呈腺样和小管状结构,常伴明显的胞浆空泡形成。其免疫染色与弥漫性恶性间皮瘤所见相同。腺瘤样瘤必须与有些弥漫性上皮样恶性间皮瘤相鉴别,因为二者在镜下个别视野可能显示相同的形态结构。

这些肿瘤于身体其他部位的腺瘤样瘤相同,是良性肿瘤。

(三)胸膜钙化瘤

1.定义　在脏层胸膜发生的一种生长缓慢、几乎有无细胞的纤维组织构成的罕见病变,伴有广泛的营养不良性钙化。

2.临床特点

(1)症状和体征:发生于胸膜或纵隔的胸膜钙化瘤报道很少,但此瘤较常见于四肢、躯干、阴囊、腹股沟、颈部和腋窝的软组织。大多数病例发生在儿童和年轻人,无性别差异。患者可能出现胸痛,或无症状。

(2)影像学:胸部 X 线检查或 CT 扫描表现为单发胸膜肿块或多发性以胸膜为基底的结节状肿块,肿块中央区可因钙化表现为高密度,范围可能较广。

3.大体检查和组织病理学　病变由境界清楚但无包膜的透明变性胶原纤维组织构成,其间见散在的淋巴细胞和浆细胞浸润及沙砾体特点的钙化。病变局限于胸膜,而不累及其下的肺实质为其特点。可见多发性病变。纤维细胞 vimentin、ⅩⅢa 因子和 CD68 可阳性表达。但 actin、desmin、S－100 蛋白、CD31 阴性,CD34 也常阴性。

(四)胸膜促结缔组织增生性小圆细胞肿瘤

1.定义　促结缔组织增生性小圆细胞肿瘤(desmoplasti small round cell tumor DRCT),是一种原始多表型肿瘤,典型的发生在腹腔的浆膜面,发生在年轻成年男性的胸膜者罕见,它可能代表一种原始间皮相关的病变。

2.临床特点　DRCT 是新近提出的特殊类型高度恶性小圆细胞肿瘤,最初由 Gerald 等于 1989 年描述,目前文献报道有 6 例发生于胸膜,其中男性 4 例,女性 2 例,年龄 17～29 岁,中位年龄 23 岁。DRCT 绝大多数发生于腹腔,常位于骨盆,伴有广泛的腹膜种植;少数发生于睾丸,并有可能发生于颅后窝,新近有发生于骨及软组织的报道。胸部 DRCT 通常表现为胸痛和胸腔积液。尽管这种肿瘤患者一般在 2 年内死亡,但有 1 例生存超过 5 年。DRCT 也可为肺内肿物。该肿瘤的临床表现、病理形态和免疫组化标记均有一定特殊性,充分认识和掌握 DRCT 的特点,对于其病理诊断、鉴别诊断和临床治疗具有重要意义。

3.病理学

(1)大体检查:肿瘤呈大小不一的多发性结节状肿块,以胸膜为基底,表面光滑或呈结节状,切面多呈实性,个别为多囊性,灰白色,质地坚实或坚硬,可见黏液样变、出血、坏死及囊腔形成,囊内含有清亮液体或血性液体。可包绕肺组织,很像恶性间皮瘤。以胸膜为基底的肿瘤累及纵隔是典型的病变形式;也可发生胸膜两侧受累及肺实质转移。

(2)组织病理学:肿瘤组织由小圆形肿瘤细胞及其周围的硬化性纤维间质构成。小圆形瘤细胞聚集呈境界清楚、大小和形状不一的巢状,位于富含细胞性致密纤维间质中。瘤细胞较小,圆或卵圆形,大小形态较一致;核圆形、卵圆形或梭形,深染,核仁不清,核分裂相多见;多数瘤细胞细胞质稀少,少数细胞质丰富,胞界不清,瘤细胞互相黏附排列成不规则岛状或较大片状。周边细胞可呈栅栏状,偶呈弥漫实性、乳头或腺泡状,并有小腺腔结构,腔内可含黏液物。较大团巢中央常见坏死。胞体大、核异常的瘤细胞巢及菊形团结构有时亦可见到。瘤细胞巢之间有明显增生纤维性间质,由致密的胶原纤维及具有肌成纤维细胞特点的梭形细胞构成。有的病例间质血管较丰富和灶性黏液样变。

(3)免疫组化:显示多向分化,可有上皮性、间叶性及神经性标记物共同表达 。典型特点包括表达CK、EMA、vimentin、desm 和 WT1 阳性,还常见 NSE 和 CD15 表达, 少数病例 Leu、Syn、LeuM、CgA、actin 和 NF 阳性。GFAP、HMB45、CEA、HHF 和 Myoglobin 阴性。

4.鉴别诊断

(1)小细胞未分化癌:年龄较本瘤大,常见于呼吸道及消化道。癌细胞小,细胞质少,核圆形、卵圆形或不规则形,核深染,核仁不清。常呈一片紧密镶嵌状排列,间质少,常伴大片坏死。网状纤维染色呈巢状;免疫组化染色癌细胞可表达 CK、EMA、CEA ,也可表达 CgA 、Syn 及 vimentin,但一般不表达 desmin、NSE。

(2)恶性间皮瘤:多见于中老年,大多有暴露石棉史。间皮瘤小细胞型虽表现有一致性小细胞片块状形态,但无本瘤所见之促结缔组织增生的间质。促结缔组织增生的间皮瘤其胶原纤维间质虽类似于本瘤的间质,但缺乏本瘤所见小圆形瘤细胞巢结构。免疫组化染色间皮瘤一般不表达 desmin 和 CgA。

(3)恶性横纹肌样瘤:多见于婴幼儿,发生部位广泛,但弥漫原发腹膜受侵极少见。特征改变是瘤细胞胞质内含嗜酸性玻璃样球形包涵体。免疫组化染色 vimentin、CK、EMA 呈阳性,但 desmin 和神经标记物阴性。

(4)肉瘤:多见于婴幼儿,可发生于骨和 Ewing 软组织中。由形态一致的小圆形细胞组成,瘤细胞排列呈片块状,间质较少,形成梁索状的分隔,穿插在瘤细胞片块间。瘤细胞核圆形或卵圆形,染色质呈粉尘状,核仁不明显,质少淡染,偶见假菊形团结构。该肿瘤有丰富的糖原,染色约 80%病例阳性,但 PAS 缺乏本瘤特征性的巢状生长及硬化性纤维间质。免疫组化染色 vimentin、NSE、CD99 及 NF 阳性,但 desmin、CK 阴性。

(5)恶性淋巴瘤:瘤细胞弥漫分布,一般核圆形,卵圆形或稍不规则,也可分叶或扭曲状。瘤细胞间常有较多的网状纤维,无菊形团,也无特征的 DSRCT 巢状生长及硬化性纤维间质。免疫组化染色 LCA 阳性,而 CK、EMA、NSE、desmin 等阴性。

5.治疗和预后　多为肿瘤大部分切除,术后化疗或和放疗。因为肿瘤边界不清及广泛的腹膜种植,常不能彻底切除。化疗在开始有一定效果,但后来效果甚差。该瘤生长迅速、高度侵袭性并广泛转移,绝大部分患者在诊断后 4 个月到 5 年不等死亡。

(五)滑膜肉瘤

1.定义　胸膜滑膜肉瘤(Synovial Sarcoma,SS)是一种具有上皮和梭形细胞成分的双向性间叶性肿瘤,或是一种全部由梭形细胞成分构成的单向型肿瘤。双向型和单向型均可在胸膜发生,易与恶性间皮瘤和肺的肉瘤样癌相混淆。

2.临床特点　双向型肿瘤患者年龄范围 9 ~ 50 岁,平均 25 岁,单向型患者年龄范围 33 ~ 69 岁,平均 47 岁。滑膜肉瘤无性别优势。除胸腔积液外,胸痛是最常见的表现,还可出现呼吸困难、吞咽困难或气胸。胸膜滑膜肉瘤具有侵袭性,几乎半数患者死于该病(平均生存期 18 个月)。胸膜滑膜肉瘤典型地发生在胸腔内,可侵及受累的胸壁及邻近结构,包括心包和横膈。病理检查:大体所见胸膜滑膜肉瘤常为局限性实性肿瘤,但可表现为像间皮瘤的弥漫性增厚。有些肿瘤有假包膜,故与周围组织分界清楚。肿瘤可带蒂生长。肿瘤一般很大,平均大小 13cm(范围 4 ~ 21cm)。肿瘤切面可能呈囊性退行性变和坏死。胸膜滑膜肉瘤的组织学形态与其他部位的滑膜肉瘤相同,在胸膜常见双向型,由上皮细胞和梭形细胞组成。上皮区含有裂隙样的腺样间隙,伴有散在的管状 - 乳头状分化。细胞呈立方形,有中等量的嗜酸性胞浆,细胞核圆形,染色质呈细颗粒状,偶见核仁。黏液分泌常见。

免疫组化滑膜肉瘤 CK 和 EMA 阳性，特别是 CK7 和 CK19 在滑膜肉瘤常表达阳性，而在其他类型的梭性细胞肉瘤一般为阴性。Vimetin 常在滑膜肉瘤的梭性细胞表达。BCL－2 和 CD99 常阳性。CD34 和 Desmin 常阴性，SMA 可局灶阳性。Calretinin 是与间皮瘤鉴别的有用标记，在间皮瘤弥漫阳性，而在滑膜肉瘤只含一些阳性细胞灶。

（六）孤立性纤维性肿瘤

1.定义　孤立性纤维性肿瘤（solitary fibrous tumor, SFT）是一种不常见的间叶性梭形细胞肿瘤，可能由成纤维细胞衍生而来，常表现为明显的血管外皮细胞瘤样血管构型，但也可能表现为其他组织学结构。在许多其他胸腔外部位，也可发生在形态学上与其完全相同的肿瘤。

2.同义词　也称局限性纤维性肿瘤，此病变曾有多种命名，良性间皮瘤、局限性纤维性间皮瘤和间皮下纤维瘤。此瘤的这些命名均含有“间皮瘤”，因其与弥漫性恶性间皮瘤有可能混淆，故 WHO 主张最好不用这些名称。

3.临床特点　SFT 多发生于成人，偶发于未成年人。SFT 多发生于胸膜、腹膜，近年来由于认识的加深，越来越多发生于其他部位的 SFT 被报道。最常见的症状是咳嗽、胸痛和呼吸困难。有些患者可能表现为肥大性骨关节病，极少病例会出现低血糖，这是由于产生了胰岛素样生长因子所致。有些肿瘤是偶然发现的。胸部 X 线可见以胸膜为基底的软组织肿瘤，肿瘤界限清楚，大小不等，小者直径数毫米，大者直径可达 20 cm 以上，不伴有肋骨破坏或胸壁异常。

4.组织病理学　大体检查：孤立性纤维性肿瘤大多发生在脏层胸膜，但也可起源于肺实质和纵隔。肿瘤界限清楚，常有蒂。多发性着罕见。切面常较坚硬，灰白色，多见漩涡样排列。偶见黏样变、出血和坏死，或体积很大时，常提示肿瘤为恶性。

镜检：因为 SFT 组织形态学的多样性，典型的镜下形态由温和的梭形细胞构成的“无固定结构”的生长方式。肿瘤细胞多为无异型性的卵圆形或短梭形，胞质少，细胞界限不清，核空泡状，染色质散在分布。大多数 SFT 可以见到以下多种改变并存的现象：①几乎所有病例可见到细胞稀少区和细胞丰富区交替分布；②2/3 病例可见到粗大的瘢痕样玻璃变性的胶原纤维；③1/3 病例可见到非常突出的分支状的血管外皮瘤样结构；④部分病例见到大量增生的呈血管瘤样改变的薄壁血管；⑤个别病例见到黏液变、小囊性变、脂肪细胞分化；⑥2/3 病例核分裂象很少或未见到（＜4 个/10HPF）。恶性组织学改变包括以下 4 点：细胞核的异型性、显著增加的细胞密度、肿瘤性坏死及核分裂＞4 个 P10HPF。肿瘤的形态学改变与生物学行为不绝对相关，大部分组织学表现为良性的 SFT，不复发和转移；而个别良性肿瘤出现复发和浸润。熟悉 SFT 的组织学改变对诊断很重要，同时免疫组化对进一步确诊非常重要，大多数 SFT 都表达 CD34、CD99、bcl2 和 vimentin；很少表达 S100、EMA、calretinin 和 actin。

5.鉴别诊断

（1）纤维型恶性间皮瘤：梭形细胞，可见明显的细胞异型性及核分裂象。免疫组化通常表达 keratin 和 EMA，而 SFT 两种标记为阴性。

（2）滑膜肉瘤：单向分化的滑膜肉瘤通常可见分支状的血管外皮瘤样的血管和多少不等的胶原变性的间质，尤其在放射治疗后，有些肿瘤可见到致密的纤维化区，也可见到黏液变及微囊形成，这些与 SFT 很相像。在经典的双向分化的滑膜肉瘤中局灶可见到具有鉴别意义的腺样分化；更重要的是在腺样和梭形细胞区见到局灶或弥漫的 EMA 和 keratin 表达，可与 SFT 鉴别。

（3）恶性外周神经鞘瘤：为长梭形的肿瘤细胞，有淡染胞质；胞核略呈纤细的波纹状两端逐渐变细，肿瘤细胞常围绕血管形成旋涡状排列或束状排列，也可以见到细胞密集区与细胞稀疏区交替存在，与 SFT 有些相似。S2100 阳性，CD34 通常阴性，有助于鉴别两者。

（4）平滑肌肉瘤：肿瘤细胞具有丰富的嗜酸性胞质，丰满的核仁，排列呈一致性的束状。通常至少 90%的病例 SMA 和 desmin 阳性，CD34 偶尔局灶性阳性。

（5）去分化脂肪肉瘤：去分化区可有多种组织学表现；但广泛取材可以在未分化成分周边见到分化好的脂肪肉瘤成分。因此，充分取材及详细了解既往病史对诊断脂肪肉瘤至关重要。

6.治疗与预后　目前认为手术完整切除肿瘤是最好的治疗手段。起源于脏层胸膜的 SFT 应进行肺叶切除，起源于壁层胸膜的若累及膈肌和纵隔侧胸膜，应广泛切除。当壁层胸膜侵及胸壁，切除胸壁也是必要的。在脏层胸膜肿瘤行肺切除时经常进行肺的楔形切除，如果由于解剖等关系也可以采用肺叶及全肺切除。大部分病例经完整局部切除后治愈。一组研究提出，少数胸腔内 SFT 局部复发和远处转移率为 10%～15%，并且有 4%～23 %的患者死于该瘤。

由此可以认为，SFT 并非绝对良性的肿瘤，可能存在由良性发展为恶性的可能性，所以对所有 SFT 进行随访非常必要。

7.胸膜转移性肿瘤　胸膜转移性肿瘤 75% 为转移癌。在日常工作中遇到的胸膜恶性肿瘤中以转移癌为最多，间皮瘤仅有转移癌的 1/25。转移癌中又以腺癌最多见，主要是外周型肺腺癌(33%)，其次是乳腺癌(20.9%)，胃癌(7.3%)。92% 的胸膜转移癌是同侧肺、乳腺、卵巢来源，46% 的患者以胸水为主要表现。

参考文献

1. Travis W, Brambilla E, Müller H, et al. WHO classification of tumours: Pathology & Genetics, tumoursof the lung, pleural, thymus and heart. Lyon: IRAC Press, 2004, 10

2.孟宇宏，张建中，李维华，等.肺、胸膜、胸腺及心脏肿瘤病理学和遗传学、北京：人民卫生出版社，2006：141－166

3.吕炳建，王国风，来茂德. WHO 肺、胸膜肿瘤组织学和分子遗传学 2004 介绍.临床与实验病理学杂志，2005，21(2)：224－228

4.李维华，许红民，孟宇宏，等.肺及胸膜肿瘤病理诊断图谱.北京：科技文献出版社，2003：350－368

5. Hasegawa S, Tanaka F. Malignant mesothelioma: current status and perspective in Japan and the world. Gen Thorac Cardiovasc Surg. 2008 ,56(7):317－23

6. Comin C E, Dini S, Novelli L, et al. caldesmon, a usefu-positive marker in the diagnosis of pleural malignant mesothelioma, epithelial type. Am J Surg Pathol, 2006, 30(4): 463 －469

7. Muljono A, Ng T, McMaster J, et al. Choroid plexus metastases from pleural sarcomatoid mesothelioma. Pathology. 2008, 40 (5):530－2

8. Kaufman AJ, Pass HI. Current concepts in malignant pleural mesothelioma. Expert Rev Anticancer Ther. 2008, 8(2):293－303

9.魏长宏，耿爱芹，薛立福.免疫组织化学在胸膜间皮瘤诊断中的作用.武警医学院学报，2000(2)：56－58

10.邓群益.间皮瘤相关特异性抗体的研究进展.诊断病理学杂志，2000 ，7(1)：67－69

11. Tigrani DY, Weydert JA. Immunohistochemical expression of osteopontin in epithelioid mesotheliomas and reactive mesothelial proliferations. Am J Clin Pathol. 2007, 127(4):580－4

12.金华，丁华野。良恶性间皮增生的鉴别诊断。诊断病理学杂志，2001 ，8(5)：319－320

13. Attanoos RL, Webb R, Dojcinov SD , Gibbs AR. Value of mesothelial and epithelial antibodies in distinguishing diffuse peritoneal mesothelioma in females from serous papillary carcinoma of the ovary and peritoneum. Histopathology , 2002 , 40 (3) : 237～44

14. Motta A, Pinheiro G, Antonangelo Let al. Morphological aspects as prognostic factors in malignant mesothelioma: a study of 58 cases. J Bras Pneumol. 2006, 32(4):322－32

15. Abdel Rahman AR, Gaafar RM, et al. Prevalence and pattern of lymph node metastasis in malignant pleural mesothelioma. Ann Thorac Surg. 2008, 86(2):391－5

16.徐腊梅，杨小玲.胸膜恶性间皮瘤临床病理分析。肿瘤防治研究，2002，29(1)：24－26

17.于国，高杰，巴恩平，等.小细胞型恶性间皮瘤的病理学研究.解放军医学杂，2000，25(6)：445－447

18.晋薇，于国，丁华野，等.淋巴组织细胞样间皮瘤临床病理观察.诊断病理学杂志，2007，14(3)：35－38

19. Akamoto S, Ono Y, Ota K, et al. Localized malignant mesothelioma in the middle mediastinum: Report of a case. Surg Today. 2008, 38(7):635－8

20.吴继锋，陈向红，等.胸膜促结缔组织增生性小圆细胞肿瘤 1 例报道及文献复习.肿瘤研究与临床，2001，13(1)：37－39

21. Jenkins LA, O－Yurvati AH. Solitary fibrous pleural tumor. J Am Osteopath Assoc. 2008, 108(6):307－9

（牛春波）

第八章　胸膜疾病影像诊断学

结核、炎症、肿瘤及外伤是胸膜较常见疾病。胸腔积液、胸腔积气、液气胸及胸膜肿块是常见表现。胸痛、气短是常见的临床症状。胸部影像学在其诊断中起着重要作用。

第一节　胸腔积液

胸腔内积存液体,包括渗出液、漏出液、血液及乳糜液,统称为胸腔积液。胸片鉴别积液性质困难,常常需结合临床表现及穿刺液实验室检查。磁共振(MRI)对血性积液或含蛋白、细胞成分较高的积液可鉴别。渗出是常见原因,其中结核性胸膜炎最常见。表现为游离性胸腔积液、限局性胸腔积液。

一、游离性胸腔积液

【影像学表现】

1.X线平片

(1)少量积液:站立后前位胸片上表现为肋膈角变钝,透视下转动体位或向一侧倾斜时可显示液体,或在深呼吸时见液体随呼吸上下移动(图8-1)。

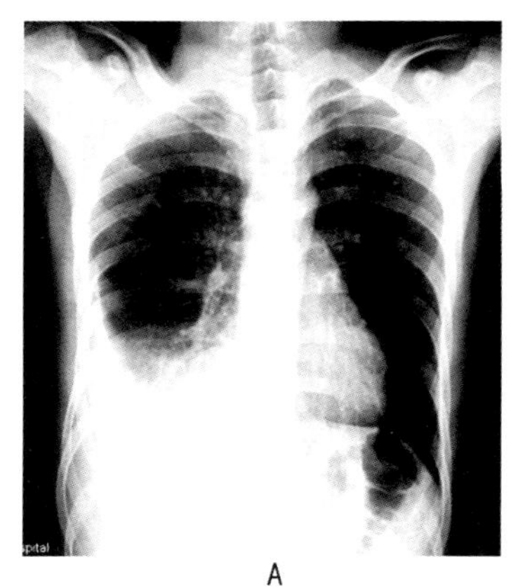

A

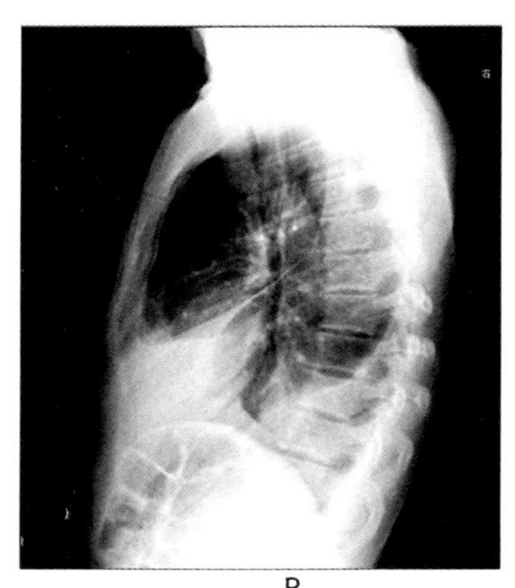

B

图8-1　少量胸腔积液

A.后前位片,右肺F野外带密度增高,肋膈角变钝,提示右侧少量胸腔积液;B.右侧位片,右侧后肋膈角变钝

(2)中等量积液:胸腔内液体上缘呈外高内低、边缘模糊的弧线形状,液体密度外比内高、下比上高。纵隔轻度向健侧移位,患侧肋间隙增宽及横膈肌下降(图8-2)。

(3)大量积液:患侧肺野均匀一致密度增高,有时可见肺尖透明,纵隔向健侧移位,患侧肋间隙增宽、横膈下降(图8-3)。

2.CT

(1)少量积液:与胸膜平行的水样密度弧形带状影(图8-4)。

(2)中等量积液:胸腔后部新月形液体密度区,弧形线向后内侧凹陷,局部肺组织轻度压缩。

(3)大量积液:肺组织明显受压萎缩,体积缩小,贴近肺门附近(图8-5);纵隔向健侧移位。严重病例,横膈向下凹陷,翻转在肝脏膈顶平面的后方,形成类似肝囊肿的水样低密度区。螺旋CT扫描的多平面重组(MPR)可以显示积液向膈面突出,使膈局部凹陷、下移。

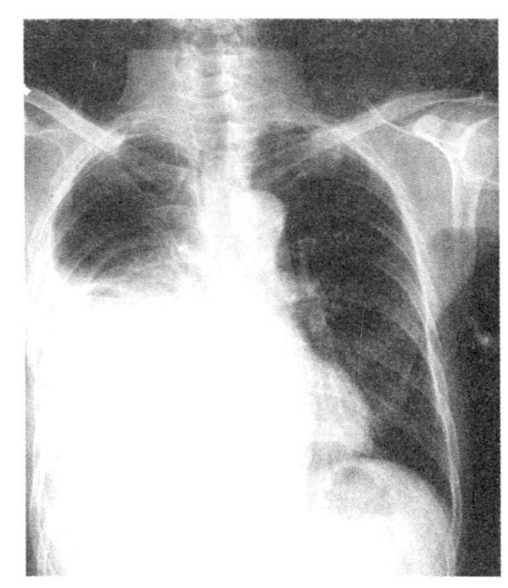

图 8－2　**中等量胸腔积液**

后前位片，示右胸腔内高密度影，上缘呈外高 内低的模粗弧线形状。纵隔轻度向健侧移位，患侧肋间隙增宽

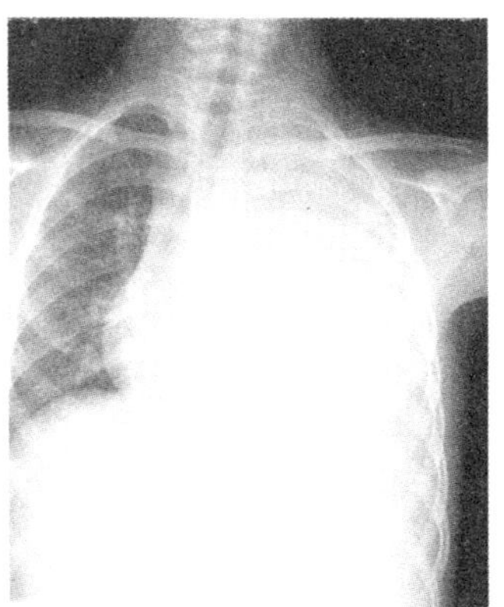

图 8－3　**左大量胸腔积液**

后前位片，左侧胸腔均匀一致密度增高，肺尖透明，纵隔向右侧移位，患侧肋间隙增宽，膈下降。

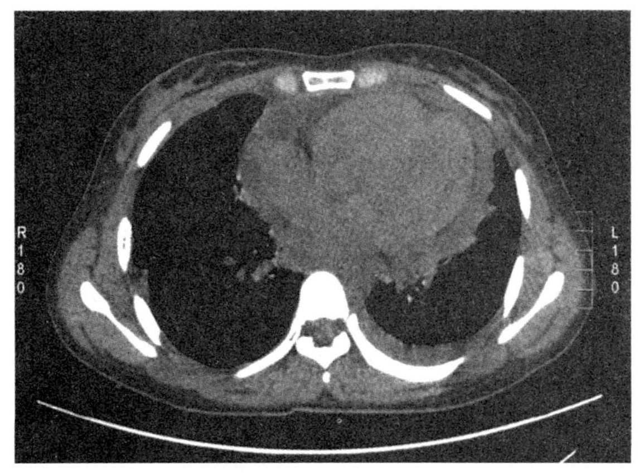

图 8－4　**少量胸腔积液及心包积液 CT，右侧胸腔后部及心包内水样密度带状影**

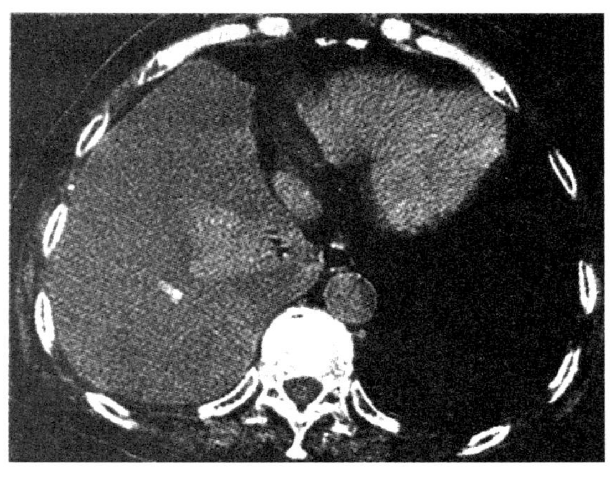

图 8－5　**右侧大量胸腔积液 CT，右侧胸腔内大量液体密度影，肺组织明显受压萎缩，体积缩小**

3. MRI

(1)胸腔后部显示半月形或弓形均匀长 T1 低信号(但高于肺组织信号)、长 T2 高信号。血性胸腔积液或含有蛋白、细胞成分较高的渗出液,表现为短 T1、长 T2 的高信号改变(图 8-6)。(2)三维成像对横膈附近的积液显示较好,容易与腹水鉴别。

4. 超声

(1)少量胸腔积液:沉积在胸腔底部,在肺底和膈肌之间出现液性暗区,其宽度和形态随体位改变而变化,坐位时液性暗区在膈肋窦部,呈三角形。超声检查胸腔积液十分敏感,一侧胸腔积液超过 50ml 时即可显示。

(2)中等量胸腔积液:坐位时胸腔液性暗区不超过第 6 后肋水平。积液上窄下宽,液性暗区最大前后径在第 9、10 后肋水平。深吸气液性暗区增宽,呼气变窄。患侧卧位时腋后线水平液性暗区前后径变宽。

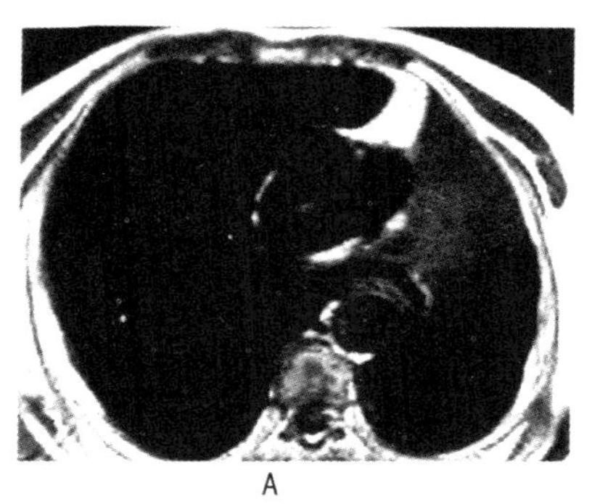
A

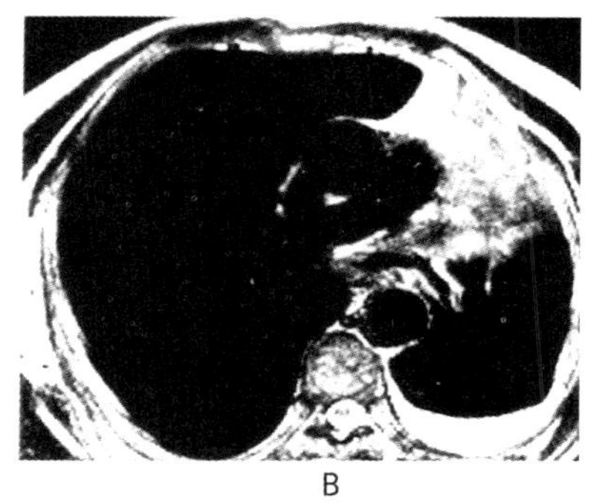
B

图 8-6　左胸腔少量积液

A. MRI/T1WI、B. MRI/T2WI,左胸腔后部显示半月形或弓形均匀的高于肺组织信号的长 T1 信号及长 T2 信号影

(3)大量胸腔积液:在大片液性暗区内可以检测到被压缩肺的切面轮廓,边界清楚,呈较强细光带,肺本身呈弱回声,中心可见支气管形成的短光带样强回声(图 8-7)。借助胸水做声窗可以发现肺肿瘤和大的结核球。

【鉴别诊断】

1. 胸膜肥厚　平片上表现为肋膈角变钝的胸膜肥厚,在透视下深呼吸时,肋膈角仍然变钝、闭锁,深吸气时膈变平,无液体可见。胸腔积液时,转变检查体位(如侧卧位、腹卧位等)可见液体始终位于胸腔最低点。

2. 肝周围腹水　胸后肋膈窦积液应与肝周围腹水鉴别,后肋膈窦积液表现为沿横膈走行的带状阴影。肝脏由于其后内侧借肝冠状韧带连于横膈,称肝脏后内方为裸区,腹水时裸区不见液体停留,称为裸区征。胸水与肝脏界面不清,而腹水与肝脏界面清楚,称为界面征。肋膈窦积液在膈后内侧,使膈脚向外侧移位,称为膈脚移位征。

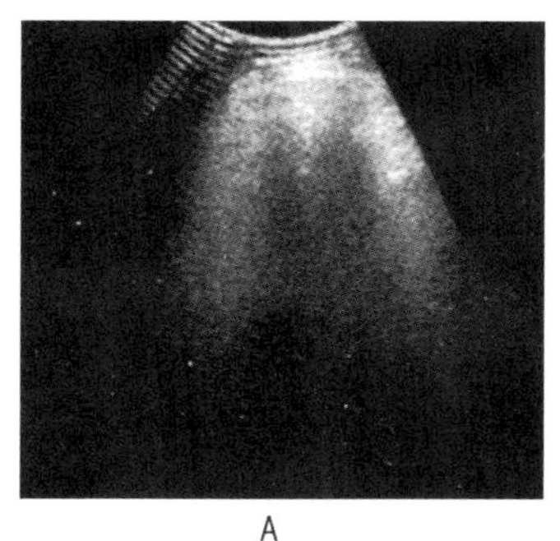
A

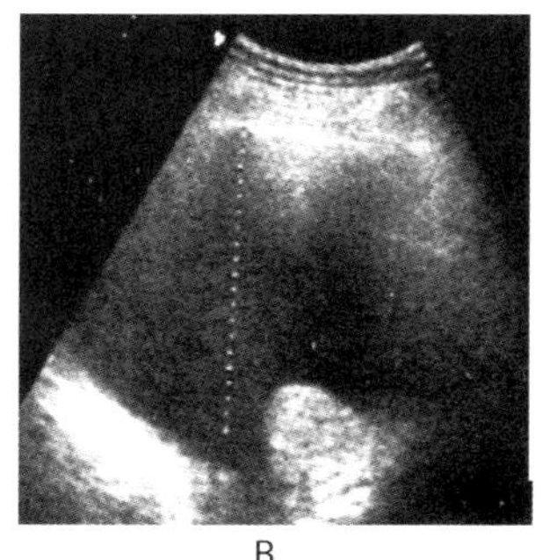
B

图 8-7　大量胸腔积液

A、B. 超声:在大片液性暗区内可检测到被压缩肺的切面轮廓,边界清楚

二、限局性胸腔积液

【影像学表现】

1.X线平片

(1)包裹性积液:后胸壁好发,下部比上部多见,胸部切线位片上表现为自胸壁向肺野内突出的半圆形或扁丘状密度增高影,上下缘与胸壁呈钝角相交,边缘清楚,密度均匀(图8-8)。多发胸腔包裹,胸腔内可呈多个大小不等含或不含液-气平面密度增高区,胸部术后感染或胸腔化脓性感染常见(图8-9)。

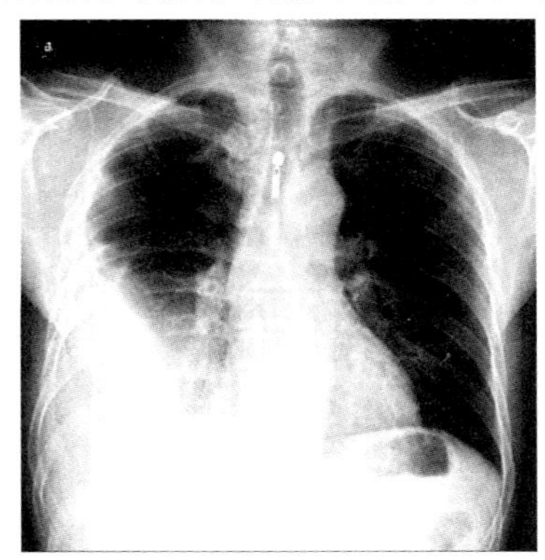

图8-8 右侧胸腔包裹积液

右肺中、下野局部点片,右下侧胸壁及肋膈角处可见多弧形高密度影,上下缘与胸壁呈钝角相交,边缘清楚,肋膈角钝

(2)叶间积液:胸部侧位片显示叶间裂部位的梭形影,边缘清楚,密度均匀。当游离性胸腔积液进入叶间裂时,可呈底向胸膜面的三角形阴影(图8-10,图8-11)。

(3)肺下积液:积液位于肺底与横膈之间,右侧多见。表现为"膈"升高,"膈影"圆顶最高点外移,位于中外1/3,肋膈角锐利。仰卧位摄片或透视,患侧肺野密度均匀升高,膈位置显示正常。将体位向患侧倾斜,出现游离积液时,也可以诊断(图8-12)。

右肺中、下野局部点片,右下侧胸壁及肋膈角处可见多弧形高密度影,上下缘与胸壁呈钝角相交,边缘清楚,肋膈角钝。(4)纵隔包裹性积液:积液位于纵隔胸膜和脏层胸膜之间,称为纵隔包裹积液。少量积液时在纵隔旁呈底向下三角形阴影,液体多时,三角形应外缘向肺野内突出。

2.CT

(1)包裹性积液:紧贴胸壁基底较宽的凸镜形阴影,一般与胸壁呈钝角,边缘光滑,呈水样密度;邻近肺组织受压。附近胸膜往往有增厚,构成胸膜尾征。

(2)叶间积液:走行在叶间裂内、水样密度影。呈雪茄状、梭形或球形,边界清,积液两端的叶间胸膜常有增厚,似彗星尾巴或发辫状(图8-10B)。

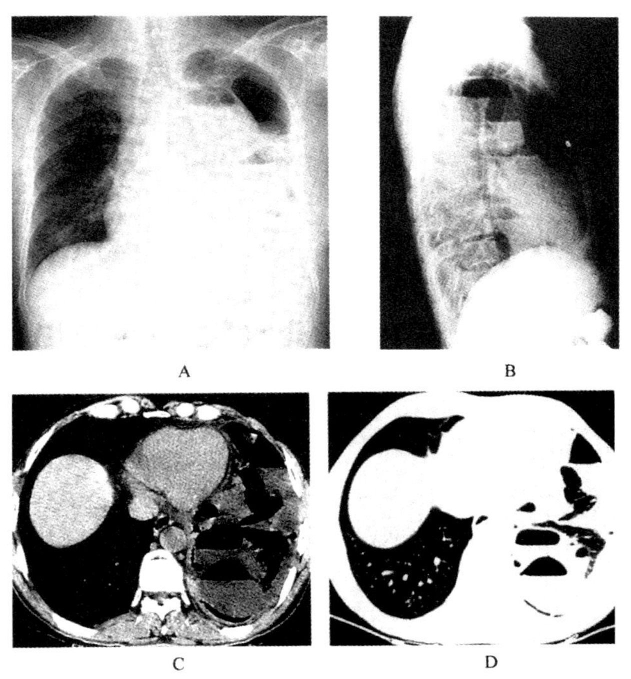

图8-9 左侧胸腔多发包裹积液

A、B后前位及右侧位片、C、D.CT,左侧胸腔内可见多个大小不等含或不含液-气平面的密度增高区

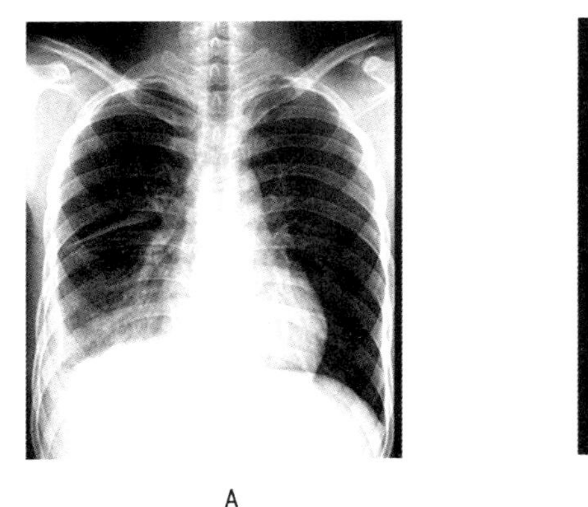

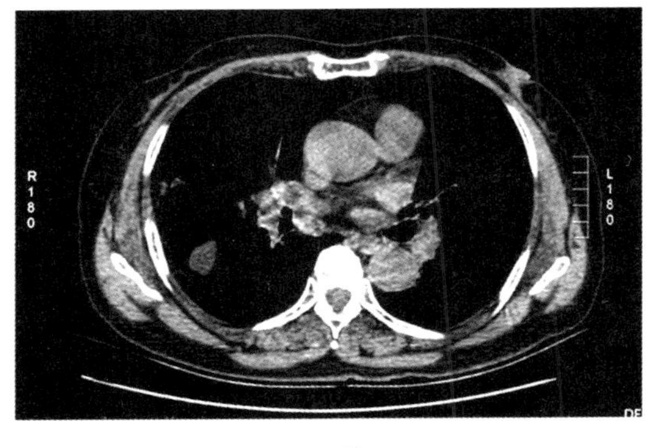

A　　B

图 8－10　叶间积液

A.卧位前后位片，叶间裂部位的梭形阴影，边缘清楚，密度均匀；
B.CT，叶间裂内水样密度影，呈梭形，边界清

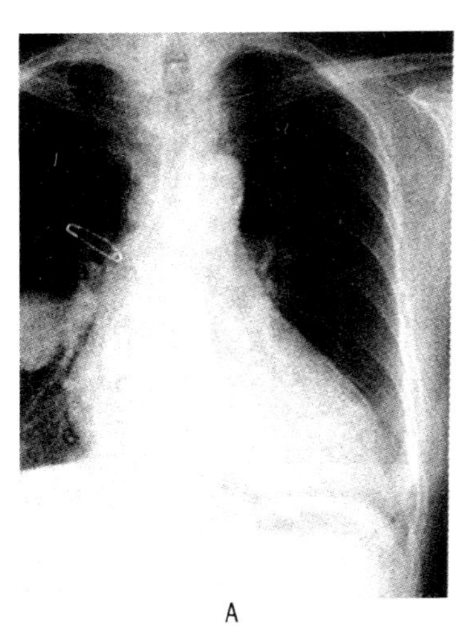

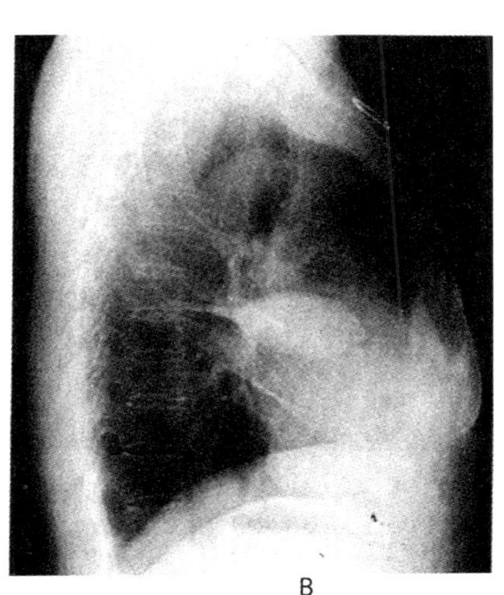

A　　B

图 8－11　水平叶间积液

A、B.后前位片及右侧位片，示水平叶间积液

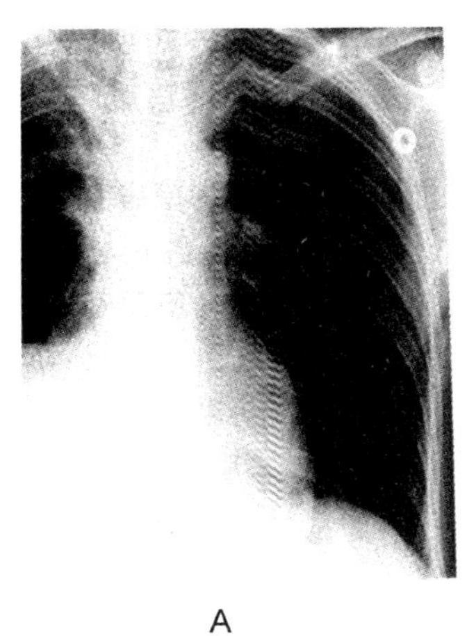

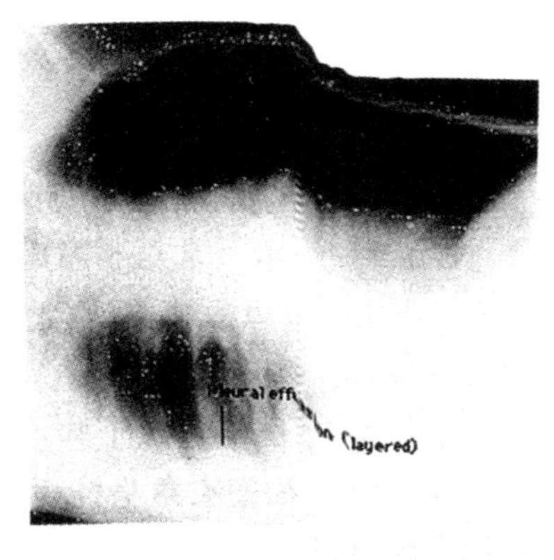

A　　B

图 8－12　肺下积液

A.立位后前位片、B.侧卧位水平投照，示右肺下积液

(3)纵隔包裹积液:与纵隔肿瘤极为相似,表现为水样密度,纵隔胸膜或其他部位胸膜增厚可提示本病。

3.MRI

限局于某一部位的积液,表现为信号均匀、边界清楚的长T1低信号,长T2高信号。如果包裹积液内蛋白或细胞成分较高时,表现为短T1长T2的高信号。三维成像对局限于膈附近的积液的显示及鉴别明显优于X线平片、常规横断CT。螺旋CT扫描的多平面重组技术同样可以达到此效果。

4.超声

(1)包裹性积液:脏壁层胸膜之间出现大小不等、形态各异的液性暗区,胸膜厚薄不均,包裹积液可以是一处或多处,积液之间可以互相通连或毫无关系。也可以和游离积液并存。

(2)叶间积液:积液呈菱形或圆形的液性暗区,暗区宽度较窄。周围可见肺的强回声反射。

(3)肺下积液:膈与肺之间出现半月形或条带形液性暗区,右侧较左侧容易诊断。

【鉴别诊断】

包裹积液与肺内胸膜下肿瘤、胸膜肿瘤、胸壁病变鉴别。

1.胸膜肿瘤　常见于限局性胸膜间皮瘤,肿块与胸壁呈锐角或钝角相交,内缘大多光滑、清楚,有时可见胸膜尾征。CT、MRI均显示为软组织密度/信号肿块影,与液性包裹积液容易鉴别。

2.胸壁病变　起源于胸壁,一般同时向胸壁外和肺内生长,表现为肿块与胸壁夹角呈钝角,与胸壁肋间脂肪层和筋膜层界限消失,胸壁内形成肿块,引起肋骨破坏或肋间隙增宽。

3.带蒂胸膜良性肿瘤　带蒂胸膜肿瘤可与胸膜呈锐角相交,此时观察肿物在体位变化和呼吸气时形态和位置的变化,有助于鉴别诊断。

4.右肺中叶不张、中叶肺炎　右肺中、下叶叶间包裹积液应与右中叶病变或中叶不张鉴别。

第二节　气胸与液气胸

气体进入胸膜腔内称气胸;胸膜腔内气体与液体同时存在,称液气胸;脏壁层胸膜粘连时,可将胸腔内的气体包裹或将气体与液体同时包裹称为包裹性气胸或包裹性液气胸。

【影像学表现】

1.X线平片

(1)气胸时胸膜腔内可见无肺纹理充气带,气胸区的宽窄决定于气体的多少,气体将肺组织压缩,并在气胸区内缘显示被压缩的肺边缘,内侧为被压缩的肺。大量气胸时肺组织被压缩至肺门附近,呈均匀的密度增高影,此时可见纵隔向健侧移位,患侧肋间隙增宽、横膈下降(图8-13)。

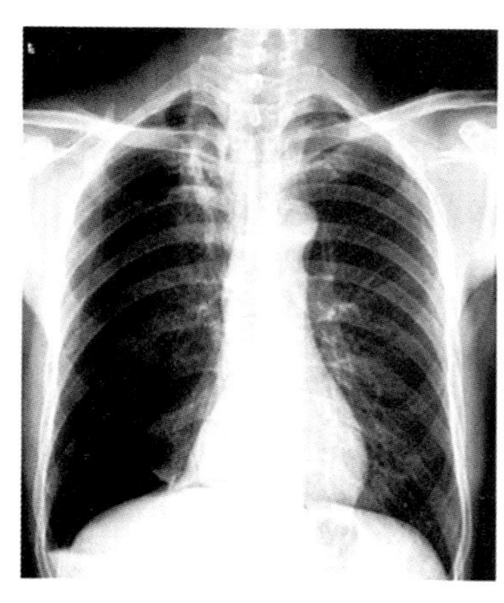

A

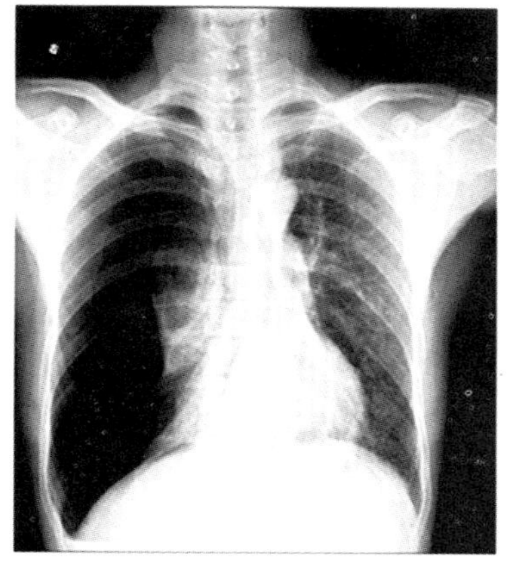

B

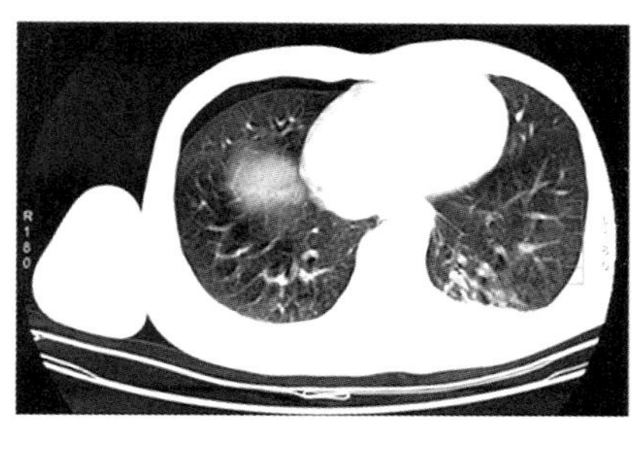

C

图8-13　右侧气胸

A.后前位片,右侧少量气胸;B.后前位片,右侧胸腔内可见无肺纹理充气带,被压缩的肺呈密度均匀的软组织影,靠近肺门,纵隔向健侧移位,提示右侧大量气胸;C.CT,右侧胸腔前部脏壁层胸膜间可见无肺纹理充气带,气体将肺组织压缩

(2)液气胸立位摄片可见横贯一侧胸腔的气-液平面,液体上方有时可见被气体压缩的肺组织。液体较少时,仅于肋膈角部位见到液平面。气体较少时,可只见液平面而见不到气胸征象(图8-14)。

(3)包裹性液气胸于胸膜下形成局限性无肺纹理的充气区,或同时含有气体和液体区域,局部肺组织被压缩,周边显示粘连的胸膜。

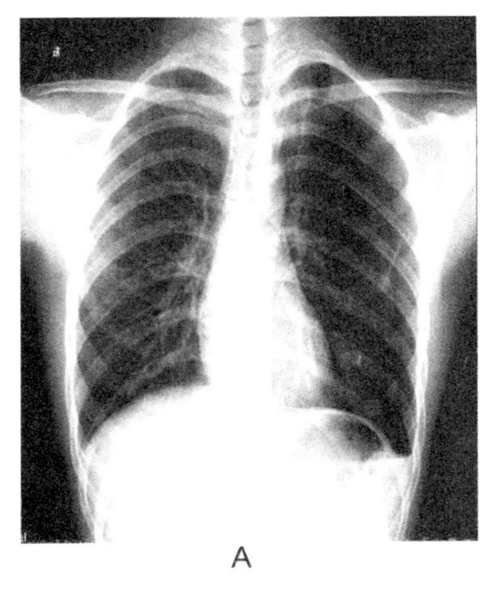

A

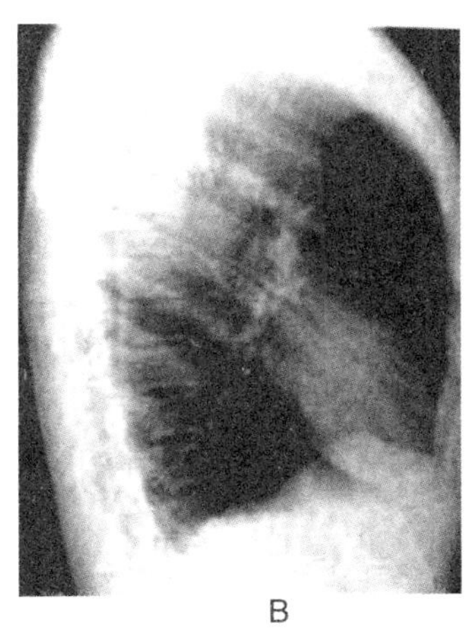

B

图8-14 左侧液气胸

A.后前位片,立位摄片可见肋膈角区液气平面,液体上方可见被气体压缩的肺组织;

B.右侧位片,立位摄片可见后肋膈角区液气平面

2.CT CT显示少量气胸较平片敏感,最可靠的征象是脏层胸膜线的显示,表现为弧形细线样软组织阴影,与胸壁平行,其外侧为无肺组织的特别透亮区。邻近肺组织受压,严重气胸时整个肺组织被压缩、萎陷,似软组织密度肿块靠近肺门,伴纵隔移位。液气胸时,表现为胸腔内最低处的液平面、其上方的气体以及被压缩的肺边缘。

3.MRI 由于MRI对肺组织细微结构显示欠佳,很少使用MRI对气胸进行诊断性扫描。一般可显示被压缩的肺组织边缘,和肺外带无纹理的充气区。液气胸时胸腔内最低处可见长T1、长T2液平面。

【鉴别诊断】

1.胸膜下肺大泡 可形成胸膜下卵圆形薄壁或无壁、无血管纹理的透明区,与胸膜接触面广,无明显的纤维粘连。是自发性气胸的常见原因,需要与包裹性气胸鉴别。

2.肺内空洞 靠近肺边缘的空洞应与包裹性液气胸鉴别,前者不挤压周围肺组织,有确定的解剖部位,而包裹性液气胸无确定的肺部解剖部位。

第三节 胸膜肿瘤

原发于胸膜的肿瘤临床少见,而继发性肿瘤最为常见,包括肿瘤侵犯胸膜以及肿瘤胸膜转移。相对较常见的原发于胸膜的肿瘤是胸膜间皮瘤,分为限局性胸膜间皮瘤和弥漫性胸膜间皮瘤两型。

一、胸膜间皮瘤

脏壁层胸膜均可发生,石棉肺或接触石棉的工人胸膜间皮瘤发病率较高。

(一)限局性胸膜间皮瘤

良性胸膜间皮瘤又称为胸膜局限性纤维性肿瘤。本病通常起自脏层胸膜,因而肿瘤可以位于叶间裂内。约有30%的限局性胸膜间皮瘤表现出恶性行为。

【影像学表现】

1.X线平片 从胸膜向肺野突出的圆形、椭圆形或扁丘状肿块影,肿块在切线位片上虽然基底较宽,然而典型者其上下缘与胸壁相交呈锐角。肿块表面平滑整齐,密度均匀。透视下观察,深吸气时病变与肋骨同时向上运动，改变体位和呼气相摄片，如发现肿块的形态和位置有改变时，提示为带蒂的胸膜腔内肿块。

2.CT　薄层 CT 或高分辨 CT 有利于显示病变与胸膜的关系，与肺实质病变鉴别有帮助。尤其是叶间胸膜间皮瘤与肺内肿块的鉴别。

(1)肿瘤多位于周边胸膜，少数位于叶间胸膜，圆形、椭圆形或分叶状，边缘光滑，与侧胸壁胸膜呈锐角或钝角相交。螺旋 CT 多平面重组(MPR)技术可显示肿瘤的蒂，此为良性间皮瘤的重要诊断依据。

(2)CT 平扫肿瘤密度均匀，偶见肿瘤内钙化，增强扫描多数可见均匀强化，较大肿瘤强化多不均匀，特征是中心低密度区无强化，周边均匀强化。

(3)其他表现有肿块邻近的胸膜肥厚、胸腔积液、肋骨破坏、胸壁侵犯等。极其巨大的间皮瘤可引起气管压迫，造成肺不张或纵隔推移。

3.MRI　周边或叶间胸膜处圆形、椭圆形或分叶状软组织肿块，边缘光滑，与侧胸壁胸膜呈锐角或钝角相交。T1 中等或略高信号，T2 高信号。病灶可均匀强化或周边强化中心不强化。

4.超声　胸膜上扁平、结节状肿瘤，内部均匀弱回声，有完整包膜，包膜上出现伴声影的光团。肿瘤与胸膜之间呈钝角。

(二)弥漫性胸膜间皮瘤

【影像学表现】

1.X 线平片　可以表现为广泛胸膜肥厚及胸腔积液，也可以表现为胸膜多发肿块伴胸腔积液或单纯表现为胸腔积液，在半年或较短时间内出现明显胸廓塌陷、变形，纵隔向患侧移位，有助于诊断。

2.CT 包括叶间胸膜在内的胸膜广泛增厚呈不规则或结节状，多位于胸膜腔下部，受累的肺被肿瘤包围，常合并有胸腔积液。纵隔移位不明显，纵隔固定。胸膜不规则增厚、纵隔固定及大量胸腔积液是本型胸膜间皮瘤较特征性的表现(图 8 – 15)。

3.MRI

(1)胸膜大片结节状增厚，可沿叶间裂延伸至纵隔，或经后纵隔扩散到对侧，可从轴位、冠状位等显示肿瘤范围，以及被胸水淹没的肿块影。

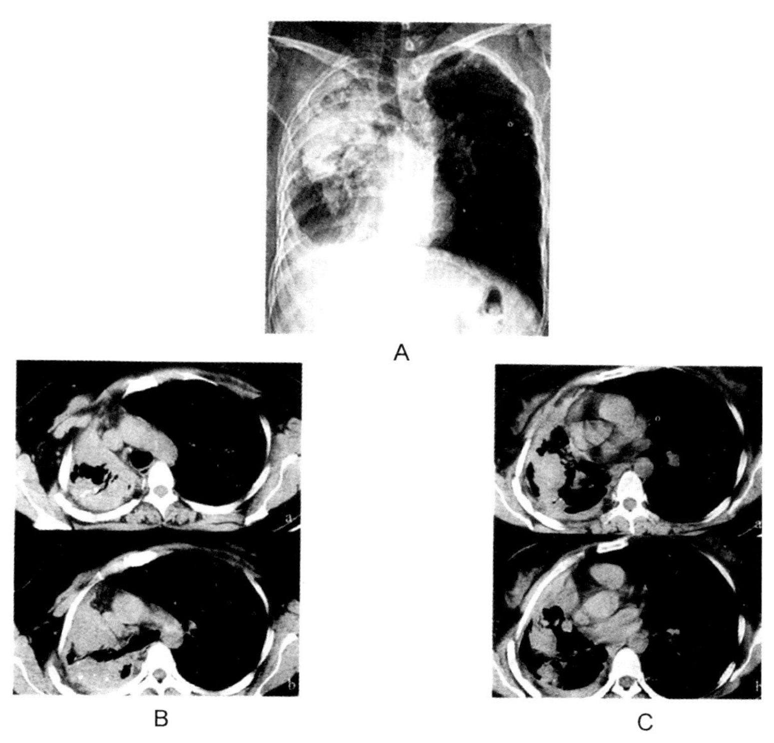

图 8 – 15　弥漫性胸膜间皮瘤

A.后前位片，右胸廓塌陷，胸膜增厚、结节；B、C.CT，胸膜肿块、胸腔积液及胸廓塌陷

(2)在 T_1WI 上，肿块表现为中、高信号，T2WI 为高信号影；胸腔积液在 T2WI 上信号明显高于肿块。增强扫描表现为肿瘤均匀明显强化。

(3)MRI 可显示肿瘤向胸壁、心包以及腹腔的扩展情况。表现为胸壁肿瘤、心包结节和心包积液，以及与胸膜肿块相延续的腹膜腔肿块。

4.超声　胸膜广泛不均匀增厚，胸膜面呈多个大小不等的分叶、结节状肿物向胸腔内突出，表面凹凸不平。肿瘤本身回声不均匀，总体水平偏低，大结节内可见斑片状强回声，发生出血坏死时，结节内可出现灶性低回声区域。在胸水中，肿瘤显示更清晰。

【鉴别诊断】

1.胸腔包裹积液　平片显示病变与胸壁呈钝角相交，CT显示为液体密度，周边胸膜增厚，为胸膜尾征。MRI表现为长T1、长T2液体信号。

2.胸膜下肺肿瘤　肺肿瘤边缘模糊或清楚，与胸壁呈锐角，其内偶可见支气管充气征。透视观察深吸气时胸膜肿块与肋骨一起向上运动，而肺内病变则与肺纹理同步。

3.胸壁肿瘤　胸壁病变向胸壁和肺野内生长，常常出现肋骨受累或肋间隙增宽。如果胸膜间皮瘤侵及胸壁，引起肋骨破坏和胸壁肿块，鉴别困难。

二、胸膜转移性肿瘤

肺癌和乳腺癌并发胸膜转移最常见。大多为血行或经淋巴道转移至胸膜。

【影像学表现】

1.X线平片　进行性迅速增长的胸腔积液，胸壁肿块伴或不伴有肋骨破坏，或附着于胸壁的多发圆形或椭圆形肿块。

2.CT　主要表现为大量胸腔积液，部分可见胸膜广泛不规则或结节状增厚，伴或不伴有胸腔积液。上述所见与恶性间皮瘤表现相似。增强扫描转移性结节多明显强化(图8－16)

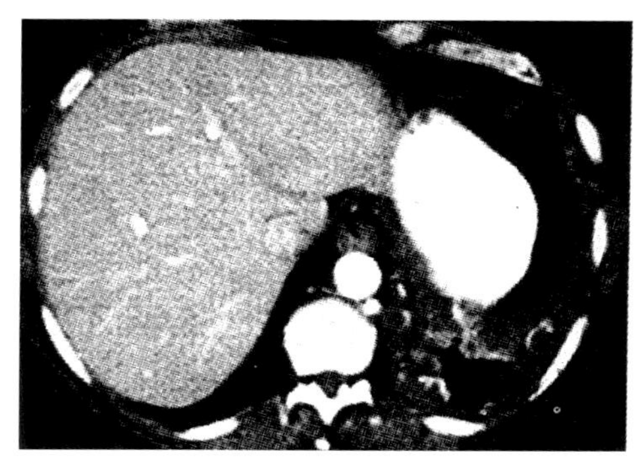

图8－16　胸膜转移性肿瘤

CT，左侧胸膜广泛不规则或结节状增厚，伴有胸腔积液；转移性结节明显强化

3.MRI　T1WI胸膜增厚呈结节状突起，信号略高于胸水信号，T2WI病变信号小如胸水信号高。增强扫描结节明显强化。胸腔积液表现为弓形沿胸壁走行长T1低信号、长T2高信号或表现为短T1、长T2的商信号的血性胸腔积液征象。

4.超声　在增厚、粗大、不光滑胸膜的基础上出现多发结节，部分结节回声高。胸膜转移肿瘤多数较小，未发生胸水时不易发现，在胸水液性暗区中，有乳头状结节肿物向胸腔突出，基底较宽。液性暗区中有点状较强回声飘浮物，是血细胞、纤维蛋白物所致。较长时间静止，可看到胸水分层现象。

【鉴别诊断】

1.恶性胸膜间皮瘤　本病与胸膜转移性肿瘤均为恶性胸膜增厚，转移瘤常有原发恶性肿瘤病史及相应的临床表现。胸水细胞学或胸膜穿刺活检对鉴别诊断极有价值。

2.良性胸膜增厚　良、恶性胸膜增厚的CT征象有助于鉴别。恶性者胸膜明显增厚，超过2cm时与纵隔胸膜增厚一起形成环形增厚，包绕肺组织；胸膜增厚呈结节状或肿块状；胸膜增厚伴大量胸水，同时纵隔固定。良性胸膜增厚多为限局性。少数情况下良、恶性胸膜增厚影像鉴别困难，需要结合临床病史、实验室资料以及胸水脱落细胞学检查或胸膜穿刺活检。

第四节　石棉沉着引起胸膜病变

现已知有5种与石棉沉着相关的胸膜病变：恶性胸膜间皮瘤与4种良性胸膜反应。后者包括：钙化或非钙化胸膜斑、弥漫性胸膜增厚、圆形肺不张与胸腔积液。

【影像学表现】

1.X线平片　早期无明显异常,出现胸腔积液或明显的胸膜增厚、纤维化、钙化时,表现为胸腔内积液征象,胸膜可见散在的点、条、斑片状增厚的胸膜斑,部分可见钙化。严重的胸膜增厚、纤维化表现为大片状胸膜增厚、胸膜钙化斑以及胸廓塌陷、肋骨辐辏、肋间隙变窄等。

2.CT

(1)胸膜斑:胸膜斑早期多见于肺底部后侧胸壁和侧胸壁,可见散在的隆起的局灶性胸膜增厚,呈斑块状,其间为正常胸膜。早期很少累及叶间胸膜,10%左右的胸膜斑可见钙化。

(2)弥漫性胸膜增厚:弥漫性胸膜增厚晚期可造成胸膜广泛平滑或不规则增厚、钙化。膈胸膜的钙化常呈块状,部分病例合并胸腔积液。

(姜卫国　焦影智)

第九章 胸膜疾病的实验室检查

正常情况下，胸腔内仅含少量液体起润滑作用，在发生胸膜疾病等病理情况下，胸腔内液体增加，称为胸腔积液。按积液的性质可分为漏出液及渗出液两种，漏出液是通过毛细血管滤出、并在组织间隙或浆膜腔内积聚的非炎症性组织液，多为双侧性。渗出液是由于微生物的毒素、缺氧以及炎性介质等作用，使血管内皮细胞损伤、血管通透性增高，以致液体、血液内大分子物质和细胞从血管内渗出至血管外、组织间隙以及浆膜腔所形成的积液，多为炎性积液，单侧性。胸腔积液检验的目的在于鉴别积液的性质，寻找引起积液的致病因素，这对疾病的诊断与治疗有重要意义。

第一节 胸腔积液标本的收集

积液标本行胸腔穿刺术采集，留取液体于无菌容器内，为防止细胞变性、出现凝块或被细菌破坏溶解等，送检及检查必须及时，若不能及时送检的标本可存放在6℃～10℃冰箱内保存1天。标本应分四管留取，第一管细菌学检查，留取1ml（结核菌检查留取10mL）；第二管化学检查，加入肝素抗凝，留取2mL；第三管细胞学检查，加入EDTA－K2抗凝，留取2ml（脱落细胞学检查应以200～250ml为宜）；第四管不加任何抗凝剂，供检查积液的凝固性。pH测定应用肝素抗凝专用采样器。

第二节 胸腔积液的常规检查

主要包括胸腔积液的一般性状检查、显微镜检查及常规生物化学检查。

一、一般性状检查

1.外观　积液的外观与细胞和生化物质成分有关。一般漏出液多为淡黄色、稀薄透明液体。渗出液可呈不同的颜色，并可混浊。常见胸腔积液的颜色变化及原因如表9－1所示。

表9－1 胸腔积液的颜色变化及常见原因

颜色	常见原因
红色	穿刺损伤、结核、肿瘤、内脏损伤、出血性疾病等
白色	化脓性感染、真性乳糜积液、假性乳糜积液
绿色	铜绿假单胞菌感染
棕色	阿米巴脓肿破溃进入胸腔
黑色	曲霉菌感染

2.凝固性　漏出液一般不易凝固或出现凝块。渗出液由于含有较多的纤维蛋白原和细菌、细胞破坏后释放的凝血活酶，可自行凝固。但如果渗出液中含有大量的纤维蛋白溶解酶，则可分解纤维蛋白，而不出现凝固。另外，黏液样积液多见于恶性间皮瘤（malignant mesothelioma），含有碎屑样物的积液多见于类风湿性病变。

3.比重　胸腔积液的比重与其所含的溶质的多少有关。比重的测定常采用比重计法和折射仪法，测定比重前应充分混匀标本。

漏出液因其含有的细胞、蛋白质等成分少，比重多在1.018以下。而渗出液由于含有较多的细胞、蛋白质等成分，比重多在1.018以上。但比重可有交叉现象，如心功能不全、肝硬化或肾病综合征患者引起的胸腔积液一般为漏出液，如果用了利尿剂或病程较长，胸腔积液浓缩后，比重可超过1.018，而结核性胸膜炎早期，蛋白质含量低，比重可低于1.018。

4.黏蛋白定性试验　又称Rivalta试验，胸膜间皮细胞在炎症反应刺激下，黏蛋白分泌增加。黏蛋白是一种酸性糖蛋白，其等电点为pH3～5，在酸性条件下产生白色雾状沉淀。其测定方法为：取100mL量筒，加蒸馏水100mL，滴入冰乙酸0.1mL，充分混匀，静止数分钟后，将穿刺液靠近量筒面逐滴轻轻滴下，在黑色背景下，观察白色雾状沉淀的发生及其下降速度等。

【结果判定】

阴性（－）：未见雾状沉淀

可疑（＋－）：渐成白雾状

阳性（＋）：加后呈白雾状

阳性(2+):白薄云状

阳性(3+):白浓云状

【临床意义】

渗出液为阳性反应;漏出液为阴性反应,但如果漏出液经长期吸收蛋白浓缩后,也可呈阳性反应。

二、显微镜检查

(一)细胞计数

【方法学】

1.显微镜计数法

(1)细胞总数计数:细胞总数计数是对积液中的红细胞和有核细胞进行计数。对澄清的胸腔积液可混匀后用滴管直接加入细胞计数池,分别计数10个大方格内红细胞与有核细胞数,其总和即为每微升胸腔积液的细胞总数,再换算成每升的细胞数。如细胞多,可计数一大格内的细胞数×10,即为每微升胸腔积液中的细胞总数。混浊或带血的胸腔积液需稀释计数,取混匀的胸腔积液20μL,加入含红细胞稀释液0.38mL的小试管内,混匀后滴入计数池中,用低倍镜计数4个大方格中的细胞总数,结果×50,即为每微升胸腔积液的细胞总数。

(2)有核细胞计数:非血性标本,将混匀的胸腔积液3~4滴,加入到内壁已沾有冰乙酸的小试管中,数分钟后,混匀充入计数池,按细胞总数操作中的计数法计数。血性标本需加入1%乙酸溶液稀释后进行计数。

2.仪器法　血性积液可用血细胞分析仪进行检测,其他积液可采用流式细胞术原理的尿沉渣分析仪检测。

【结果判定】

有核细胞计数:漏出液 常 $<1000\times10^6/L$;

渗出液 常 $>1000\times10^6/L$。

【临床意义】

50%以上的渗出液和10%~15%的漏出液均可呈红色,积液中红细胞数 $>100\,000\times10^6/L$,可见于创伤、恶性肿瘤、肺栓塞、心脏手术后损伤综合征及结核病等。有核细胞计数对鉴别漏出液和渗出液有一定参考价值,漏出液细胞数较少,渗出液细胞数较多。

(二)细胞分类检查

【方法学】

1.直接分类法　细胞直接计数后,将镜头转换为高倍镜,在高倍镜下根据细胞形态进行单个核细胞(淋巴细胞、单核细胞)及多核细胞(中性粒细胞、嗜酸性粒细胞、嗜碱性粒细胞)的分类。

2.染色法　胸腔积液经离心沉淀后,用沉淀物涂片3~5张,以瑞氏或瑞氏-吉姆萨复合染色进行分类,同时用多张涂片寻找肿瘤细胞也甚有效。必要时制备稍厚的涂片,在干燥前放置乙醚乙醇等量混合固定30min,用苏木精-伊红(HE)或巴氏染色后寻找癌细胞。

【结果判定】

漏出液以单个核细胞为主,如淋巴细胞、单核细胞、浆细胞、组织细胞;

渗出液以多核细胞为主,如中性粒细胞。

【临床意义】

1.胸腔积液中中性粒细胞增多　常提示胸膜急性炎症,如肺炎、胰腺炎、肺梗死、横膈下脓肿、早期结核等疾病合并的胸膜炎症。

2.嗜酸性粒细胞增多　指积液中嗜酸性粒细胞超过白细胞总数10%以上。常为良性或自限性疾病,最多见于血胸和气胸,如自发性气胸、反应性胸膜炎、胸部外伤、肺梗死后,还可见于药物反应、风湿病、系统性红斑狼疮等。而恶性血性胸腔积液中却不见其增多。某些少见的胸腔积液,如寄生虫感染(肺吸虫病、包囊虫病、阿米巴、蛔虫病)、真菌感染(组织胞浆菌病、放线菌病、球孢子虫病)等,胸腔积液中亦常见大量嗜酸性粒细胞。

3.嗜碱性粒细胞增多　明显增多者罕见,一般在0.02以下。部分与胸腔积液嗜酸性粒细胞增多者并存。偶尔白血病累及胸腔所形成的胸腔积液,嗜碱性粒细胞分类计数可>10%。

4.淋巴细胞增多　主要提示慢性炎症,如结核、肿瘤或结缔组织病。浆细胞属于淋巴细胞系列,可产生免疫球蛋白,形态上较小淋巴细胞大。多发性骨髓瘤引起的胸腔积液中,此类细胞可明显增多。

5.间皮细胞增多　间皮细胞被覆于胸膜的表面,可脱落到胸腔积液中。间皮细胞增多常提示浆膜受刺激或损伤。结核性胸膜炎时,可见增生的间皮细胞、组织细胞及多核巨噬细胞;恶性间皮瘤时,间皮细胞体积大,核仁明显,染色质增多,应与腺癌相鉴别。

6.巨噬细胞增多　胸腔积液中巨噬细胞来自于血液中的单核细胞和胸膜间皮细胞,有时可与恶性肿瘤细胞相混淆。巨噬细胞可吞噬胸腔积液中的红细胞和中性粒细胞。部分结核性胸腔积液中可见到该细胞。胸腔积液各类细胞增高的临床意义概括见表9-2。

表 9－2 胸腔积液各类细胞增高的临床意义

细胞	临床意义
中性粒细胞	化脓性积液、早期结核性积液、肺栓塞、膈下脓肿
嗜酸性粒细胞	血胸、气胸、肺梗死、真菌或寄生虫感染、间皮瘤、过敏综合征
淋巴细胞	结核性积液、肿瘤、病毒、结缔组织疾病等所致积液
浆细胞	充血性心力衰竭、恶性肿瘤或多发性骨髓瘤浸润浆膜所致积液
间皮细胞	多见于渗出液，提示浆膜受刺激或损伤
巨噬细胞	结核性积液
组织细胞	炎性积液
含铁血黄素细胞	陈旧性血性积液

三、常规生物化学检查

胸腔积液的化学检查需将积液离心后取上清液进行，其检查方法与血清化学检查方法相同，且常需要与血清中的同种化学成分同时测定，以利于对照观察。

1.总蛋白定量

【方法学】

积液中蛋白质定量采用双缩脲法。此法的原理是蛋白质分子中的肽键在碱性条件下与二价铜离子(Cu2＋)作用生成蓝紫色的化合物，这种颜色反应强度在一定浓度范围内与蛋白质含量成正比，经与同样处理的蛋白标准液比较，即可求得蛋白质含量。

【结果判定】

漏出液：蛋白质 一般＜25g/L，胸腔积液总蛋白/血清总蛋白比值＜0.5；

渗出液：蛋白质 一般＞30g/L，胸腔积液总蛋白/血清总蛋白比值＞0.5。

(血清总蛋白：双缩脲法 成人 60～80g/L)

【临床意义】

单独测定胸腔积液蛋白质含量对鉴别积液的性质有一定的误诊率(大约 9.6%～13.6%)，需结合其他指标综合判断，如胸腔积液/血清总蛋白比值。炎症性疾患，如化脓性、结核性胸腔积液，蛋白质含量多为 40g/L 以上；恶性肿瘤为 20～40g/L；淤血性心功能不全患者的胸腔积液蛋白浓度最低，为 1～10g/L。蛋白质如为 25～30 g/L，则难以判明其性质(中间型积液)。

2.葡萄糖测定

【方法学】

测定方法同血清葡萄糖定量，多采用葡萄糖氧化酶法或己糖激酶法。

(1)葡萄糖氧化酶法：葡萄糖氧化酶催化葡萄糖氧化成葡萄糖酸和过氧化氢，再加入过氧化物酶和色原性受体，生成有色化合物，经过比色后定量葡萄糖。

(2)己糖激酶法：在己糖激酶存在下，葡萄糖和 ATP 发生磷酸化反应，生成葡萄糖－6－磷酸，其在葡萄糖－6－磷酸脱氢酶催化下脱氢，生成 6－磷酸葡萄糖酸，同时 NADP＋转变为 NADPH。NADPH 的生成量与葡萄糖含量成正比，在 340nm 处监测 NADPH 吸光度变化，定量葡萄糖。此法被认为是葡萄糖检测的参考方法。

【结果判定】

漏出液：与血糖相近；

渗出液：常低于血糖。

(空腹血糖：成人 3.9～6.1 mmol/L)

【临床意义】

当胸腔积液葡萄糖含量减低时(＜3.35 mmol/L)，主要见于：①结核；②恶性肿瘤；③类风湿；④化脓性胸膜炎引起的胸腔积液。导致葡萄糖含量减低的机制是：细菌和炎性细胞对葡萄糖的降解增强、肿瘤细胞利用葡萄糖增多和继发性胸膜损害等因素，妨碍葡萄糖向胸膜腔内弥散。

第三节 胸腔积液生物化学检查

一、脂类测定

【方法学】

胸腔积液中的胆固醇、甘油三酯及脂蛋白电泳对真性乳糜积液与假性乳糜积液的鉴别有重要价值。

1.积液中的胆固醇(COD－PAP 法)在胆固醇氧化酶(COD)的氧化作用下生成△4－胆甾烯酮和过氧化氢，过氧化氢在 4－氨基安替比林和酚(三者合称 PAP)存在时，经过氧化物酶催化，生成红色醌亚胺色素，其颜色深浅与标本中的胆固醇含量成正比。

2.积液中的甘油三酯（GPO－PAP法）经脂蛋白脂酶作用，可以水解为甘油和游离脂肪酸，甘油在ATP和甘油激酶的作用下，生成3－磷酸甘油，再经磷酸甘油氧化酶（GPO）作用氧化生成磷酸二羟丙酮和过氧化氢，过氧化氢在4－氨基安替比林和酚（三者合称PAP）存在时，经过氧化物酶催化，生成红色醌亚胺色素，其颜色深浅与标本中的甘油三酯含量成正比。

3.不同脂蛋白因蛋白质含量及电荷量不同，在电场中具有不同的迁移率，故可用电泳方法进行分离。临床检验中主要采用琼脂糖凝胶自动化电泳并进行自动化扫描，计算各电位区带的百分比含量，该数值乘以总脂量，即可求出相应区带脂蛋白的含量。

【结果判定】

真性乳糜性胸腔积液：胸腔积液胆固醇＜血清胆固醇，

甘油三酯＞1.24 mmol/L，

脂蛋白电泳乳糜颗粒区带明显。

（血清胆固醇理想范围：成人 ＜5.2 mmol/L）

（血清甘油三酯理想范围：成人 ＜1.7 mmol/L）

【临床意义】

1.真性乳糜性胸腔积液是因外伤、肿瘤或结核等损伤或压迫胸导管所致，含较多甘油三酯，且其成分改变与饮食内容相关，胸腔积液苏丹Ⅲ染色呈阳性。

2.假性乳糜性胸腔积液则是由长期胸腔积液、胸膜肥厚，大量炎性白细胞退化所致，胸腔积液内含有大量胆固醇结晶（＞26mmol/L），通常甘油三酯阴性，苏丹Ⅲ染色呈阴性。真性与假性乳糜性胸腔积液的鉴别见表9－3。

表9－3 真性与假性乳糜性胸腔积液的鉴别

项目	真性乳糜性积液	假性乳糜性积液
病因	胸导管阻塞或梗阻	各种原因所致慢性积液
发作	突发	渐进
外观	乳糜性	乳糜性
乙醇试验	变清	无变化
脂肪含量（%）	＞4	＜2
脂蛋白电泳	乳糜颗粒区带明显	乳糜颗粒区带不明显或缺如
胆固醇	低于血清	高于血清
甘油三酯（mmol/L）	＞1.24	＜0.56
蛋白质（g/L）	＞30	＜30
脂肪	大量，苏丹Ⅲ染色阳性	少量，有较多脂肪变性细胞
胆固醇结晶	无	有
细菌	无	有
细胞	淋巴细胞增高	混合细胞反应

二、乳酸测定

【方法学】

在NAD＋存在下，乳酸脱氢酶催化乳酸氧化成丙酮酸，反应生成的NADH与乳酸为等摩尔关系，在340nm波长下测定NADH的生成量，从而计算出乳酸的含量。

【结果判定】

胸腔积液乳酸含量＞6 mmol/L，常提示细菌感染。

（空腹静脉血乳酸含量：成人 0.6～2.2mmol/L）

【临床意义】

胸腔积液乳酸含量测定有助于细菌性感染与非细菌性感染的鉴别诊断。当乳酸高达6 mmol/L以上时，高度提示有细菌感染，尤其在应用抗生素治疗后的胸水，一般细菌检查又为阴性时更有价值。类风湿病、充血性心力衰竭及恶性肿瘤引起的积液中乳酸含量也可见轻度升高。

三、酶学测定

1.乳酸脱氢酶（lactate dehydrogenase，LD or LDH）

【方法学】

目前多用连续监测法测定LD活性浓度（LD－L法或LD－P法）。LD同工酶测定方法有电极法、层析法和免疫法等。

(1)LD－L法:即以乳酸为底物的速率法。根据从乳酸氧化成丙酮酸的正向反应,乳酸和NAD＋为酶底物,在340nm波长下检测吸光度升高速率。吸光度升高速率与标本中LD活性呈正比。此方法为IFCC推荐的检测LD的参考方法。

(2)LD－P法:以丙酮酸为底物的速率法。根据从丙酮酸还原成乳酸的逆向反应,丙酮酸和NADH作为酶底物,340nm波长下检测吸光度下降速率。吸光度下降速率与标本中LD活性呈正比。

【结果判定】

漏出液:胸腔积液LD＜血清参考范围上限的2/3;

胸腔积液/血清LD＜0.6;

渗出液:胸腔积液LD＞血清参考范围上限的2/3;

胸腔积液/血清LD＞0.6。

(血清LD总活性:LD－L法 成人109～245 U/L;LD－P法成人200～380 U/L)

(血清LD同工酶:LD2 45.10±3.53%,LD1 32.7±4.60%,LD3 18.50±2.96%,LD4 2.90±0.89%,LD5 0.85±0.55%)

【临床意义】

LD是一种糖酵解酶,催化乳酸氧化成丙酮酸,同时将氢转移给辅酶而成为NADH,依条件不同催化反应有可逆性。LD广泛存在于人体各组织中,以心肌、骨骼肌、肾脏和红细胞中含量为丰富。LD是由H(代表心肌)和M(代表肌肉)两种亚基组成的四聚体,形成5种结构不同的同工酶,即LD1(H4)、LD2(H3M)、LD3(H2M2)、LD4(HM3)、LD5(M4)。

胸腔积液与血清LD量值水平可用以区分漏出液和渗出液。大多数渗出液中LD含量都增高,它可以反应胸膜的炎症病变程度,胸腔积液LD值越高,胸膜炎症越重。LD同工酶测定对鉴别良、恶性胸腔积液有一定价值。良性胸腔积液中以LD4和LD5的水平增高为主;如以LD2增高为主,为恶性胸腔积液。但LD同工酶谱与恶性病变的组织类型无关。

2.淀粉酶(amylase,AMY)

【方法学】

AMY总活性测定主要采用化学方法(EPS法最常用),同工酶测定用免疫抑制法和电泳法。

EPS法:即亚乙基－4－NP－麦芽庚糖苷法,是IFCC的推荐方法。此法以亚乙基封闭的4NP－G7为底物,经AMY水解为游离的寡糖(G5,G4,G3)及葡萄糖单位减少的4NP－G2,4NP－G3,4NP－G4,经α－葡萄糖苷酶催化水解为黄色的对硝基酚和葡萄糖,对硝基酚的生成量与AMY活性成正比,在405nm波长下连续监测吸光度变化速率,求出AMY活性。

【结果判定】

胸腔积液淀粉酶水平＞血清参考范围上限,常提示急慢性胰腺炎。

(血清淀粉酶:EPS法 成人≤220 U/L)

【临床意义】

淀粉酶是能水解淀粉、糖原和糊精,在食物多糖类化合物的消化中起重要作用的水解酶。人和动物只含α－AMY。根据脏器来源不同把人AMY同工酶分为两种:胰型同工酶(P－AMY)和唾液型同工酶(S－AMY),两者具有97%的同源性。人体中胰腺含AMY最多,其次为唾液腺。胸腔积液淀粉酶水平增高,常提示患有以下疾病:

(1)急慢性胰腺炎:急性胰腺炎引起者淀粉酶多在500～2000U/L,重症胰腺炎胸腔积液中的淀粉酶浓度明显增高。胰腺炎时淀粉酶(P－AMY)溢漏至胸腔,可使胸腔积液中该酶的含量高于血清中的含量。部分患者剧烈胸痛、呼吸困难可掩盖腹部症状,此时,胸腔积液淀粉酶增高,是胰腺病变的表现之一。

(2)食管破裂:食管破裂时患者唾液腺分泌的淀粉酶(S－AMY)可直接进入胸腔,致使胸腔积液中该酶浓度显著升高。食管破裂穿孔情况常很紧急,及时进行胸腔穿刺抽液,测定该酶的浓度,对本病的及时诊断和治疗有重要价值。

(3)恶性肿瘤:10%的恶性胸腔积液中淀粉酶(S－AMY)浓度轻到中度升高,其中半数患者血清淀粉酶亦升高。

3.腺苷脱氢酶(adenosine deaminase, ADA)

【方法学】

(1)速率法:ADA催化腺嘌呤核苷水解脱氨,产生次黄嘌呤核苷和氨。氨与α－酮戊二酸及NADH在谷氨酸脱氨酶作用下反应,生成谷氨酸及NAD＋。氨的生成及NADH的消耗与ADA的活性成正比。在340nm波长处监测NADH吸光度下降速率,计算ADA活性。

(2)比色法:ADA催化腺嘌呤核苷水解脱氨,产生次黄嘌呤核苷和氨离子,用波氏显色法测氨离子的生成量,计算ADA活性。

【结果判定】

胸腔积液ADA＞40U/L,常提示为结核性胸腔积液。

(血清 ADA 活性:速率法:成人 19.6 U/L ;比色法:成人≤30U/L)

【临床意义】

ADA 是一种参与嘌呤代谢的多肽酶,能催化腺苷脱胺变成肌苷和氨。ADA 有两种同工酶,ADA1 和 ADA2。ADA1 普遍存在于淋巴细胞、中性粒细胞、单核细胞和巨噬细胞中。而 ADA2 仅存在于单核细胞和巨噬细胞中。

ADA 活性测定对结核性胸腔积液的诊断和疗效观察有重要价值。结核性胸腔积液 ADA 常明显升高(主要是 ADA2 升高),可高达 100 U/L。此外,化脓性胸腔积液、类风湿性积液 ADA 活性也可升高,>40U/L。而恶性胸腔积液 ADA 活性较低,<40U/L,甚至<20U/L,漏出液 ADA 活性最低。ADA 活性还可作为抗结核治疗疗效观察的指标,当抗结核药物治疗有效时,其 ADA 活性随之减低。

4.溶菌酶(Lysozyme,Lys)

【方法学】

(1)ELISA 法:采用双抗夹心法。以抗人溶菌酶抗体包被反应板微孔,与样本中的溶菌酶结合,再加入酶标的抗人溶菌酶抗体,在固相上形成抗体-溶菌酶-酶标抗体免疫复合物,加入酶底物/色原后显色,显色强度与溶菌酶浓度成正比。

(2)琼脂平板溶菌环法:在含溶壁微球菌的琼脂平板上打孔,加入样本。样本中的溶菌酶与琼脂内的溶壁微球菌相互作用,破坏该菌的细胞壁而使其溶解,在扩散过程中使加样孔周围出现溶菌环。溶菌环直径的平方与样品中的溶菌酶含量呈直线关系。

【结果判定】

胸腔积液中 lys 含量> 27 mg/L,常提示为结核性胸腔积液。

(血清中溶菌酶含量:溶菌环法 3.0~9.0 mg/L;ELISA 法 8.5±3.4 mg/L)

【临床意义】

溶菌酶是一种水解酶,广泛分布于人体各组织及分泌物中,如胸腹腔积液、血清、唾液和泪液等。溶菌酶主要存在于单核细胞、吞噬细胞、中性粒细胞及类上皮细胞的溶酶体中,而淋巴细胞和肿瘤细胞中不含有该酶。溶菌酶可用于鉴别结核性与恶性胸腔积液。结核性胸腔积液中溶菌酶含量明显高于恶性胸腔积液。结核性胸腔积液/血清 Lys 活性一般>1.0,而恶性积液/血清一般<1.0。同时测定胸腔积液 Lys 和 LD 活性,结核性胸腔积液两者活性均升高;恶性胸液积液 Lys 活性降低而 LD 活性升高,此种分离现象是恶性胸腔积液的特点。

四、pH 测定

【方法学】

其检测方法与血液酸碱度测定相同,即用血气分析仪采用电极法测定。

【结果判定】

漏出液:pH 常>血 pH;

渗出液:pH 常<血 pH。

(动脉血 pH 7.35~7.45)

【临床意义】

胸腔积液 pH 测定对病因的鉴别诊断,疾病预后及指导治疗均有一定的价值。pH<7.20,可由下列原因之一引起:复杂性肺炎旁胸腔积液,食管破裂,类风湿性胸膜炎,结核性胸膜炎,恶性胸膜疾病,血胸,全身酸中毒,肺吸虫病等。狼疮性胸膜炎引起的胸腔积液 pH 常>7.35,但有时也<7.2。胸腔积液 pH 值也可用来评估肺炎伴胸腔积液患者的预后,pH 值高的预后较好于 pH 值低的患者。

第四节 胸腔积液脱落细胞学检查

一、胸腔积液细胞学检查的目的和应用范围

1.寻找积液内有无恶性肿瘤细胞,鉴别良性与恶性胸腔积液。

2.对于良性疾患,可鉴别特异性与非特异性炎症。

3 用于疾病疗效的观察和预后的评价。

二、标本的采集与制片

1.采集:见本章第一节

2.离心:检验部门收到标本后进行离心,每分钟 1 500~2 000 转速,离心 3~5min。

3.制片

(1)手工制片:将离心后的标本弃去上清液,将沉淀物摇匀,用吸管吸出少许,滴 1~2 滴在载玻片上,推成均匀的涂片。涂片不宜推得太薄或太厚。太薄时细胞少,并且容易使细胞变形;太厚时细胞重叠,干后容易干裂脱片。涂片的厚薄直接影响细胞的大小。涂片薄的细胞较大;厚的细胞小,所以一般以血片略厚为宜。细胞玻片离心沉淀仪直接将细胞浓集到玻片上,可提高诊断阳性率。

(2)仪器制片:将标本保存于液基细胞保存液中,直接上机制片(TCY 或 LCT)。

4.固定:制成的涂片待自然干燥或加温干燥,然后浸入固定液中，固定15～30min，取出即可染色。固定液可用95%酒精。用姬姆萨染色法，涂片用甲醇固定。若加热干燥，温度不宜太高且不能太干，待稍干后即固定。

5.染色：涂片常用巴氏染色法（Papanicolaou）或苏木素－伊红染色法（H－E染色）。这两种方法的染色质量比较稳定，细胞的透明度较好，缺点是染色费时。在作H－E染色过程中，盐酸酒精分化需充分，避免浆内苏木素未去除而影响诊断。

三、胸腔积液时可出现的细胞

1.红细胞　涂片中出现红细胞，表示局部有渗血或出血，常由结核和肿瘤引起，炎症或进针抽胸腔积液时损伤血管也可出现红细胞。

2.中性粒细胞　是胸膜炎症和肿瘤时常见的细胞成分，胸腔积液中的中性粒细胞可发生不同程度的蜕变。

3.淋巴细胞　是积液中最常见的白细胞，长期积液的病例常以淋巴细胞为主。按细胞大小，可分为大淋巴细胞和小淋巴细胞。涂片内小淋巴细胞的胞浆极少，胞核圆形，一侧略凹陷，染色很深。由于小淋巴细胞核的大小一致，染色清晰，常作为同一涂片中测量细胞大小的主要“标尺”。在瑞吉染色涂片中，小淋巴细胞核的直径为5～6μm。大淋巴细胞的核可达8～10μm，细胞体积约10～15μm。转化型淋巴细胞胞核常见清晰的1～2个核仁，细胞体积可达12～20μm。

4.嗜酸性粒细胞　涂片中有时可见较多的嗜酸性粒细胞，它的出现与变态反应性疾病及寄生虫感染有关，有时在肿瘤涂片中也可见到。

5.浆细胞　在慢性炎症或肿瘤情况下，涂片内有少量浆细胞，细胞呈长圆形，细胞的一端有一个圆形的细胞核。核的大小与淋巴细胞核相似或稍大些，但是核内的染色质颗粒比较粗大，排列在核膜的周围呈车轮状。

6.组织细胞　在胸膜炎症情况下，常同时伴有组织细胞增生，并随其他细胞脱落到胸腔积液中。组织细胞是一种具有吞噬功能的细胞，其胞浆可形成伪足而有阿米巴样运动。细胞大小与间皮细胞相似，细胞核呈肾形，或卵圆形，略偏于细胞的一侧，染色质颗粒较细，核仁不清楚，可见小核仁。有时可见双核或多核组织细胞。组织细胞大小及形态与间皮细胞相似，在光镜下很难区别，仔细鉴别无重要意义。一般来说，组织细胞有吞噬现象。

7.间皮细胞

（1）正常间皮细胞：正常间皮细胞呈立方状、柱状上皮细胞样、圆形或卵圆形，当间皮细胞自浆膜脱落后，可呈乳头状或腺腔状改变，核居中或偏位，圆形，偶有双核或多核，染色质颗粒状，分布均匀，可见核仁，胞浆量较丰富、染蓝色或淡红色。各种原因引起的胸腔积液中均可见到正常的间皮细胞。

（2）退化间皮细胞：退化分为肿胀性退化和固缩性退化两种。肿胀性退化细胞体积增大，细胞轮廓及核结构不清，胞浆内可见大小不等的空泡，细胞着色淡蓝。退化间皮细胞需与巨噬细胞、组织细胞、腺癌细胞相鉴别。固缩性退化细胞体积小，多为嗜酸性，核固缩、碎裂、细胞深染。各种原因引起的胸腔积液中均可见到退化的间皮细胞。

（3）增生间皮细胞：又称异形间皮细胞，增生的间皮细胞多聚集成群，呈乳头状、腺管状、菊花状，细胞体积增大，可达30～40μm。胞核增大可达15～20μm，可为单核、双核或多核，核染色质增多、呈颗粒状、深染，核仁清晰、多个不等，核浆比例失常。增生的间皮细胞需与腺癌细胞、恶性间皮瘤细胞相鉴别。在结核性胸膜炎、病毒感染、肿瘤、反复抽吸胸腔积液等刺激下，易见到增生的异形间皮细胞。

8.恶性肿瘤细胞

（1）细胞大小：胸腔积液中恶性细胞的大小有显著差异。以间皮细胞的大小为标准可为大、中、小三型。

①大细胞型：细胞体积显著大于间皮细胞，如许多转移性腺癌、鳞癌、恶性黑色素瘤和各种肉瘤。

②中型细胞：细胞大小与间皮细胞相似，如多种乳腺癌、胃癌等。

③小细胞型：细胞体积明显小于间皮细胞，如肺小细胞未分化癌、恶性淋巴瘤等。

（2）细胞形态：胸腔积液内可见梭形细胞，柱状细胞及其他奇形怪状细胞等，腺癌细胞可见大量紧密排列的细胞团，细胞常重叠，腺腔样结构常见。

（3）细胞核

①核的大小：恶性细胞核（N）增大，胞浆（C）量少，N/C比值增大。

②核的形态：积液中癌细胞核大多为圆形或卵圆形，特别是分化好的腺癌细胞，核大多无明显畸形，甚至核边光整。但鳞癌、未分化癌常有明显畸形。

③核染色质：大多数癌细胞核染色质增多，颗粒增粗而形状不规则，分布不均匀。但分化好的腺癌细胞有时核染色质为细颗粒状，分布均匀。

④核透明带：恶性细胞核内可出现透明带或透明

区，良性细胞此现象较少见。

⑤异常有丝分裂：恶性细胞常出现异常有丝分裂相，良性细胞此现象极罕见。

(4)核仁：除鳞癌细胞外，多数癌细胞有大且不规则核仁，腺癌细胞可见多而巨大核仁。

四、良性病变胸腔积液细胞学特点

1. 急性化脓性炎症　各种化脓菌经直接蔓延、血行和淋巴道播散或外伤感染等途径进入胸腔引起化脓性胸膜炎。涂片中见大量中性粒细胞，亦可见少量退化间皮细胞，其他细胞，如巨噬细胞、淋巴细胞等一般少于10%。此外，涂片中有较多的细胞碎片。

2. 急性非化脓性炎症　这种胸腔积液可继发于肺炎、流感、肺梗死等疾病。通常积液量较少，细胞成分多种多样，包括较多中性粒细胞、淋巴细胞及增生的间皮细胞，有时可见多核间皮细胞和有丝分裂相。因涂片中细胞学无特殊性，需要结合临床表现作出提示性诊断，供临床参考。

3. 慢性炎症　各种急性炎症未经治疗或治疗不彻底可转为慢性炎症，有些疾病一开始就呈慢性经过。涂片中见大量淋巴细胞，偶见浆细胞，常伴有中性粒细胞、组织细胞、增生间皮细胞。

4. 结核　结核病变引起的胸腔积液，涂片中可见大量淋巴细胞，以小淋巴细胞为主，可出现一些转化淋巴细胞，组织细胞、间皮细胞较少，有时可见较多红细胞。当结核病直接累及胸膜时，涂片中可见大量间皮细胞，胞核增大，有异形，并可有小团出现，需结合临床做出提示性诊断。只有在涂片中见到干酪样坏死物及上皮样细胞、朗罕细胞时才能做出明确诊断。上皮样细胞是由组织细胞吞噬结核杆菌后变形而成，细胞呈长形或卵圆形，核变长，染色质疏松而细致，胞浆丰富。朗罕细胞为合体的上皮样细胞，细胞巨大，不规则圆形，有十几个细胞核，核的大小、形态和上皮样细胞一样，呈环状或马蹄铁状排列，在涂片中常易破碎成一堆排列紊乱的上皮样细胞核。

5. 肝硬化　肝硬化后期常引起腹水，但有时也出现胸腔积液。涂片中细胞成分不多，以间皮细胞为主，可见少量淋巴细胞。有增生间皮细胞出现，单个散在或成小团。

6. 系统性红斑狼疮　本病引起的胸腔积液常为渗出性，蛋白质含量高于30g/L。涂片中见大而不典型的浆细胞及中性粒细胞。偶尔找到红斑狼疮细胞，其特征为中性粒细胞胞浆内吞噬有紫红色圆形或卵圆形小体，将胞核挤在一侧。红斑狼疮是典型的自身免疫性疾病，由于患者血清中存在自身抗体，当其与某些白细胞作用后，白细胞的核即发生碎裂和溶解，并形成游离的均匀小体（即苏木素小体），后者又被正常的中性粒细胞所吞噬，从而形成狼疮细胞。

7. 低蛋白血症和充血性心力衰竭　均为典型的漏出液。涂片中细胞成分少，仅见少量散在的淋巴细胞和间皮细胞。充血性心力衰竭临床较常见，积液可并发感染，特别是风湿性瓣膜病患者，常有肺部感染而累及胸膜。此时则由漏出液转变为渗出液，涂片中出现较多的巨噬细胞、淋巴细胞、中性粒细胞和间皮细胞。

8. 寄生虫感染　胸腔积液涂片中可见增生的间皮细胞，并有较多的嗜酸性粒细胞存在，并可以找到虫卵，如丝虫病、棘球属的细粒棘球绦虫等感染。

五、恶性胸腔积液细胞学特点

恶性肿瘤侵及胸腔浆膜或造成胸腔循环障碍引起胸腔积液时，在积液中不一定能找到肿瘤细胞，或肿瘤细胞很少。只有当恶性肿瘤细胞浸润胸膜，直接暴露于胸膜腔时或在胸膜腔内广泛种植时，胸腔积液中才可见脱落的恶性肿瘤细胞。胸腔积液中恶性细胞最常见的来源是原发性肺癌，尤以周围型肺癌多见，其次是乳腺癌和肺的转移性肿瘤，原发性间皮瘤少见。在儿童、青少年患者中，淋巴造血系统来源的恶性肿瘤较多见。

（一）腺癌

胸腔积液中以腺癌最多见。肺部腺癌常发生于肺的周边部，容易浸润胸膜腔脏层，引起胸腔积液，并脱落于胸腔积液中。

细胞排列及形态：胸腔积液涂片中的腺癌细胞多成团，伴有单个散在排列。成团脱落的腺癌细胞相互排列紧密，边缘部的细胞常向外隆起，使细胞团呈“桑椹样”、“腺腔状”或“球形”结构。有的细胞团边缘有一层扁平的癌细胞围绕，细胞核亦呈扁平形，形成“镶边样”结构。腺癌细胞圆形或卵圆形。

细胞质：腺癌细胞的胞质常嗜碱性，胞质内常有黏液空泡，呈云雾状，空泡大者将核挤向一侧，使细胞呈印戒样。

细胞核及核仁：核深染，部分细胞核膜增厚。核偏位，或贴近细胞边缘，常重叠。其大小、排列不一致。癌细胞可见明显核仁，其直径可达4～5μm.。多核癌细胞和有丝分裂相常见，有时可见三极、四极或多极病理性核分裂相。

（二）未分化癌

胸腔积液涂片中的未分化癌比鳞癌稍多见。细胞学中的未分化癌实际上包括组织学的未分化癌、分化差的鳞癌和腺癌。

细胞排列及形态：胸腔积液涂片中的未分化癌细胞常趋于成群，癌细胞有重叠、镶嵌。部分癌细胞粘连紧密，呈串珠状。

细胞质：未分化癌细胞胞浆少，呈裸核样，染色深。

细胞核及核仁：其核畸形明显，表现三角形、燕麦形、不规则形等，且大小很不一致。小细胞未分化癌须与淋巴细胞相鉴别，后者散在，核较圆形，细胞大小一致。未分化小细胞癌体积较小，其核直径 8～12μm。未分化大细胞癌体积较大，核直径 12～20μm。

（三）鳞癌

胸腔积液涂片中鳞癌不多见。原发性肺部鳞癌常发生于肺门附近，病变晚期才浸润胸膜脏层而引起胸腔积液。此外，晚期食管癌也会累及胸膜。

细胞排列及形态：典型的鳞癌细胞在胸腔积液涂片中常散在排列，细胞呈多形性，如梭形、蝌蚪形等。

细胞质：胞浆伊红色，巴氏染色中分化好的鳞癌细胞的浆染成鲜红色或橘黄色。然而胸腔积液中分化好的鳞癌细胞不多。低分化鳞癌细胞因其特征不典型，又因脱落于胸腔积液内时间长，胞浆内易形成液化空泡，将细胞核推向一侧，形似腺癌细胞。

细胞核及核仁：核位于细胞中央，染色深，畸形明显，一般不见核仁。

（四）恶性间皮瘤

恶性间皮瘤是浆膜的原发性肿瘤，较少见。在组织学上，恶性间皮瘤主要分为上皮型、纤维型和混合型。

上皮型恶性间皮瘤：细胞形态各异，不典型者与正常间皮细胞难以区分，典型者细胞改变需与低分化腺癌相鉴别，细胞多聚集成堆，易见核分裂相。

纤维型恶性间皮瘤：细胞成纤维状、纺锤状。细胞多散在出现，有时可见纤维肉瘤状细胞和恶性纤维性组织细胞肿瘤样细胞。

混合型恶性间皮瘤：混合型恶性间皮瘤细胞多样化，上皮型恶性间皮瘤细胞和纤维型恶性间皮瘤细胞混合可见，且往往上皮型多于纤维型。

肺癌发生胸膜浸润时，间皮细胞发生异常反应增多，应与恶性间皮瘤相鉴别。有作者提出，分化好的间皮肉瘤，在成片排列的细胞中，细胞之间有间隙，表现为细胞边界清晰。腺癌与恶性间皮瘤的鉴别必须结合临床病史，X 线和 CT 检查。免疫组织化学检查可提供参考，但一定要注意试剂的效价和操作过程中的干扰因素。

（五）淋巴瘤

1.非霍奇金病　非霍奇金病的胸腔积液涂片中，主要为密集成片的恶性淋巴瘤细胞，表现为“单一性”，其他成分少见。瘤细胞排列分散、不成团。其核比正常淋巴细胞大，直径 6～10μm。细胞核圆形为主，核内染色质颗粒粗大而分布不均。细胞核的一侧常见有凹陷，在凹陷一侧可见到略丰富的胞质。T 细胞来源的恶性淋巴瘤，核可出现脑回形图象。组织细胞恶性淋巴瘤，核常为肾形。恶性淋巴瘤的背景中可以见到凝固性坏死，坏死的瘤细胞体积缩小，呈伊红色，隐约可见细胞轮廓。

2.霍奇金病　霍奇金细胞（简称 R－S 细胞），此类细胞有单核、双核和多核。细胞核大，直径 15～25μm，圆形，分叶状或扭曲状。核染色质粗而松，水肿状，核膜清晰，核仁大而明显，可达成熟淋巴细胞的大小。胞浆丰富，有不规则突起。双核细胞又称镜影细胞，其特点为有两个形态相似、方向相反的核。核与核仁形态上与单核 R－S 细胞相似。涂片中肿瘤细胞不多见，背景中有大量淋巴细胞和少量嗜酸性粒细胞、浆细胞。

瑞氏染色对恶性淋巴瘤的诊断很有帮助。此染色方法使细胞收缩少，淋巴系统细胞易着色，细胞的细微结构显示比较清楚。嗜银染色通过观察核仁组成区染色颗粒有助于正常淋巴细胞与肿瘤性淋巴细胞的区别。免疫组织化学有助于恶性淋巴瘤的分型。

第五节　胸腔积液微生物学检查

一、直接显微镜检查

采集标本时应遵循无菌操作原则，收集标本后，立即送到检验部门。检验部门收到标本后，离心沉淀，取其沉渣涂片染色，在光学显微镜下查找病原菌，观察病原菌的形态、染色性等。如找到典型的致病菌，对诊断有一定帮助。抗酸染色后如找到结核菌可确诊结核性胸膜炎，但结核性胸膜炎多为变态反应所致，阳性率较低（25%～50%）。真菌感染时胸腔积液内可找到菌丝和孢子。包虫病时可找到头节。肺吸虫病所致的胸腔积液中可发现虫卵。阿米巴病穿刺液呈巧克力色，有时可找到阿米巴滋养体。丝虫病胸腔积液呈乳糜性，可找到微丝蚴。如疑为卡氏肺囊虫感染，应行吉姆萨染色，可找到该病原体。

二、病原菌分离、培养和鉴定

涂片染色的同时，就应根据可疑菌生长培养特性，选择合适的培养基，提供合适的气体条件、温度和PH，使细菌在体外人工培养基中生长、繁殖形成菌落。一般首先做普通培养，如怀疑有厌氧菌/真菌感染，可同时行厌氧菌/真菌培养。对高度怀疑结核性胸膜炎而又未找到结核证据时可做结核菌培养，阳性率高，特异性佳，并可同时做药敏试验，但结核菌培养耗时较长，若根据培养结果选择治疗，可能会延误患者的治疗。

大部分细菌于 24 ~ 48h 生长良好。这时根据培养基上出现菌落的性状（大小、色泽、气味、边缘、光滑度、色素、溶血情况等）和细菌的形态、染色性，进行细菌生化反应和血清学试验，可对分离菌作出鉴定。为了尽快地对分离菌作出检验结论，应选择可靠而适用的特征作为鉴定指标，同时也可借助于微量鉴定系统或自动化鉴定系统，快速简便鉴定分离病原菌。

三、药物敏感性试验

通常进行体外纯菌药物敏感性试验，常用方法包括抑菌试验、杀菌试验、联合药敏试验和检测细菌产生的抗生素灭活酶等。

药敏试验可以帮助临床医师选择效果最佳的药物进行感染性胸膜疾病的治疗，以避免由于抗菌药物使用不当造成不良后果。

第六节　肿瘤标志物和细胞因子测定

（一）肿瘤标志物测定

肿瘤标志物（tumor marker, TM）是指在恶性肿瘤的发生和增殖过程中，由肿瘤细胞的基因表达而合成分泌的或是机体对肿瘤细胞反应而异常产生和（或）升高的，反映肿瘤存在和生长的一类物质，包括蛋白质、激素、酶（同工酶）、多胺及癌基因产物等，存在于病人的血液、体液、细胞或组织中。

肿瘤标志物能否有效地应用于胸水良恶性的判断，主要取决于标志物的敏感性和特异性。常用的有癌胚抗原（Carcino - embryonic Antigen, CEA）、细胞角蛋白 19 片段（CYFRA21 - 1）、神经元特异性烯醇化酶（Neuron Specific Enolase, NSE）、糖链抗原（CA 50、CA 125、CA 242、CA 15 - 3、CA19 - 9）等。

1.癌胚抗原（CEA）

癌胚抗原（CEA）是 1965 年加拿大学者 Gold 和 Freedman 从结肠腺癌和胎儿肠中提取的一种胚胎抗原。在许多部位（如消化道、肺、乳腺）恶性肿瘤患者的血清中，CEA 水平明显增高。在恶性胸腔积液中，CEA 含量也增高。

CEA 由于分子量较大，一旦在闭合的胸膜腔中产生，便不易进入血液循环，故不易形成被肾脏清除的抗原抗体复合物。因此，恶性胸腔积液中 CEA 水平升高较血清出现得更早且更明显。其诊断特点有：①在产生恶性胸腔积液的肿瘤中，诊断伴血清 CEA 增高的恶性肿瘤（如胃肠道、肺、乳腺）较不伴有 CEA 增高的恶性肿瘤阳性率高。②胸腔积液 CEA 测定对细胞学检查为阴性的，由肺癌所致恶性胸腔积液的诊断价值最大；③在各型癌肿中，胸腔积液 CEA 测定对腺癌所致者诊断价值最高。

2.细胞角蛋白 19 片段（CYFRA21 - 1）

CYFRA21 - 1 为细胞角质蛋白 19 片段（Cytokeratin 19 fragment），它是分子量为 40,000 单位的酸性蛋白质，是上皮细胞骨架的一部分。在恶性上皮中，激活的蛋白酶加速了细胞角蛋白的降解，使得大量细胞角蛋白片段释放入血。健康人血清中 CYFRA21 - 1 水平一般在 3.3ng/ml 以下，而 NSCLC 患者血清 CYFRA21 - 1 升高，特别是Ⅳ期肺癌患者可达 5.5 ~ 7.0ng/ml 以上。CYFRA21 - 1 对肺鳞癌的敏感性最高。恶性胸腔积液中 CYFRA21 - 1 均值在 70 ~ 90ng/ml 左右，与血清浓度之比值可达 10 ~ 20 以上。因此同时测定胸腔积液与血清的 CYFRA21 - 1 值，有利于良、恶性胸腔积液的鉴别诊断。

3.神经元特异性烯醇化酶（NSE）

NSE 是糖酵解中烯醇化酶的 γ - 亚单位，主要存在于神经内分泌细胞和神经源性肿瘤中，所以被称之为神经元特异性烯醇化酶。NSE 是一种酸性蛋白酶，参与糖酵解，主要作用是催化磷酸甘油变成烯醇式磷酸丙酮酸。癌肿组织糖酵解作用加强，细胞增殖周期加快，细胞内的 NSE 释放进入血液增多，导致此酶在血清内含量增高。

小细胞肺癌是一种神经内分泌起源的肿瘤，NSE 水平在小细胞肺癌患者的血清与胸腔积液中明显高于肺腺癌、肺鳞癌、大细胞肺癌等非小细胞肺癌，可用于鉴别诊断，监测小细胞肺癌放疗、化疗后的治疗效果。治疗有效时 NSE 浓度逐渐降低至正常水平，复发时 NSE 水平升高。

4.胃泌素释放肽前体（ Pro - GRP ）

胃泌素释放肽（GRP）是一条由 27 个氨基酸残基组成的肽链，是正常人脑、胃的神经纤维以及胎儿肺的神经内分泌组织中存在的激素。在小细胞肺癌组织中有大量表达。但其在血清等体液中半衰期极短，不易检测到。Pro－GRP是人工合成GRP基因编码产物,实验证实胃泌素释放肽前体(Pro－GRP)水平代表GRP水平和GRP基因表达,而且比GRP稳定得多,容易检测。

Pro－GRP在局限性小细胞肺癌的特异性和敏感性优于神经原特异性烯醇化酶(NSE),是一个更为理想的小细胞肺癌标志物。肺癌患者的血清和胸腔积液中Pro－GRP水平都增高。同时,Pro－GRP的水平与生存期有密切关系,高水平Pro－GRP提示预后较差。

5.糖链抗原(CA50、CA125)

CA50是一种唾液酸酯和唾液酸糖蛋白,正常组织中一般不存在,当细胞恶变时,糖基化酶被激活,造成细胞表面糖基结构改变而成为CA50标志物。它首先在结肠癌中被发现,目前认为它可能存在于多种类型的肿瘤细胞上。

恶性胸腔积液患者血清CA50升高者占58%,胸腔积液升高者达78%。胸腔积液CA50水平高于血清,且升高较早,其敏感性和特异性亦显著高于血清,故在胸腔积液的性质鉴别中,胸腔积液CA50测定优于血清。其原因是癌细胞产生CA50尚未入血,癌灶局部浓度增高,造成胸腔积液CA50较血清升高更早、更明显。

从乳头状浆液囊性卵巢癌中提出OVCA－433抗原在小鼠中形成的单克隆抗体OC125所能识别的肿瘤相关抗原称为CA125。最初主要用于卵巢良恶性疾病的鉴别诊断。CA125在各种类型肺癌患者的血清和胸腔积液中均有升高,阳性率依组织类型不同而不同。

6.可溶性间皮素相关肽(SMRP)

间皮素(mesothelin, MSLN)是一种相对分子质量约为40 000的细胞表面糖蛋白,在间皮瘤、卵巢癌、胰腺癌等恶性肿瘤中高表达。间皮素cDNA编码分子量为69 000的前体蛋白,糖基化后被蛋白酶水解为40 000和31 000的片段,其中40 000的片段通过糖基磷脂酰肌醇与胞膜相连,称为间皮素;间皮素包括两个异构体,其中异构体2由于保留了第16和17外显子间的内含子,使其蛋白翻译提前终止,从细胞表面脱落形成可溶性间皮素(solublem esothelin－related proteins, SMRP)。癌组织中间皮素阳性表达的恶性肿瘤患者,其血清和胸腔积液中可以检测到SMRP的存在。SMRP血清水平的检测除可用于间皮瘤的辅助诊断,还可反映间皮瘤手术效果、检测接触石棉的间皮瘤高危人群和随访疗效。

7.铁蛋白(Ferritin, Ft)

铁蛋白是一种相对分子量为445 000的亚铁蛋白质,癌细胞具有较强的合成铁蛋白的能力,因而铁蛋白可作为恶性肿瘤的非特异性标志物,对鉴别良性和恶性积液有一定价值。铁蛋白增高主要见于恶性积液和结核性积液,如果积液Ft明显升高>1500μg/L,当积液Ft/血清Ft>1.0,而溶菌酶不高,常为恶性积液;如积液Ft升高,溶菌酶也极度升高,常为结核性积液。因此,联合检测铁蛋白和溶菌酶对鉴别恶性和结核性胸腔积液有一定帮助。

(二)细胞因子测定

细胞因子是机体对感染、炎症和免疫反应的调节物。各种原因引起的胸膜病变中,细胞因子的变化十分常见。这些因子在胸膜腔局部发挥免疫作用,对胸膜炎症的病理过程及胸腔积液的吸收起着重要的作用。

1.γ－干扰素(γ－interferon,γ－INF)

IFN－γ是由T细胞在一定的刺激原作用下,产生的一种多功能调节蛋白,具有抗病毒、抗肿瘤和免疫调节作用。在结核性胸腔积液中IFN－γ水平增高,这是由于结核性胸膜炎以Th1型免疫反应为主。在结核感染过程中活的结核分支杆菌能够直接刺激单核细胞表达IL－12,进而促使Th0向Th1细胞转化,产生IFN－γ等Th1细胞因子,而发挥抗结核作用。IFN－γ诊断结核性胸腔积液的敏感性和特异性是96%。若同时测定胸腔积液IFN－γ和ADA,则更有助于结核性胸膜炎的诊断。

2.肿瘤坏死因子(tumor necrosis factor,TNF)

TNF主要由吞噬细胞产生。在结核性肉芽肿形成的过程中,结核杆菌引发人体的免疫应答,使TNF增高,故结核性胸腔积液中TNF水平较高,风湿性积液中TNF也增高,但增高的程度远较结核性低。因此,测定TNF有助于结核性胸腔积液的诊断。

第七节　胸腔积液免疫学检查

胸腔积液中转移性腺癌、恶性上皮型间皮瘤和增生性间皮细胞在形态上有不少相似之处,有时仅凭细胞形态不能做出准确诊断,因此常需要结合免疫细胞化学方法进行鉴别。常用的标本制备方法有直接涂片法、微量标本涂片法、液基薄层细胞涂片法和细胞块石蜡包埋法。细胞块石蜡包埋法是较理想的免疫细胞化学标本处理方法,在石蜡切片中背景着色低,结果易于判断,并可同时制作多张切片,以利于抗体组合应用。

1.CEA是分子质量为180kDa的糖蛋白,在多种腺癌尤其是原发于胃肠道和胰腺的腺癌均有表达,但在浆液性腺癌中低表达。在间皮瘤和增生性间皮细胞中不表达或低表达。CEA抗体阳性反应表现为胞质着色或胞质、胞膜均着色。

2.B72.3是以人乳腺癌细胞膜免疫小鼠产生的单克隆抗体,能识别大分子量糖蛋白TAG-72。TAG-72除存在于乳腺癌外还广泛存在于多种不同来源的腺癌,如肺、胃肠道、胰腺和卵巢以及正常分泌期的子宫内膜。阳性反应表现形式多样,可以是胞质局灶性或弥散分布的颗粒状着色,也可以是胞膜着色。间皮细胞不表达,间皮瘤中低表达。

3.Ber-EP4是单克隆抗体,由MCF-7乳腺癌细胞系免疫小鼠产生,可以识别分子质量为34 kDa和39 kDa的糖蛋白,这两种糖蛋白以非共价键结合,存在于除表层鳞状上皮和肝细胞外的人类正常和肿瘤性上皮细胞。Ber-EP4是对腺癌较特异的抗体,阳性反应常表现为强弥散的胞质、胞膜着色;而间皮瘤则是少量细胞弱的局灶性胞质着色。

4.MOC-31是单克隆抗体,能与分子质量为38 kDa的糖蛋白反应,此种糖蛋白存在于大多数正常和恶性上皮细胞。阳性反应表现为胞膜着色,一般不产生背景反应。浆膜腔积液研究报道,MOC-31对腺癌的敏感性为76%100%,特异性为92.9%100%。在间皮源性细胞很少有反应,阳性反应仅发生在少数病例的个别细胞,表现为局灶性着色。

5.calretinin是分子质量为29 kDa的神经特异性钙结合蛋白,除在中枢和外周神经系统表达外,还可表达于非神经组织细胞,包括间皮源性细胞。阳性反应表现为胞质、胞核着色,有/无胞膜着色,有胞膜着色者即所谓"煎蛋"样改变。calretinin在腺癌细胞不表达或表现为局灶性弱的胞质着色。

6.CK5/6是CKs家族中的成员。CKs来源于上皮组织,是真核细胞的细胞骨架中间丝蛋白中最为复杂的一类。现在已知CK家族由分子量不等的20个成员组成,即CK1~CK20。CK5/6在大多数恶性间皮瘤中表达,在肺腺癌中表达仅少数。CK5/6还可以在鳞癌、基底细胞癌、胸腺瘤、涎腺肿瘤及双向恶性间皮瘤中表达,且在移行细胞癌、子宫内膜癌、胰腺癌和乳腺癌中也有不同程度的表达。故CK5/6只能适用于胸膜恶性间皮瘤与肺腺癌的鉴别,而不适用于与非肺腺癌的鉴别。

抗体的相对特异性和一种抗原在同一种肿瘤以及不同肿瘤间的异源性表达,使得仅用一种抗体辅助诊断易产生误差,选用几种适当的抗体组合应用可使诊断的敏感性和特异性提高。

第八节　胸腔积液的其他检查

一、流式细胞术胸腔积液DNA倍体分析

正常人体的细胞均为二倍体(23对染色体),而肿瘤细胞往往染色体数目和结构发生异常,形成DNA含量的异常,造成亚倍体、三倍体、多倍体等异倍体,有92%的实体肿瘤细胞可检测到DNA异倍体。检测到细胞的DNA异倍体高度提示恶性肿瘤细胞,具有很高的特异性。

流式细胞术是20世纪70年代发展起来具有较高科技含量的检测手段,它通过荧光染料和细胞的DNA特异的结合并释放出一定波长的荧光,被流式细胞仪检测到,然后计算出细胞的DNA含量,并通过直方图表现出来,同时能检测细胞增殖周期,从而可以诊断恶性肿瘤,具有简单、快速的特点,已被广泛运用到临床。其诊断恶性胸腔积液的特异性很高,一般为90%左右,而敏感性为50%~85%不等。造成其敏感性低的原因有:①肿瘤为二倍体肿瘤;②一些肿瘤细胞可有染色体丢失,但其复制可以平衡,导致肿瘤细胞净DNA含量在核型定量和DNA含量分析均正常,虽然此时可能存在明显的核型异常;③胸腔积液中异倍体肿瘤细胞数量极少时,DNA直方图上肿瘤细胞的异倍体峰可被正常二倍体细胞如白细胞、间皮细胞所掩盖;④此外标本的制备程序、DNA直方图的解释也会影响DNA含量分析对恶性胸腔积液诊断的敏感性。若与细胞学检查联合应用,则可使诊断的敏感性达到94%。

二、端粒酶活性检测

端粒是真核生物染色体末端包含着独特重复片断的特殊结构,在保护染色体和染色体复制方面起着重要作用。线性染色体末端的DNA合成是不完全的,随着每次细胞分裂,端粒片断会进行性缩短,最终会导致衰老细胞的凋亡或程序性死亡。端粒长度被认为是细胞的"有丝分裂钟",而端粒酶作为一种特殊的逆转录酶,能够以自身RNA为模板,合成端粒末端重复片断(TTAGGG)n,对稳定端粒长度从而使细胞获得无限增殖能力和不致死性,成为永生细胞,甚至恶性转变,发挥了重要作用。其活性的增高见于恶性肿

瘤,而不存在于正常组织和体细胞。由于近年来建立了以 PCR 技术为基础的端粒酶重复序列扩增法(TRAP)能探及 10～15 个肿瘤细胞的端粒酶活性,因此端粒酶活性的检测对良恶性胸腔积液的鉴别也是一个非常有价值的诊断指标。

三、核仁组成区嗜银蛋白(AgNOR)染色

核仁组成区(NOR)是细胞核仁中的 DNA 片段,其相关蛋白具有嗜银性,即核仁组成区的嗜银蛋白(AgNOR)。应用胶银染色法可以显示 AgNOR 颗粒,通过对细胞核内 AgNOR 颗粒的形态和计数可以区分良、恶性肿瘤性质以及进行肿瘤分型、分级和判断预后。它是近年来应用于临床细胞学定量诊断的一种重要手段。因此核仁组成区嗜银蛋白(AgNOR)染色对判断胸腔积液的良恶性有一定的价值。

第九节　胸腔积液检验项目的选择和应用

胸腔积液的检查,根据方法的难易和诊断的需要分为二级。

(一)一级检查

比重、蛋白质定性、蛋白质定量、积液/血清蛋白质比值、PH、LD、积液/血清 LD 比值、细胞计数及分类、细菌学检查。

(二)二级检查

蛋白电泳、γ - INF、AMY、RF、AFP、ADA、CEA 等肿瘤标志物,细胞免疫功能检查及染色体分析。

1.漏出液与渗出液的鉴别 见表 9－4,一般通过一级检查可达到。

2.常见渗出液的鉴别 除一级检查外适当选用二级检查,主要鉴别指标如下:

(1)浆液性渗出液:呈黄色、清亮或微混,常见于结核性胸膜炎、化脓性胸膜炎的早期、肿瘤转移早期及结缔组织病。

(2)血性渗出液:呈不同程度红色,常见于癌性、结核性积液及外伤引起,癌性胸腔积液 CEA 、CA125、AFP、β - hCG 多阳性;结核性胸腔积液 Lys、ADA 活性常高于癌性。结核性与癌性胸腔积液的鉴别见表 9－5。

(3)脓性渗出液:呈黄色浑浊,含大量中性粒细胞和细菌,涂片或细菌培养可发现病原体,LD 活性明显升高,多为葡萄球菌、肺炎链球菌等化脓菌引起。

3. 良性与恶性胸腔积液的鉴别,除选用一级检查外,可适当地选用二级或其他指标联合检查。良性与恶性胸腔积液的鉴别,见表 9－6。

(注:1.各种鉴别并非完全适用于各种不同积液的鉴别;2.各种鉴别值各家仍有不同观点,仅供筛选参考。)

表 9－4　渗出液与漏出液的鉴别

项目	渗出液	漏出液
病因	炎性积液:由感染、恶性肿瘤、外伤、变态反应性疾病、结缔组织病等引起	非炎性积液:由血浆渗透压、心力衰竭、肝硬化、静脉淤血等引起
颜色	黄色、血性、脓性或乳糜性	淡黄色、浆液性
透明度	混浊	清或微混
凝固	自然凝固	不易凝固
比重	>1.018	<1.018
蛋白定性(Rivalta test)	一般为阳性	一般为阴性
蛋白定量(g/L)	>30	<25
积液/血清蛋白比值	>0.5	<0.5
葡萄糖定量(mmol/L)	一般低于血糖	与血糖相近
积液/血清 LD 比值	>0.6	<0.6
有核细胞计数($\times 10^6$/L)	>1000	<1000
有核细胞分类	依病因不同而异,可以中性粒细胞为主	以淋巴细胞、间皮细胞为主
细菌	可找到致病菌	无

表9-5 结核性与癌性胸腔积液的鉴别

项目	结核性胸腔积液	癌性胸腔积液
年龄	青少年多见	老年多见
结核中毒症状	有	无
OT试验	低浓度强阳性	阴性
淋巴结肿大	少见	可有
胸痛	有积液后减轻	持续、顽固
外观	黄色、偶见血色	血性多见
pH值	<7.40	>7.40
ADA(U/L)	>40	<40
积液/血清ADA比值	>1.0	<1.0
溶菌酶(mg/L)	>27	<15
积液/血清溶菌酶比值	>1.0	<1.0
积液/血清CEA比值	<1.0	>1.0
铁蛋白(μg/L)	<500	>1 000
γ-INF	增高	减低
细菌	结核杆菌	无
细胞	淋巴细胞为主	可有肿瘤细胞
抗结核治疗	有效	无效

表9-6 良性和恶性胸腔积液的鉴别

检查项目	良性	恶性
外观	血性少见	血性多见
总蛋白(g/L)	炎性多>40	20~40
铁蛋白Ft(μg/L)	<500	>500
纤维连接蛋白FN(μg/ml)	137.9±65.9	13.4±6.8
纤维蛋白降解产物FDP(mg/L)	≤1000	≥1000
积液CEA/血清CEA	<1.0	>1.0
腺苷脱氨酶ADA(U/L)	>40	<40
积液ADA/血清ADA	>1.0	<1.0
细胞学检查	仅为炎性细胞	可找到癌细胞
染色体检查	绝大多数为二倍体细胞	超二倍体及多倍体多见,多为非整倍体并有各种畸变

参考文献

1. Light, Richard W. Pleural Diseases. Philadelphia: Lippincott Williams&Wilkins, 2007: 75-99

2. 熊立凡,李树仁,等.临床检验基础. 北京:人民卫生出版社,2004.212-222

3. 王鸿利,等.实验诊断学. 北京:人民卫生出版社,2004. 314-317

4. 叶应妩,王毓三,申子瑜,等. 全国临床检验操作规程. 南京:东南大学出版社,2001.315-317

5. 张敦华,胡福定,等.实用胸膜疾病学. 上海:上海医科大学出版社,1997.116-138

(续 薇 高丹丹)

第十章　胸膜疾病的流行病学、分类和诊断

第一节　胸膜疾病的流行病学

胸膜疾病是常见病、多发病。不同病因的胸膜疾病影像学上可表现为3大类:胸腔积液、气胸和胸膜增厚改变。目前,胸膜疾病流行病学资料目前仍缺乏大样本、多病种的观察。胸腔积液是胸膜疾病最常见的表现,美国胸腔积液年估计新发病例数为153.7万。我国目前没有全国的流行病学资料,胸腔积液的病因分布差异较大,如结核性胸腔积液19.6%~77.5%,肿瘤性5.24%~31.3%。

一、胸腔积液的流行病学情况

我国最常见的胸腔积液为结核性胸腔积液,恶性胸腔积液,肺炎旁性胸腔积液。以下将具体地详述。

结核性胸腔积液是我国最常见的胸腔积液。马来西报道住院的肺结核中胸膜炎占61.4% 。国内报道综合医院新肺结核病例中胸膜炎占21.1%;内科住院患者中3.5%为结核性胸膜炎。而美国结核性胸膜炎每年仅1千例胸腔积液病因,居胸腔积液病因的第9位,结核性胸膜炎占肺结核仅3%。而与美国相邻的墨西哥结核性胸膜炎占胸腔积液病因29%,居胸腔积液病因的首位。我国每年新患结核病例113万以上,结核性胸膜炎占肺结核的4.7%~17.6%。如10%计算,每年有10多万新的病例。美国和南非资料显示HIV阳性患者患肺结核病易伴发胸腔积液,其发生率29%~38% ,明显高于HIV阴性的结核病者。结核性胸膜炎男多于女,约1.2~3.3:1,青壮年多见,以往报道40岁以下73%为结核性。近年发病年龄有增高的趋势,国内有资料示,1983年结核性胸膜炎的平均年龄28.1岁,而1992年46.3岁。对40岁以上胸腔积液病因分析显示,40岁至59结核性为61% ,而60岁以上为18%。因此,60岁以下者胸腔积液结核性者仍是常见原因。

恶性胸腔积液在美国和我国居渗出性胸腔积液的第2位。肺癌、乳腺癌和淋巴瘤是恶性胸腔积液最常见的3大病因。肺癌约占48.6%,乳腺癌40.6%,淋巴瘤8.7% ,6.9%虽经多种检查仍不能明确原发部位。恶性胸腔积液与年龄相关,我国40岁至59岁的渗出性胸腔积液的病因36.2%为恶性,60岁以上79.4%为恶性。肺癌伴胸腔积液首诊检出率15% ,疾病发展过程中至少50%患者出现胸腔积液。乳腺癌发生转移者胸腔积液的发生率为46%~8%,其中58%~70%发生在同侧,40%~26%发生在对侧,10%~16%双侧胸腔积液。淋巴瘤X线发现胸腔积液为15%,尸检发生率38% ,后者可能与疾病晚期有关 。我国有报道恶性胸腔积液前3位的病因为肺癌、淋巴瘤和乳腺癌。

肺炎旁性胸腔积液(parapneumonic effusion)系指因肺炎、肺脓肿和支气管扩张引起的胸腔积液。在美国居渗出性胸腔积液病因的第1位,肺炎住院患者40%伴有胸腔积液。国内还没有这方面的报道,据估计我国社医获得性肺炎年发病数250万,医院获得性肺炎是院内感染的第一病因,故肺炎旁性胸腔积液临床上甚为常见。因大多数为胸膜反应性渗出,且液量较少,随肺炎好转而吸收,故临床上重视不够。但是,并发胸腔积液的肺炎病情较重,住院时间也明显延长,病死率较无并发胸腔积液者高。肺炎旁性胸腔积液的发生与感染的病原体相关,革兰阳性细菌感染伴胸腔积液以金黄色葡萄球菌(36%)和肺炎链球菌(35%)多见。革兰阴性菌感染伴胸腔积液以大肠杆菌(30%)最多,假单胞菌(25%)次之,克雷伯杆菌属(21%)第三。此外,厌氧菌感染引起胸腔积液也不少见,类杆菌属和消化链球菌肺炎各有20%伴有胸腔积液,梭杆菌属肺炎14% 有胸腔积液。其他感染引起的胸腔积液的报道较少。HIV感染住院患者其胸腔积液的发生率为1.7%~16.4%,而AIDS病患者40%伴有肺炎旁性胸腔积液和11% 原因不明胸腔积液。HIV阳性或AIDS病患者胸腔积液常见原因是肺炎旁性、结核性、卡波氏肉瘤、低蛋白血症和肺孢子虫病,积液小到中量。病毒感染引起胸腔积液的机会可能比一般估计的要高得多,主要与临床实验室的病毒分离、培养和鉴定的设备缺乏有关,也与病毒感染的自限性有关。文献报道可引起胸腔积液的病毒有腺病毒、肝炎病毒、呼吸道合胞病毒、流感病毒、麻疹病毒、巨细胞病毒、单纯疱疹病毒等。1994年美国新发

现的 Hammin 感染,引起 HanIavims 肺综合征,40%患者有胸腔积液。支原体肺炎 5% - 20%伴胸腔积液。

因此,要重视非典型病原菌引起的胸腔积液。

其他疾病伴有胸腔积液的也不少见,如肺栓塞 30% ~ 50%有胸腔积液;急性胰腺炎 20%,与严重程度和嗜酒有关;膈下脓肿 80%;肝内脓肿 20%;脾内脓肿 20% ~ 50%:腹部外科手术 49% ~69%;内窥镜食管静脉曲张硬化治疗术后约 50% ;肝移植术后 3 天 77% ~95%,肝癌手术经胸腹途径者 73% ,其中 13%需胸腔穿刺抽液,经腹部途径者 43%,7%需胸腔穿刺。系统性红斑狼疮(SLE)最常累及胸膜,尸检 70%有胸膜损害,而临床胸腔积液发生率 11.6% ~ 44%:SLE 胸腔积液男女之比 1:7.9,年龄大多在 35 岁下:类风湿性关节炎胸腔积液发生率 3.3% ~ 10%,与本病女性多见相反,胸腔积液男性明显多于女性(7.9% ~15% vs1% ~1.6%),胸痛发生率男性(28%)也明显多于女性(18%)。其他结缔组织病如硬皮病、多发性肌炎、皮肌炎、重叠综合征等均可发生胸膜损害.但发生率较低,一般 < 10%。一些药物可引起胸膜损害,如接受 IL - 2 治疗的患者 52%可发生胸腔积液。

二、气胸的流行病学情况

气胸发病率约 5 ~ 46/10 万人口。美国明尼苏达州 Olmsted 县统计 24 年该地所有居民的完整纪录,男性气胸发病率 7.4/10 万人口,女性 1.2/10 万人口。英国报道男性气胸的发病率为 24/10 万人口,女性为 9.8/10 万人口。阿拉伯人发病率较低,男性 8.8/10 万人口,女性 0.3/10 万人口。本病男性较多见.男女之比为 2.4 ~ 6.2:1.多见于 20 ~ 40 岁的青壮年。随着工业的发展,老年人的增多,自发性气胸有增加的趋势。有报道本病占内科住院患者的 1.64%。住院的 HIV 感染患者 1.2% 并发气胸,死亡率(30.8%)明显高于无气胸的患者(5.8%)。

三、胸膜增厚性疾病的流行病学情况

胸膜增厚性疾病以胸膜间皮瘤为代表,恶性胸膜间皮瘤发病率有增高的趋势,美国 1975 年 ~ 1979 年和 1980 年 ~ 1984 年前后 5 年相比,恶性胸膜间皮墙增加了 1 倍。我国 60 年代至 1985 年文献报道 195 例,而 1987 年至 1988 年共 310 例。国外近年流行病学研究提示,胸膜间皮瘤发病率会持续增高至 2120 年,此后会迅速下降 。西欧国家本病最危险年龄是出生于 1945 ~ 1950 年,150 人中有 1 人会死于恶性胸膜间皮瘤。本病与接触石棉关系密切,发生率 5% ~ 7%,意大利报道 3005 例尸检,胸膜斑是间皮瘤的危险因素 ll 。美国和加拿大两国调查 17 800 名石棉接触工人的死亡情况,10 年间 2.8%死于胸膜间皮瘤。随着我国石棉制品生产和使用增加,发病率也会上升。

第二节　胸膜疾病的分类

胸膜疾病是以胸膜解剖结构和生理功能异常为特征的一大系列疾病。

胸膜解剖结构的异常可为先天性缺损或位置的改变,如先天性胸导管缺如、胸导管闭锁、胸导管多发性瘘孔;肺或胸膜淋巴管先天性扩张症、肺淋巴管肌瘤病、新生儿广泛性淋巴管发育畸形;黄甲(yellow nail)综合征;Turner 综合征(先天件卵巢发育不全综合征);先天性膈肌缺损;子宫内膜异位症,Marfen 综合征(先天性结缔组织疾病)等引起气胸、血气胸、乳糜胸及胸腔积掖。也可为后天获得性,如微生物侵入、外伤、肿瘤等引起炎症性或破坏性病变。可以为胸膜本身结构和功能的变化如气胸、胸膜炎等,也可为全身其他系统性疾病在胸膜的表现如充血性心力衰竭、肺梗死、狭窄性心包炎和心肌梗死并发的胸腔积液;系统性红斑狼疮等结缔组织疾病引起的胸膜炎症等;肾病综合征导致的胸腔漏出液,结节病引起的胸膜疾病。胸腔内脏器如心脏、食管或肺手术造成的胸膜损害等。胸膜结构的缺损可由胸壁(骨、肋间肌及其周围的组织),肺(包括肺泡和叶间裂),膈肌及其下面的腹内脏器,纵隔内的脏器组织或胸膜本身引起。一种以上这些结构的变化均可成为胸膜功能性疾病的原因或后果。

胸膜结构改变或功能异常可由下列情况引起

(1)胸膜腔的变化,如胸膜腔内出现气体或液体,或者胸膜粘连导致胸膜腔内压力和容积的变化。

(2)胸膜本身变化如局限性或弥漫性胸膜增厚、钙化,石棉沉着病的胸膜斑块,原发性或转移性胸膜肿瘤等。

(3)胸膜邻近周围组织脏器病变:如先天性或后天性畸形、炎症、肿瘤等。

(胸膜常用术语)临床上常常用胸膜炎症(pleural inflammation)、胸膜炎(pleurisy 或 pleuritis)、胸腔积液(pleural effusion)、肥厚性胸膜炎(pachypleuritis)等医用术语,说明胸膜病变的不同阶段和程度。胸膜炎症是指累及胸膜的任何一种炎性变化,可以伴有或不伴有积液。而胸膜炎专指伴有胸膜腔内出现渗出性液体的胸膜炎症。胸腔积液是指胸膜腔内出现任何过多液体的总称，液体可以是水、血、乳糜、脓液等。在正常情况下，(应用新的胸液产生理论，见于余森洋的胸膜疾病进展)壁层胸膜不断产生浆液到达胸膜腔，而脏层胸膜又不断吸收引流胸液，而达到产生和引流回收的平衡，但胸膜腔内总有一定量的胸液（5－15ml）起润滑胸膜、减少呼吸时脏、壁层胸膜间摩擦作用，但在常规胸片或透视不易检查出。假如胸膜形成和吸收胸液失调，引起胸膜腔中液体积存过多，出现临床症状，或常规影像学检查出胸液，即称为胸腔积液。肥厚性胸膜炎即纤维胸（fibrothorax），是指胸膜局限性或弥漫性变厚，它可伴发于胸膜炎症时或胸膜炎症后。另及胸膜下组织结构的其他类型的胸膜变厚简称为胸膜肥厚。当胸膜腔内积存气体时，称之为气胸。

临床上，人们通常根据一些胸膜疾病的特征来分类，下面是几种常用的分类方法：

一、根据局部解剖学分类

胸膜疾病可以分为单侧性或双侧性疾病，也可以分为局限性胸膜疾病或弥漫性胸膜疾病。在过去胸膜病变可以是肺尖部、腋区、横膈部或肺下部（在肺和横膈之间）、纵隔部（在纵隔和肺之间）或叶间，以及肋膈部。局限性胸腔积液可分为包裹性积液和游离性积液。气胸可以是局限性或包裹性气胸，也可以为整侧胸腔气胸。

二、根据合并的情况分类

当胸膜腔内积存气体和液体时，称为液气胸；当液体呈清而透明或淡黄色时，称为水气胸；当液体为脓性时，称脓气胸；当肉眼观察积液提示含血时，称为血气胸；当胸液里乳白色或牛奶状时，称为乳糜胸。在X线摄片上，胸腔积液有时难与单纯性胸膜增厚相鉴别。

三、根据疾病的演变分类

胸膜疾病根据起病快慢和病程长短而可分为急性和慢性两种。急性或进展性发病的病程在3个月以内者称为急性胸膜病；起病缓慢或隐匿，病程超过3个月者，称为慢性病，如慢性胸膜炎、慢性气胸、慢性脓胸、慢性胸腔积液等。

第三节　胸腔积液的分类

胸腔积液是临床上常见的征象，引起胸腔积液的病因复杂、病种繁多，因此对胸腔积液的分类方法也有所差异。对胸腔积液进行准确的分类，有助于提高诊断的准确率，对指导治疗、估计预后有十分重要的意义。

（一）按发病机制分类

1.胸膜毛细血管静水压增高　如充血性心力衰竭、缩窄性心包炎，上腔静脉或奇静脉受阻等。

2.胸膜毛细血管壁通透性增加　胸膜症（如结核、肺炎旁胸腔积液），结缔组织病（SLE、类风湿等）、恶性肿瘤（恶性间皮瘤、转移性肿瘤）、肺梗死、膈下炎症（膈下脓肿、急性胰腺炎等）、药物。

3.胸膜毛细血管内胶体渗透压降低　如肝硬化、肾病综合征、低蛋白血症，急性肾小球肾炎，黏液性水肿等。

4.胸膜淋巴引流障碍如癌性淋巴管阻塞、肿瘤压迫胸导管，先天性发育异常，丝虫病阻塞胸导管等。

5.外伤性胸膜腔内出血如夹层动脉瘤破裂、食管破裂、胸部创伤等引起的血胸等。

（二）按胸液性质分类

1.水胸　漏出液的别称，充血性心力衰竭、肾病综合征等。

2.渗出性胸腔积液　结核性、肺炎旁性、肿瘤性等。

3.脓胸　由胸膜腔化脓性感染引起。

4.乳糜胸　乳糜积于胸膜腔中，常由胸导管病变所致。

5.血胸胸膜腔内有血液，如胸部创伤引起的血胸。

6.胆固醇性胸膜炎胸液中可有肉眼见到胆固醇结晶。

（三）根据导致胸腔积液的病因分类

这是临床上最常应用的分类方法，有利于诊断和治疗，详细见于表10－1。

表 10－1 胸腔积液的病因

漏出液	
充血性心力衰竭	缩窄性心包炎肺栓塞(罕见)
肝硬化	上腔静脉压迫综合征
肾病综合征、肾小球肾炎、透析	尿胸
(腹膜透析或血液透析)	Fontan 手术
渗出液	
胸膜的恶性肿瘤	韦格内肉芽肿
原发性(恶性间皮瘤)	多发性肌炎/皮肌炎
转移性(肺癌、乳腺癌、卵巢癌等)	硬皮病
感染	Churg－Strauss 综合征
结核	主动脉炎
细菌性感染(肺炎旁积液)	结节性多动脉炎
病毒	家族性阵发性多浆膜炎
EB 病毒、登革热、出血热、巨细胞病毒、呼吸道合胞病毒、	干燥综合征
流感病毒、单纯病毒、腺病毒膈下脓肿及其他膈下感染	心肌梗死后综合征(Dressler 综合征)
真菌	急性风湿热
曲菌病、酵母菌病、球孢子菌病、组织胞浆菌病、孢子丝菌病	淋巴细胞异常
奴卡菌病	多发性骨髓瘤
放线菌病	浆细胞性白血病
支原体	淋巴瘤(霍奇金病和非霍奇金病)
寄生虫	Setary 综合征
溶组织阿米巴、肺吸虫、卡氏肺囊虫、肺毛滴虫	蕈样真菌病
结缔组织病	肺栓塞
系统性红斑狼疮(SLE)	药物
类风湿性关节炎	米诺地尔、醋丁洛尔、溴隐停、二甲麦角新碱、普萘洛尔、硫喷妥钠、呋喃妥因、甲氨蝶呤、丙卡巴肼、维生素 A、左旋多巴、氨苄西林、胺碘酮
病毒性肝炎、肝脓肿、肝移植后、急性胰腺炎、胰腺假囊肿、慢性胰腺炎、腹腔外科手术后、腹腔脓肿、食管破裂、Allrighe 综合征	胃肠疾病
横膈疝、炎症性肠疾病	Meigs 综合征
其他	肺内型肺隔离症
石棉接触	产后状态肺移植术后
电损伤	肺动脉发育不全
子宫内膜异位症	肺结节性硬化
叶外型肺隔离症	放射性损伤
Gorham 病	结节病
遗传性球型红细胞增多症	尿毒症
组织细胞增多症 X	黄甲综合征
巨球白蛋白血症	陷闭肺
	乳糜胸
	血胸

第四节 胸膜疾病的临床表现

胸膜疾病种类繁多,病因各异,而其临床症状和体征表现却大同小异。胸膜疾病大致表现为胸腔积液、胸腔积气和胸膜肿物三大类别,三者中又以前两类较为多见,本节重点介绍。

一、胸腔积液

胸腔积液的病因较多,比较复杂,出现胸腔积液时多伴有基础疾病,包括肺、胸膜、心血管、肾脏及全身性疾病等。临床症状和体征表现,依不同病因和积液形成的缓急或积液量的多寡而有一定程度的差异。在此我们先就胸腔积液可引起的共同症状和体征作一介绍，然后就 3 种常见胸腔积液的类型：结核性胸膜炎（积液）、肺炎旁性胸膜炎（积液）和恶性胸腔积液分别给予阐述。

【症状】少量胸腔积液可无明显症状或仅有胸痛，并随呼吸运动疼痛加剧；胸腔积液 300～500ml 以上时，可感到胸闷或轻度气急；随着胸腔积液增多，胸闷、气急逐渐加剧；大量胸腔积液时，可出现呼吸困难和心悸，但胸痛缓解或消失。

【体征】胸腔积液体征与胸腔积液的多少有关。少量积液体检时可无异常发现。范围较小的包裹性胸腔积液以及叶间胸膜积液在体检时也常常难以发现。中等量或以上胸腔积液可有以下典型体征：

视诊：喜患侧卧，患侧胸廓饱满、肋间隙增宽、呼吸运动受限，心尖搏动向健侧移位。

触诊：气管移向健侧，患侧呼吸运动减弱，语音震颤减弱或消失。

叩诊：积液区为浊音或实音，左侧胸腔积液时心界叩不出、右侧胸腔积液时，心界向左侧移位。

听诊：积液区呼吸音减弱或消失，语音共振减弱或消失。积液上方可闻及减弱的支气管呼吸音。

（一）结核性胸膜炎

较为常见，多为单侧。干性胸膜炎，胸膜充血、水肿，有少量纤维蛋白渗出，发病较急，有畏寒、发热、胸痛。有不少病人并无症状，而在以后的时日里偶从透视检查发现胸膜连或肋膈角浅钝之后遗症。干性胸膜炎进一步发展，在人体对结核菌处于变态反应状态时，胸膜炎症扩展并引起渗出液。形成渗出性胸膜炎。发病可急可缓，有发热、干咳。主要症状为胸痛。胸痛为针刺样锐痛，由发炎的壁层和脏层胸膜在呼吸时相互磨擦引起，以腋侧下胸部为明显，该处在呼吸时扩张度最大，所以胸痛病人多不敢深呼吸，平卧或取患侧卧，胸痛可轻减，深呼吸或咳嗽可加重。病变影响横膈中心时，疼痛可放射至同侧肩部，若病变影响横膈周边，疼痛可放射至上腹部。待积液增多，壁层与脏层胸膜分开后，疼痛可以减轻或消失。胸腔积液时也可出现干咳，其原因可能是积液压力影响了支气管壁，引发了咳嗽反射。气短或气促，除由于疼痛而限制呼吸外，与胸液数量的多寡、液体积聚的快慢有关。另外，可能与向心血流与心搏出量减少、胸壁顺应性降低、纵隔移位等因素有关。积液量大或发病急促，还可发生紫绀。

胸腔积液的体征与积液量的多少有关。小量积液在早期常有语音震颤减弱和呼吸音减弱，尤以后者对诊断更为重要。其原因是积液首先聚积在肋膈角，将该部位的肺，即肺底的周围部分向上挤压，以致局部呼吸功能受到影响，呼吸音减弱．此时叩诊浊音并不明显。中等量积液时，通过视诊患侧胸廓与其肋间隙并不向外形隆，与对侧一致，语音震颤减弱咸消失，叩诊患部浊音或实音，左侧胸腔积液可影响心尖最强搏动点的触及，听诊呼吸音减弱或甚至消失。大量胸腔积液时，患侧胸廓膨隆，肋间隙凹度减小，呼吸运动受限，语音震颤减弱或消失，叩诊实音，呼吸音减弱或消失。气管、纵隔、心脏移向健侧。由于肺叶受积液压挤，体积缩小，声波传导增强，在积液的上方，有时可听到支气管肺泡音或湿啰音。

（二）肺炎旁性胸膜炎

可为干性胸膜炎，也可为渗出性胸膜炎。发生渗出性胸膜炎者可达 30～40%。金黄色葡萄球菌肺炎合并渗出性胸膜炎可高达 80%。临床症状，除原有肺炎症状外，发生胸膜炎后，咳嗽、咳痰增重，胸痛、气短明显。胸痛、气短的出现，可在发热、咳嗽、咳痰持续数日后或缓解后发生。积液量一般不多，偶可达中等量。在体征方面，除原有肺炎的体征外。尚可发现胸腔积液体征。

无论结核性或其他细菌性胸膜炎，在积液吸收后肋膈角多有粘连，在体征方面，除患侧呼吸运动或肺底运动受到一定限制外，余均无异常发现。轻度或中度胸膜增厚，由于肥厚组织的质地接近声门组织，其固有频率相近，在声门发声时，肥厚的胸膜可以引起共振，语颤可以增强。若胸膜高度肥厚，由于声波传导严重受阻，固有频率不同于声门组织，语音震颤可以减弱。除语颤的变化外，尚有患侧胸廓塌陷，呼吸运动受阻，叩诊浊音，呼吸音减弱等阳性体征，可资诊断。

（三）恶性胸腔积液

恶性胸腔积液是由肺内或肺外恶性肿瘤转移，或由胸膜本身原发性肿瘤引起的胸腔积液。据国外 9 个中心 1783 例恶性胸腔积液的原发癌的调查发现：肺癌 641 例（36%）、乳腺癌 449 例（25%）、淋巴瘤 187 例（10%），卵巢癌 88 例（5%）、胃癌 42 例（2%）、部位不明 129 例（7%）。恶性胸腔积液多为血性，液量较多，生长迅速。据大系列统计，约 25% 临床上并无症状，多在体检时发现。50% 患者，其胸腔积液为原发癌的首征，约 1/3 患者以恶病质或表浅淋巴结肿大为首发表现。较晚期患者可有气短、胸痛、消瘦、乏力、食欲减退。在体征方面。除原发病体征外，尚有胸腔积液体征。

胸膜间皮瘤是原发于胸膜的较为少见的肿瘤。有局限型相弥漫型两种,前者多为良性,起病隐匿。早期多无症状。肿瘤增大后,可有局部钝痛、气短、咳嗽、乏力,个别患者有关节疼痛、杆状指(趾)或低血糖。体检可发现局部浊音和呼吸音减弱。弥漫型胸膜间皮瘤,一般生长迅速,常并发胸腔积液;多为血性。据6组患者160例的调查资料,仅有一例临床上无症状,以胸痛最常见(约50%)。其次为气短(25%)、咳嗽(20%)。少数有咯血,可有乏力、消瘦。胸痛并不因胸腔积液增多而有所缓解。在体征方面,除明显的积液体征外,尚有与积液同时存在的胸膜肥厚的体征。后者虽较明显,但患侧胸壁不凹陷,有时向外膨隆。

二、气胸

气胸为胸腔内积气,可分为自发性气胸和创伤性气胸。前者又可分为原发性气胸和继发性气胸。根据胸膜裂的形状,气胸可分为闭合性气胸、开放性气胸和张力性气胸三类。气胸的临床症状与起病急缓、胸腔积气量的多少、气胸类型、原发的肺内病变的严重程度有关。少量气胸,起病缓,属于闭合型者,临床上可无症状,仅于体检时发现。

【症状】常为突然发作的胸闷、气短和刺激性咳嗽,在张力性气胸时可有高度呼吸困难、紫绀、烦躁不安。气胸量大或肺内病变严重、呼吸功能差者,呼吸困难亦可明显。

【体征】少量气胸,特别是局限性气胸,常无明显体征。积气量较多,呈典型的气胸征表现为:

视诊:患侧胸廓饱满,肋间隙增宽,呼吸运动减弱。

触诊:气管向健侧移位,语音震颤减弱或消失。

叩诊:患侧呈过清音或鼓音,右侧气胸时肝浊音界下移。左侧气胸时,心浊音区变小或叩不出。

听诊:患侧呼吸音消失,语音共振减弱或消失。

第五节 胸腔积液的诊断步骤和检查方法

胸腔积液是胸膜疾病最常见、最直接、最具特征的表现之一,也是全身性其他系统脏器疾病伴发的表现之一。明确胸腔积液的性质和原因,对胸膜疾病诊断十分重要。绝大多数胸腔积液的患者通过常规胸液化验及相应的非外科方法检查,可获得正确的诊断。但有时则比较难,有20%~30%胸腔积液患者必须经过创伤性或侵入性手术检查才能明确诊断。因此,必须遵循以下步骤,采用合理、简便的检查方法,综合分析所获得的资料,及时地进行诊断和鉴别诊断,最后得出正确的诊断。

第一步:确定有无胸腔积液

一般来说,对中等量和大量的胸腔积液,根据病史、症状、体征和普通的X线检查确定有无胸腔积液比较容易,难的是少量胸腔积液,因无明显的症状和体征。普通胸片确定不了有无胸腔积液,这时改变体位的胸透和侧卧位后前位片的拍摄就显得十分重要:如侧卧后前位片积液厚度大于10mm则积液可以肯定。一般为病理性积液。随着影像学的发展,现在可以采用胸部超声检查来确定有无胸腔积液。

第二步:确定是渗出液还是漏出液:

在明确胸腔积液存在后,就要明确胸腔积液的性质。胸腔积液的性质常分为渗出液和漏出液,渗出液往往是由于炎症、肿瘤、结缔组织病等引起的胸膜通透性增高及淋巴回流减少而致。渗出性胸腔积液通常为单侧性。漏出性胸腔积液的形成机制是胸膜毛细血管内静水压升高,或胶体渗透压降低以及胸膜腔压力明显下降所致。病因有充血性心力衰竭、低蛋白血症、肾病综合征等非炎症性疾病。漏出性胸腔积液常为双侧件。详见胸腔积液病因表。为了明确胸腔积液性质首先必须进行诊断性胸腔穿刺,穿刺后送必要的实验室检查的项目。待实验室检查结果回来后,首先明确该病人是渗出液还是漏出液,详见第九章相关数据。通常胸液中的蛋白含量与血清中的总蛋白含量比值>0.5;胸液中LDH含>200U/L或大于正常血清LDH最高值的2/3;胸LDH/血清LDH>0.6;符合以上三条标准中任何一条考虑为渗出液,反之为漏出液。

第三步:胸腔积液的病因诊断。这是最重要、最关键的一步,直接与治措施有关。但这也是最困难的一步。这不仅需要对胸水的性质和成分进行全面的分析,还要结合病史、临床症状和体征、影像学检查(X线、CT、MRI)等具体情况进行具体分析,对一些疑难的病例,还应该胸膜活检、胸腔镜、纤维支气管镜甚至开胸胸膜活检,才能作出正确的诊断。具体详见各个相应章节。

参考文献

1.张敦华.实用胸膜疾病学.上海:上海医科大学出版社,1997.142-153

2.李绍修.实用胸腔积液诊疗学.北京:人民军医出版社,2004.1－5

3.谢灿茂.胸膜疾病流行概况.中华结核和呼吸杂志,2001.24:12－13

4.Light RW .Pleural Diseases.5th ed.LIPPINCOTT:Williaras&Wilkins,2007. 162－237

（崔有斌　雷跃昌　崔　瑜）

第十一章　胸腔穿刺术与胸膜活检术

胸膜腔穿刺术是对胸膜疾病进行诊断、治疗的基本方法之一，是可以使疾病获得最终诊断的方法，也是呼吸科、胸外科医生应该必须掌握的基本诊疗方法之一。胸膜活检术是利用特殊的胸膜活检针通过胸膜穿刺的方法或经过剖胸手术的方法获取病变胸膜组织进行病理学检查的方法。通过对胸腔积液或胸膜组织的化验能够使大部分胸膜疾病得到明确诊断，尚能对胸腔积液、积气进行治疗，临床应用甚为广泛。本章对胸腔穿刺与胸膜活检术进行介绍。

一、胸腔穿刺术(Thoracentesis)

1.适应证　胸腔穿刺术几乎适用于所有胸腔积液的病例。具体适应证包括：

(1)诊断性穿刺，以确定胸腔积液的性质。

(2)穿刺抽液、抽气以减轻其对肺脏的压迫。

(3)抽吸脓液治疗脓胸。

(4)胸腔内注射药物治疗(抗癌药、抗感染药、抗结核药等)。

(5)人工气胸(虽然现在已经不使用人工气胸治疗结核病，但近几年来兴起的可曲式胸腔镜术在操作之前有些病例需要进行人工气胸)。

2.禁忌证

(1)凝血机能障碍：对于接受抗凝治疗(特别是应用溶栓剂的患者)，进行胸腔穿刺应慎重。是否决定胸穿应权衡患者当时的情况，如果必须行此操作，应在严密观察下，使用较细的针头(22号)进行。有作者认为凝血酶原时间及部分凝血酶原时间如果延长至正常值2倍以内，或血小板计数 > 25,000/mm^3 均不增加出血的机会。对于轻度的凝血功能障碍，且临床上没有发现有出血的患者，这些作者不建议预防性使用血液制品。另外，有作者认为，血肌酐超过6mg/dl，应注意会增加出血的风险，大概是因为尿毒症导致血小板机能下降所致。

(2)局部皮肤感染或带状疱疹：应待感染控制后再行胸穿。

(3)机械通气的患者：一般认为对于接受机械通气的患者，胸腔穿刺术必须在严密监测下进行，因为正压通气会使肺接近胸腔穿刺针因此从理论上增加了出现张力性气胸的风险。胸腔穿刺术对于有严重血流动力学障碍合并肺脏疾病的患者在病变稳定前应延迟进行。但也有研究认为机械通气患者接受胸腔穿刺是安全的。最近一项来自美国的临床研究，211例接受机械通气的患者接受共计232次胸腔穿刺，其中95.6%的患者通气模式中含有PEEP，63%使用了血管加压药物，所有操作均在B超引导下进行。结果穿刺成功率为98.7%，气胸发生率仅为1.3%，均可经胸腔闭式引流治愈。

3.准备工作

(1)胸腔穿刺所需物品：目前市场上有许多可供选择的胸腔穿刺包，选用一种质量可靠且操作简便的即可，如不具备条件，也可使用经自行消毒的非一次性使用的传统胸腔穿刺用品。一般所需用品主要有：皮肤消毒用品、局麻药物、无菌孔巾、不同容量的注射器、无菌手套、接液容器、医用胶布等，操作之前需明确此次胸穿的目的，如需留取标本化验检查则需提前考虑好需行的检查项目，并开具检验申请单，准备好留取胸液的容器和必要的试剂，如为治疗性操作应估计好放液量，如需进行胸腔内注射药物则需提前准备好药物，粉针剂应用适当溶液将其溶解备用。

(2)向患者及其家属交代清楚病情及操作的必要性，以求得配合，并由患者家属签署有创操作知情同意书。

(3)术前用药：一般情况下无需提前使用药物。特殊情况如患者过度紧张可适当应用镇静类药物，如患者咳嗽较重，可于术前给予镇咳药物如可待因0.03g，以避免咳嗽造成肺膨胀使得穿刺针刺伤肺组织。进行胸腔穿刺的地点一般在专门的治疗室，也可在病房内或床旁进行，如需B超引导，则可在B超室内进行，但无论在何处进行胸腔穿刺，均应有急救药品的准备，如阿托品、肾上腺素、皮质醇类药物及输液用品等。

(4)一般需要至少一名助手在场协助，可以是一名护士和(或)一名医师，协助术者摆放患者体位、消毒、及整个操作过程并协助留取检验标本。

4.患者体位　患者体位的原则是，首先应该是患者可以接受的一种姿势，尽量使患者感到舒适；其次应该利于操作，将所要穿刺的一侧胸部尽量暴露，使肋间隙尽量打开。一般采取患者骑跨于一把较高椅背的椅子上，椅背上放置一垫子或枕头，患者骑于椅上，双手环抱椅背，下巴垫于垫子或枕头之上。如果患者不能坐直可采用侧卧位或仰卧位，一般推荐仰卧或患侧略向下倾斜的侧卧位。

5.选择穿刺点　无论何种体位，在患者摆好体位后胸穿实施之前，必须由术者亲自对患者进行体格检查，即听诊呼吸音减弱或消失叩诊呈浊音触觉语颤减弱，特别注意应该双侧胸腔进行对比。选择穿刺点时，应该从低于胸腔积液位置的1个2个肋间、脊柱旁侧5～10cm进针。为避免腹腔脏器损伤，除非在精确的B超引导之下，否则不要在低于第9肋间处进针，为避免肋间血管、神经损伤，应在肋骨上缘进针。可以用记号笔或圆珠笔在所选取的穿刺点处进行标记。

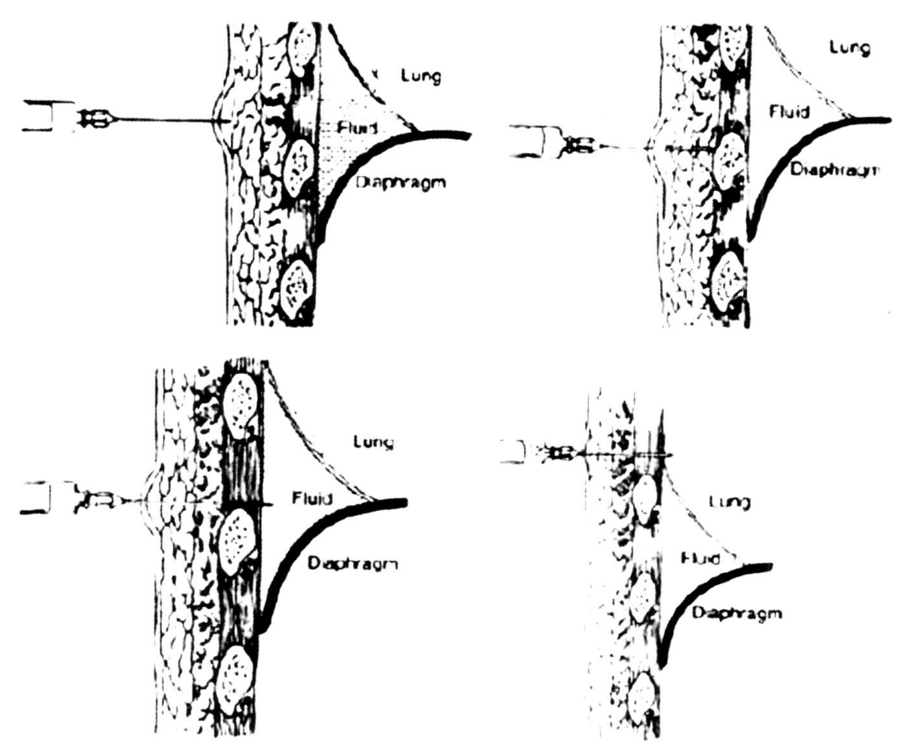

图11-1　胸腔穿刺进针示意图

6.穿刺技术　术者带无菌手套，在所选取的位置上用消毒剂消毒皮肤，铺无菌孔巾。孔巾上端可由助手用胶布固定在患者身体或衣物上。用1%或2%的利多卡因局部浸润麻醉，应先使用25号短针在皮下注射一直径约1cm的皮丘，然后更换为22号长针头，向垂直方向逐层进针，将麻药注射在皮下组织、胸壁肌肉组织、肋间肌组织、肋骨骨膜及胸膜表面，应注意边进针边抽吸以除外穿入血管内，穿刺时遇到胸液流出时应增加麻醉药物注入的量，以使壁层胸膜充分麻醉，在拔针之前记录进针深度。

抽取胸腔积液时换一只18号的针头，并将导管在注射器上套好，然后从麻醉的针孔进针，沿肋骨的上缘进针到预定的深度。一旦见到胸水即可停止进针并小心的操纵针头上的套管，用手指堵住套管的开口避免空气进入胸腔。连接大的导管接三通，旋塞方向打开朝向患者，抽出大约50ml胸腔积液用于 诊断分析然后关闭旋塞。如果以治疗为目的抽取更多胸腔积液则另一端的高压引流管连接于三通，接大的引流袋，旋塞应通向患者与容器之间，这样胸腔积液就能引流了。每次引流量不应超过1500ml。引流完毕后在患者吸气末拔除引流管，局部敷料封帖并擦除皮肤上残留的消毒液。确保所有的针头都放到安全的容器内。

现在一般采用带三通的密闭引流袋进行胸腔穿刺，如果不具备此条件，传统的胸腔穿刺是使用带胶管的粗针头，一端接50ml注射器，每次抽吸满后由助手使用血管钳夹闭橡胶管，将胸液推入容器中。

7.胸液的处理　诊断性胸穿胸液常见的实验室

检查处置见表 11－1。

有几点需要注意的是，穿刺所得胸液应尽快送检，对于蛋白含量较高的胸液若不经抗凝处理，其中的细胞成分会粘在一起，胸液也可能会结块或凝固，所以如果注射器没有事先被肝素化，细胞计数与分类应使用 EDTA 处理过的（紫色盖子）试管；若要使用血气分析仪器测定胸水的 PH 值，标本必须保证隔绝空气，且检验时间距抽出胸液不能超过 1 小时；如需行细菌培养，最好在床旁即将胸液注入带有培养基的瓶子内；如需进行细胞学检查，胸液量不应少于 100ml，且不能及时送检的标本应在其中加入防腐剂（9ml 胸液中加入 40% 的甲醛 1ml）；若高度怀疑患者的胸液为漏出液，则最经济的方法是先测定胸液的乳酸脱氢酶（LDH）和蛋白，如果否定了漏出液的诊断再行其他化验。具体的实验室检查结果见第九章。

表 11－1　胸腔积液实验室检查的处置方法

实验室	胸液量	检验项目
生化（红色盖子试管）	5	蛋白、乳酸脱氢酶、葡萄糖
常规（紫色盖子试管）	5	白细胞计数、瑞氏染色细胞分类 红细胞比容（血性胸腔积液）
细菌学	10	需氧、厌氧菌培养、 结核菌培养、真菌培养、 革兰氏染色、抗酸染色
细胞学	5－25	细胞学检查
血气分析	5	pH、PCO_2

8．治疗性胸腔穿刺术　治疗性胸腔穿刺术的主要目的是减轻胸腔积液所造成的气短症状，防止液体积存于胸腔使肺组织长时间受压，以及使受压的肺组织复张利于进一步检查肺部病变。但由于细针胸腔穿刺的局限性、针刺破胸膜的潜在风险以及无法进行胸膜固定术等原因，一般治疗性胸腔穿刺在临床常被胸腔闭式引流术所代替。治疗性胸腔穿刺术目前一般用于胸腔积液量较小不宜放置引流的感染性胸腔积液或肺切除术后引流管拔除之后残余的需要处理的胸液等少数情况。治疗性胸腔穿刺的禁忌证与诊断性胸穿相同。

唯一与诊断性胸腔穿刺不同的是，治疗性胸腔穿刺应该尽量避免使用锐利的注射器针头，因为针头长时间在胸膜腔内停留，随着胸液的减少与呼吸运动，锐利的针头极易将肺刺破或划伤。目前有专门为治疗性胸腔穿刺准备的器械包，比如美国 Arrow-Clark Pleura-Seal 的产品，可直接使用其中的套管针，穿刺一次后将钝头套管留置胸腔内；如果没有专用设备，可以使用大号静脉留置针进行穿刺，将留置针套管置入胸腔，外接三通进行抽液，或使用中心静脉导管如图 11－2 所示进行治疗性抽液。

抽液后如需胸腔注药，则应在抽液之前将所需药物配成溶液备好，待抽液完成后将药物经穿刺针注入胸腔内，随即拔针用纱布或棉球压迫穿刺点，胶布固定。有时，如引起中毒症状的结核性脓胸，虽然胸腔积液量很小，或黏稠不易抽出，为缓解患者症状也需进行胸腔注药，这种情况下，抽液量不会太多，穿刺后应特别固定好穿刺针或套管针的位置，防止从胸腔脱出将药物注射到胸膜腔以外。

9．关于胸腔穿刺抽液量，一直存在争议，传统认为首次抽液量不应超过 600～800ml，以后每次不应超过 1000～1500ml，但对于一些病例，如恶性胸腔积液，胸液量极大，抽出 1000ml 液体不能使症状得到改善，有作者一次抽液超过 3000ml，也未出现严重并发症，但对于此种观点或个案的报告始终未能使抽液量的规定改写，原因是与抽液量相关的并发症复张性肺水肿有时是致命的。有作者认为复张性肺水肿与抽液的速度相关，与抽液的量并无关系，但此结论未得到普遍的认同。所以，目前治疗性胸腔穿刺的量一般仍按传统观点掌握，临床实践中可依患者具体情况调整。

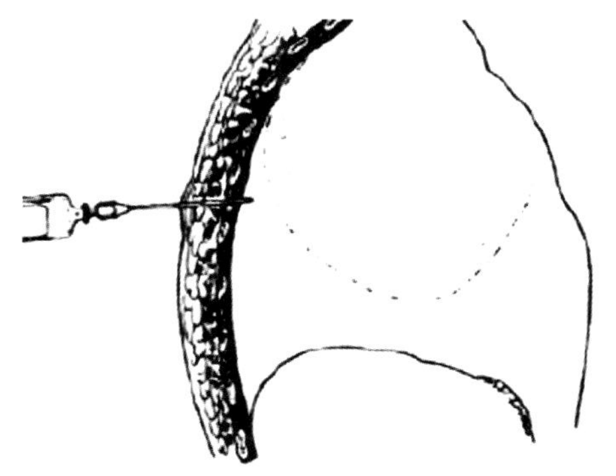
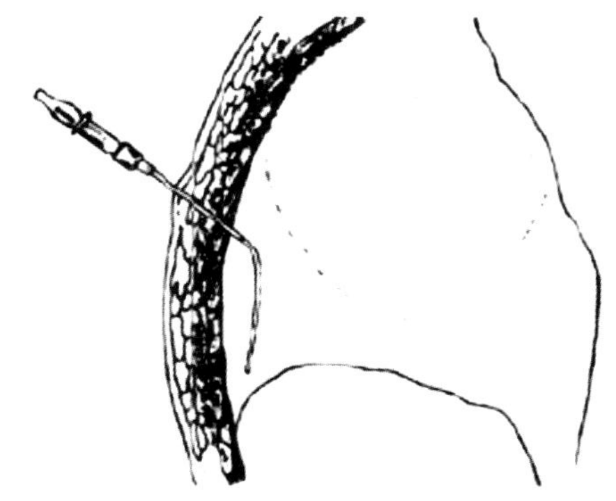

图 11-2　使用软管行治疗性胸腔穿刺

10.胸腔穿刺的并发症及处理　无论诊断性胸腔穿刺还是治疗性胸腔穿刺，都有可能产生一些并发症，比较常见的有：血管迷走反应、气胸、血胸、胸腔感染以及复张性肺水肿等。

(1)血管迷走反应：患者在穿刺过程中出现头晕、面色苍白、出汗、心悸、胸部压迫感或剧痛、恶心、血压下降、脉细、肢冷、晕厥等。患者出现血管迷走反应的程度不一，有些较轻可自行缓解，如果症状明显应立即停止抽液，让患者平卧，观察患者血压、脉搏变化，必要时皮下注射 1:1000 肾上腺素 0.3~0.5ml，或静脉注射葡萄糖液。在下次胸腔穿刺之前，应积极作患者的思想工作，打消患者的思想顾虑，可在操作前半小时给予安定。一般经上述处理患者再次胸穿多能顺利进行。

(2)气胸：治疗性胸腔穿刺较诊断性胸腔穿刺更容易出现气胸。因为一方面如果使用较锐利的穿刺针有可能会刺破脏层胸膜，造成肺漏气；另一方面，在治疗性胸穿时胸腔内负压更大，使得空气更容易进入胸腔。如果患者在穿刺后出现呼吸困难，应常规拍胸片以除外大量气胸，如果出现大量气胸则应放置胸腔闭式引流管，若为症状不明显的少量气胸，可暂不处理，但需密切观察。

(3)血胸：因胸穿刺破肋间动脉造成。如果抽液时抽出不凝的血液，应考虑到穿刺造成血胸的可能，应注意观察患者血压、脉搏、呼吸的变化。

(4)胸腔感染：一般因操作消毒不严格导致细菌感染所致，可应用敏感抗生素治疗，若脓胸量大，则应行胸腔闭式引流。

(5)麻醉意外：少见，应注意仔细询问过敏史，应用麻醉药物应预先皮试，若出现反应可于皮下注射 1:1000 肾上腺素 0.5-1.0ml，必要时 3-5 分钟可重复。

(6)空气栓塞：少见，多出现于人工气胸时，一旦出现，病情危急，可致患者死亡。

(7)复张性肺水肿：治疗性胸腔穿刺后较常见的一种严重并发症，发生率大约 1%~2%。一般见于大量抽液后或胸腔闭式引流迅速放液或放气后，患侧肺快速复张后产生的肺水肿，多伴有不同程度的低氧和低血压，有时需要机械通气支持，个别情况下会导致患者死亡。所以，治疗性胸腔穿刺应特别注意防止和正确处理复张性肺水肿。复张性肺水肿真正的发生机制尚不明确，但某些动物实验的结果提示其发生与肺受压的时间相关，临床上，无论气胸或胸腔积液，如果肺受压时间超过 3 天，当肺复张时均会伴有不同程度的肺水肿。复张性肺水肿的水肿液内蛋白含量高，提示水肿机制为肺毛细血管通透性发生改变。另一种观点认为其发生与再灌注损伤有关。当肺萎陷时，肺组织内低通气、低灌注，当复张时，血液与气体的重新灌流产生氧自由基，可使组织损伤。

复张性肺水肿的临床表现常为在胸腔穿刺或闭式引流后出现典型的剧烈咳嗽伴粉红色泡沫样痰，并伴有不同程度的胸部紧缩感。其他症状还有呼吸困难、气促、心动过速、发热、低血压、恶心、呕吐和发绀等。症状一般持续 24~48h，胸部 X 线照片显示穿刺同侧肺部肺水肿的典型改变，肺水肿有时也可波及对侧肺。有报道复张性肺水肿的死亡率可高达 20%，故临床上必需格外引起重视，如果患者在发生 48 小时之内症状可以得到缓解，一般均可痊愈。预防复张性肺水肿一般应注意，如果患者肺压缩时间较长，在胸腔穿刺或闭式引流时应密切监护，不要使用负压吸引装置，抽液速度应缓慢，如果出现上述表现则应暂停抽液。复张性肺水肿的治疗应强调积极，一般处置方法为静脉液体支持、氧疗与应用吗啡。利尿剂并不主张使用。对于氧疗建议提高级别及早应用，例如对于轻度低氧者给予面罩吸氧，中度低氧者给予气道持续正压通气，重度低氧者给予气管插管机械通气并应用 PEEP。对于低血压和低心排者应用正性肌力药物。

二、穿刺胸膜活检术(Needle Biopsy of the Pleura)

1.适应证　胸膜活检近年来呈减少的趋势，因为胸膜活检术本身阳性率并不理想，其应用主要为鉴别结核性胸膜炎与恶性胸腔积液，对于结核性胸膜炎近年来通过检测胸液中腺苷脱氨酶(ADA)或干扰素 γ 的含量得到确诊；而恶性胸腔积液往往通过胸液的细胞学检查或胸腔镜检查得以确诊。总的来说，当前穿刺胸膜活检术的适应证仍为任何不明原因的渗出性胸腔积液以及不明原因的胸膜增厚。

2.禁忌证　与胸腔穿刺类似，胸膜活检的主要禁忌证仍为出血倾向。具体禁忌如下：

(1)出血体质、应用抗凝剂、出血时间延长或凝血机制障碍者。

(2)血小板计数 < 50G/L 者，应在操作之前先输血小板进行纠正。

(3)体质衰弱、病情危重，难以接受操作者。

(4)脓胸，一组 5 例脓胸行胸膜活检的报告，其中 2 例出现了皮下脓肿。

(5)肺功能严重不全、严重肺气肿、肺动脉高压、肺大泡、肺包囊虫病等。

(6)皮肤感染应待感染控制后实施操作。

(7)病变位置不宜操作者。

3.准备工作：

(1)所用物品，除了常规胸腔穿刺包外，还须准备专用的胸膜活检针。不同厂家生产的胸膜活检针有所不同，但原理大同小异，都是利用针上锐利的反钩对胸膜组织进行切取。常用的胸膜活检针有 Abram 切割活检针与 Cope 钩型活检针。

(2)定位方法：一般采用 B 超定位，因为 B 超经济、便携、无辐射、可以得到实时图像，且可以得到与操作体位相同的图像。也有作者使用 CT 进行定位，认为可以通过 CT 尽量选择胸膜明显增厚的位置进行活检。

4.活检方法　患者体位同诊断性胸穿。常规消毒，铺无菌孔巾。浸润局麻，尤其在壁层胸膜表面应注射较多的麻醉剂。使用麻醉针试穿抽得胸腔积液。如果不能使用麻醉针抽到胸水，则不要贸然进行胸膜活检，如果必须进行活检，则应考虑在 B 超或 CT 引导下进行。

麻醉满意后换用胸膜活检针进行穿刺，为避免刺破患者的肺脏，有些活检针设计为钝头，可用手术刀片的尖端将皮肤划开约 1～2mm 小口，然后将活检针刺入胸腔，当感到明显落空感后，退出针芯，此时从套管中穿刺可抽得胸水，引入钩针或切割针并将其向外退，当刚好抽不到胸水时说明针已到达壁层胸膜；使用钩针时，将外套管针退出至壁层胸膜约 0.5cm，然后将钩槽转向下方或一侧，并将针向预计活检的部位的反方向压，需有一定力度，使其锐利面能够钩住组织，即迅速将钩针拉出，同时将外套管针稍向内推，以钩下胸膜组织；使用切割针时，将外套管针的倒钩向下方或一侧外拉，使倒钩钩住壁层胸膜，再旋转推入切割针芯以切下钩住的胸膜组织，最后将外套管针及切割针芯一并拔出；将钩出的胸膜组织固定，送检。一般应在同一穿刺点的不同方向反复穿刺，至少取 3 块组织，图 11－3。活检完毕后，拔除套管针，迅速用无菌纱布压迫穿刺部位，用弹力胶布固定，一般不必缝合切口。嘱患者卧床休息并密切观察，以除外并发症的发生。

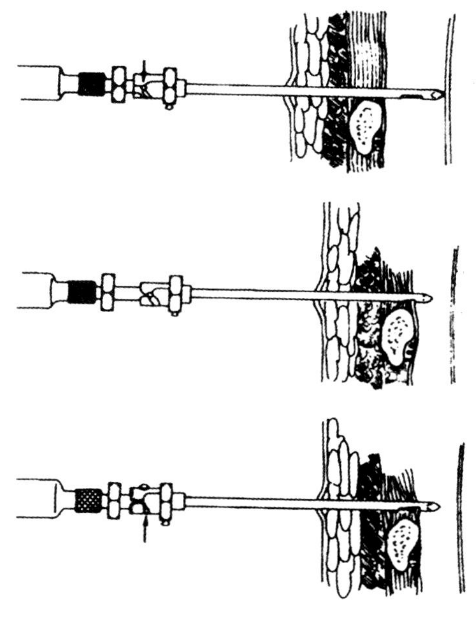
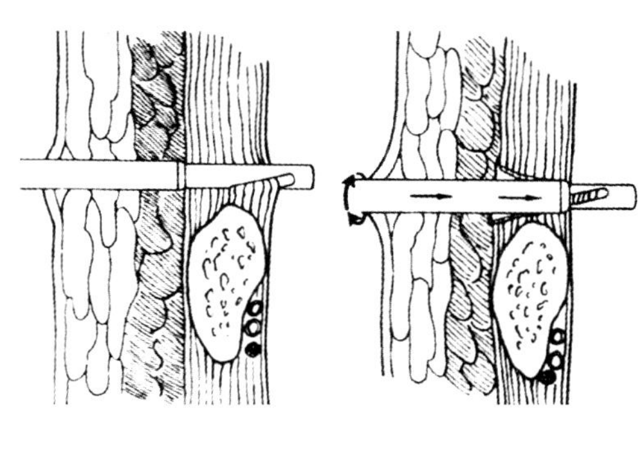

图 11－3 Abrams 切割针

5.并发症及处理 胸膜活检的并发症与胸膜穿刺基本相同。但需要特别指出几点：

(1)气胸：气胸的发生是非常常见的，几乎也是无法完全避免的，主要是因为活检过程中空气从穿刺针漏入胸腔，所以在穿刺时应尽量使胸腔外面的针孔减少暴露，以尽量减少进气量。如果是经穿刺针漏入胸腔产生的气胸，一般都不用处理，如果气胸量较大，患者症状较明显，则有可能是由于穿刺针刺破脏层胸膜所致漏气，应予闭式引流。

(2)血胸：常见于穿刺针刺破肋间血管所致，所以穿刺时应注意沿肋骨上缘进针，若出现较大量的不凝血液应立即拔除穿刺针，密切观察患者情况，必要时应予闭式引流或手术处理，有报道因肋间血管动静脉瘘导致胸膜活检后血胸，这样的出血是无法自行停止的，所以应该手术处理。

(3)临近脏器损伤：个别情况下，穿刺针位置较低等原因造成误穿肝脏、脾脏、肾脏等邻近脏器。这种情况下，往往穿刺时未抽得胸水，而患者可能无明显症状，而病理检查发现送检的为肝、脾或肾组织，如果刺伤脏器较明显，尤其是较脆弱且易出血的脾脏，可能会导致大出血而需要手术处理。

参考文献

1. Sarodia BD, Goldstein LS, Laskowski DM, et al. Does pleural fluid pH change significantly at room temperature during the first hour following thoracentesis? Chest 2000;117:1043 – 1048

2. Seneff MG, Corwin RW, Gold LH, et al. Complications associated with thoracocentesis. Chest 1986;90:97 – 100

3. Collins TR, Sahn SA. Thoracocentesis: clinical value, complications, technical problems, and patient experience. Chest 1987;91:817 – 822

4. Bartter T, Mayo PD, Pratter MR, et al. Lower risk and higher yield for thoracentesis when performed by experienced operators. Chest 1993;103:1873 – 1876

5. Aleman C, Alegre J, Armadans L, et al. The value of chest roentgenography in the diagnosis of pneumothorax after thoracentesis. Am J Med 1999;107:340 – 343

6. Raptopoulos V, Davis LM, Lee G, et al. Factors affecting the development of pneumothorax associated with thoracentesis. AJR Am J Roentgenol 1991;156:917 – 920

7. Brandstetter RD, Karetzky M, Rastogi R, et al. Pneumothorax after thoracentesis in chronic obstructive pulmonary disease. Heart Lung 1994;23:67 – 70

8. Gervais DA, Petersein A, Lee MJ, et al. US – guided thoracentesis: requirement for postprocedure chest radiography in patients who receive mechanical ventilation versus patients who breathe spontaneously. Radiology 1997;204:503 – 506

9. Doyle JJ, Hnatiuk OW, Torrington KG, et al. Necessity of routine chest roentgenography after thoracentesis. Ann Intern Med 1996;124:816 – 820

10. Carney M, Ravin CE. Intercostal artery laceration during thoracentesis. Increased risk in elderly patients. Chest 1979;75:520 – 521

11. Light RW, Jenkinson SG, Minh V, et al. Observations on pleural pressures as fluid is withdrawn during thoracentesis. Am Rev Respir Dis 1980;121:799 – 804

12. Doelken P, Huggins JT, Pastis NJ, et al. Pleural manometry: technique and clinical implications. Chest 2004; 126: 1764 - 1769

13. Villena V, Lopez - Encuentra A, Pozo F, et al. Measurement of pleural pressure during therapeutic thoracentesis. Am J Respir Crit Care Med 2000;162:1534 - 1538

14. Boland GW, Gazelle GS, Girard MJ, et al. Asymptomatic hydropneumothorax after therapeutic thoracentesis for malignant pleural effusions. AJR Am J Roentgenol 1998;170:943 - 946

15. Tarver RD, Broderick LS, Conces DJ Jr. Reexpansion pulmonary edema. J Thorac Imaging 1996;11:198 - 208

16. Heller BJ, Grathwohl MK. Contralateral reexpansion pulmonary edema. South Med J 2000;93:828 - 831

17. de Campos JRM, Vargas FS, Werebe EC, et al. Thoracoscopy talc poudrage. A 15 - year experience. Chest 2001;119:801 - 806

18. Screaton NJ, Flower CD. Percutaneous needle biopsy of the pleura. Radiol Clin North Am 2000;38:293 - 301

19. Ogirala RG, Agarwal V, Aldrich TK. Raja pleural biopsy needle. A comparison with the Abrams needle in experimental pleural effusion. Am Rev Respir Dis 1989;139:984 - 987

20. Poe RH, Israel RH, Utell MJ, et al. Sensitivity, specificity, and predictive values of closed pleural biopsy. Arch Intern Med 1984;144:325 - 328

21. Ali J, Summer WR. Hemothorax and hyperkalemia after pleural biopsy in a 43 - year - old woman on hemodialysis. Chest 1994;106:1235 - 1236

22. Lai JH, Yan HC, Kao SJ, et al. Intercostal arteriovenous fistula due to pleural biopsy. Thorax 1990;45:976 - 978

23. Mearns AJ. Iatrogenic rupture of the spleen. Br Med J 1973;1:395 - 396

（刘　蓉　张　捷）

第十二章　胸腔闭式引流术

胸腔闭式引流术，Chest Tube Closed Drainage，这项治疗性操作已经成为临床工作中非常常用的方法之一，有统计表明，仅1995年1年间，全美国就有大约1,330,000例患者接受了胸腔闭式引流术。对于胸外科医生，胸腔闭式引流不仅是治疗胸膜疾病的基本方法，也是透过引流管观察、判断胸腔内情况的窗口。尽管如此，仍有许多医生对胸腔闭式引流术的基本概念尚不完全明了，或者对于如何处理胸腔闭式引流中所出现的一些问题尚不清楚，本章深入介绍胸腔闭式引流的各种方法及相关问题的解决方法。

一、适应证

对于治疗适应证，在气胸、脓胸、血胸、恶性胸腔积液等章节中已经分别有了详尽的说明，在此不再赘述，仅简单列出如下。

1.张力性或交通性气胸。

2.血气胸或液气胸。

3.血胸，排血，减少胸膜粘连、增厚的危险，并观察出血情况。

4.恶性胸腔积液，排液以改善症状和提高生活质量。

5.脓胸和支气管胸膜瘘，排出脓液，并观察病情变化。

6.打开胸膜腔的手术后，用于引流积存于胸腔内的液体、气体、渗血、渗液等，并观察胸腔内的渗出及压力变化等情况。

二、禁忌证

对于胸腔闭式引流术，没有绝对禁忌证，因为有些闭式引流的实施是为了挽救生命，在实施治疗时应依照患者情况具体权衡利弊。主要相对禁忌证如下。

1.出血素质，应用抗凝剂、出血时间延长或凝血机制障碍。

2.血小板计数 < 50G/L者，应操作前先输血小板。

3.体质衰弱，病情危重，难以耐受操作者。

4.皮肤感染如脓皮病或带状疱疹病人，感染控制后再安排操作。

三、术前准备

1.术前检查　进行胸腔闭式引流术前应详细了解病史，进行体格检查，并常规行血常规、凝血系列等检查，应进行胸部X线检查，有条件可进一步行胸腔B超检查，以了解胸膜腔有无粘连，有无胸腔积液及分隔等，以确定最佳引流部位。

2.向患者及家属交代病情，行胸腔闭式引流术的目的和必要性，并且说明术中、术后可能出现的并发症，消除患者及家属顾虑，征得其同意，签署手术知情同意书。

3.患者准备　胸腔闭式引流术是一种简便，安全的操作，患者术前无需特殊用药及备皮，精神过度紧张的患者可于术前30分钟肌注安定10mg或口服可待因30mg以镇静止痛。

4.操作室的准备　胸腔闭式引流术必须在无菌条件下进行，最好在固定的无菌操作室中进行，有时因患者病情所限，也可在病房床旁进行，但应严格注意无菌操作，并限制室内人数，尽量减少室内人员走动。

5.器械准备　皮肤消毒剂，无菌孔巾，5ml注射器，手术刀，手术剪，止血钳，持针器，缝针，缝线，有齿镊，胸腔引流管，套管针，纱布，引流瓶等。

6.药物准备　普鲁卡因或利多卡因，安定，阿托品，肾上腺素，肝素，生理盐水等。

四、操作方法

1.病人体位　胸腔闭式引流的首选体位是卧位，身体略倾斜，引流侧上肢放于病人头部后方以便暴露腋前线。另外一种可选体位为坐位，病人趴于一桌上或者取侧卧位。引流部位应位于“安全三角”内（见图12－1），“安全三角”的前缘为背阔肌，外侧缘为胸大肌，下界为乳头水平，顶端达腋窝。

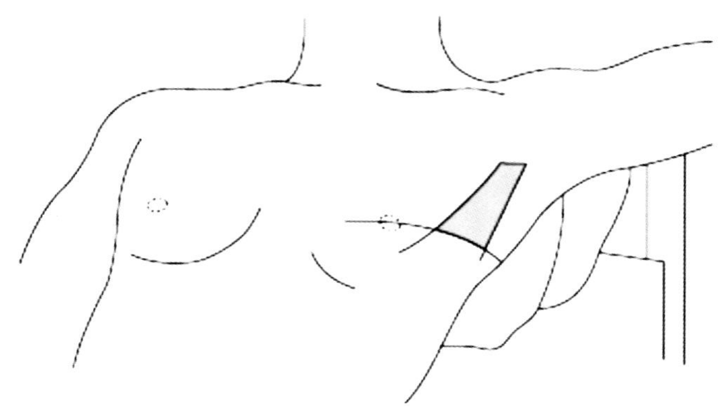

图 12－1 安全三角区

2.引流管位置的确定 如果在局麻下注射器穿刺没有气体或液体抽出,则胸腔引流管需要在影像引导下放置。除了张力性气胸情况紧急外在胸腔插管时均需要有胸片。根据病人的症状及胸片结果决定立即插管及插管部位。胸透,超声及 CT 扫描亦可作为辅助的引导方法。在插管前必须明确胸腔内有气体或液体的存在,否则除了胸片外还需要其他的影像方法进一步检查。有些情况下,如脓胸或者胸腔渗出液时有分隔而形成小腔,使得胸腔积液比较局限,而且胸膜多增厚,因此超声引导具有明显的优势。在操作过程中实时扫描能够提高穿刺的安全性。影像引导下胸腔穿刺术的并发症的发生率较低,气胸的发生率约为 3%,而成功率可达 86%。如果只是应用影像定位,但是在穿刺过程中没有影像引导,那么为了提高穿刺的成功率,病人在接受穿刺时的体位应与接受影像学检查时的体位保持一致。在胸腔渗液较少以及最初盲抽失败的患者建议在超声引导下进行胸腔引流。

3.引流管的位置最常用的胸腔引流管的位置为腋前线,穿过“安全三角”。此位置使损伤乳房内动脉的风险降到最低,并且避免了损伤肌肉和乳腺组织,另外术后疤痕不明显。如果存在囊腔可以选择稍偏后的位置,但是这个位置病人在平卧位时不适感明显而且会有引流管纽结而引起引流不畅。顶端气胸时可选择锁骨中线第二肋间隙,但是由于患者不适感明显而且会遗留伤疤因此多不推荐此位置。多房性气胸也较常见,多于肩胛上置管。而且最好在影像引导下进行。胸腔闭式引流需要有经验的医师操作,比如胸外科医生。

4.引流管的粗细 细的带侧孔的引流管要比粗的引流管舒适,但是在治疗效果上没有明显的优势。粗的带有侧孔的引流管多用于急性血胸,因其可以监测失血情况。而且粗的引流管曾一度被推荐应用,因为其不易被阻塞尤其是恶性或者感染性胸腔积液。现在大多数医生应用较细的导尿管,有研究已经证实其与粗的带侧孔的引流管同样实用,而且患者更容易耐受。目前对引流管的最合适的粗细仍有争议,而且还没有较大的随机对照实验比较应用细的和粗的引流管的差异。气胸时应用 9F 号导尿管成功率为 87%,但是有一小部分病人空气渗漏超过 9F 号导尿管的流量,该种情况需要改用较粗的引流管。研究已经证实超声引导下放置猪尾导尿管,通过此管注药治疗恶性胸膜渗液效果显著,但是如果应用细导尿管患者对化疗则无明显反应性。超声引导下放置小孔引流管并辅助应用血栓溶解剂可以成功引流脓胸。但是,急性血胸时仍建议用大孔引流管,因其具有空间大和继续监测失血量双重作用。

5.无菌技术 置管过程需无菌操作,对创伤患者应预防性应用抗生素。因为胸腔引流管可能会放置时间较长,因此无菌操作对于避免伤口部位的感染或者继发积脓是很必要的。放置引流管后继发积脓的发生率为2.4%。然而绝对的无菌又是不必要的,但是应该做到用碘酒或酒精消毒皮肤后穿戴无菌手套,大衣,使用无菌器械等,另外皮肤消毒区域应足够大。

有研究表明对外伤后放置胸腔引流管患者应用绝对的无菌操作，80例病例均无感染性并发症的发生。有研究应用meta分析指出胸外伤时，预防性应用抗生素能够降低脓胸和感染性并发症的发生，因此推荐预防性抗生素的应用。实验用到的抗生素为头孢菌素类或者克林霉素类。但是对于自发性气胸和胸腔渗液放置引流管的预防性应用抗生素没有明显的作用。在一项研究中39例自发性气胸患者应用胸腔引流仅仅有1例合并有感染性并发症。

6.麻醉方法　在插管前应局部麻醉，胸壁较厚时可以应用脊髓穿刺针，局麻药常用利多卡因(3 mg/kg)。在此剂量下85%的患者体内药物峰浓度<3mg/ml，这就降低了药物的神经毒副作用。给药体积比给药剂量更能增加有效的麻醉区域。辅助应用肾上腺素能够促进止血和使麻醉区域较局限，因而被多数人采纳，但是没有实验依据。

7.引流管插入方法　插入胸腔引流管不能使蛮力，因为其可能会穿透胸壁而损伤胸腔内脏器。塞尔丁格技术或者在引流管进入胸膜腔前钝性分离胸壁可以避免此类损伤的发生，而这两种方法的选择主要依据引流管的粗细，图12-2。

(1)带孔的细引流管(8-14F)：插入带孔的细的引流管可以在影像辅助下应用导丝引导(塞尔丁格技术，此技术中用到了扩张器)而不必行钝性分离。穿刺部位局麻后，用针头或者注射器穿刺定位，以有气体或者液体流出视为定位准确，然后拔出针头或注射器，沿着此针眼插入导丝后拔出导丝芯，后用扩张器扩大管道，带孔引流管即可沿着导丝送入胸腔。此法适用于气胸，胸腔积液以及多房性脓胸。

(2)带孔的中号引流管：中号引流管的插入应用塞尔丁格技术或者钝性分离均可。钝性分离时切口大小应与引流管大小吻合，由于此切口较小不适合用一手指去探查胸膜。

(3)带孔的粗引流管(>24F)：放置此种引流管必须行钝性分离，或经肋床引流。经肋床引流又称截肋引流，一般在局部麻醉下进行，主要用于引流较黏稠的脓液及准备较长时间引流的患者，切除拟安放引流管的肋间的肋骨约2～4cm，将引流管经肋间送入胸腔，然后缝合切口，固定引流管。

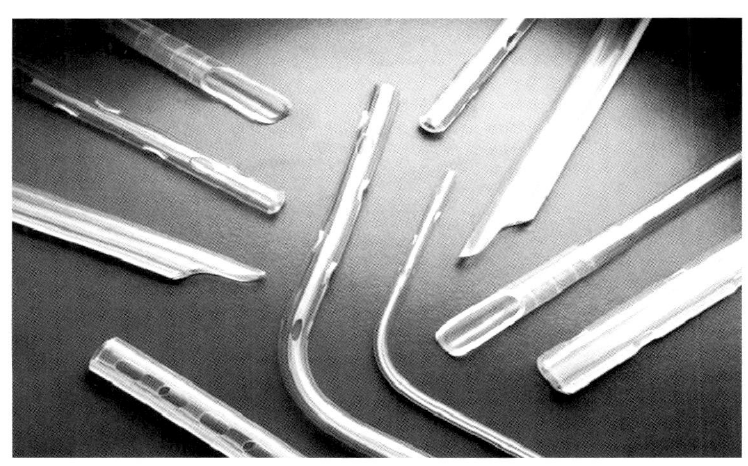

图12-2　各种型号的引流管

①切口：钝性分离切口大小需与引流管的直径相似。局麻后即可行切口切开，此切口应能容纳操作者一指并稍大于引流管直径。切口应沿肋骨上缘并与肋骨平行。

②钝性分离：有报道应用套管针插入大号引流管时出现胸腔内脏器损伤的例子很多，因此钝性分离皮下组织和肌肉后进入胸膜腔目前被广泛应用，图12-3、12-4。一项回顾性研究表明，在447例行钝性分离的病例中仅有4例出现技术相关并发症。当引流管的大小与手指大小相似时，应用手指探查至胸膜腔以确保穿刺部位没有脏器而避免插管时的脏器损伤。另外插管过程中切忌过度用力。

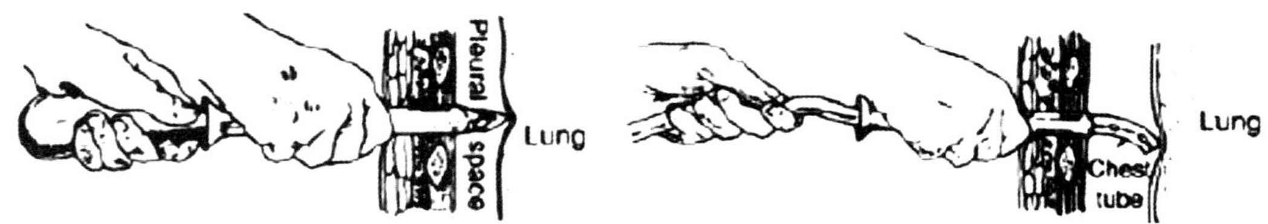

图 12－3　套管针穿刺法引入胸腔引流管

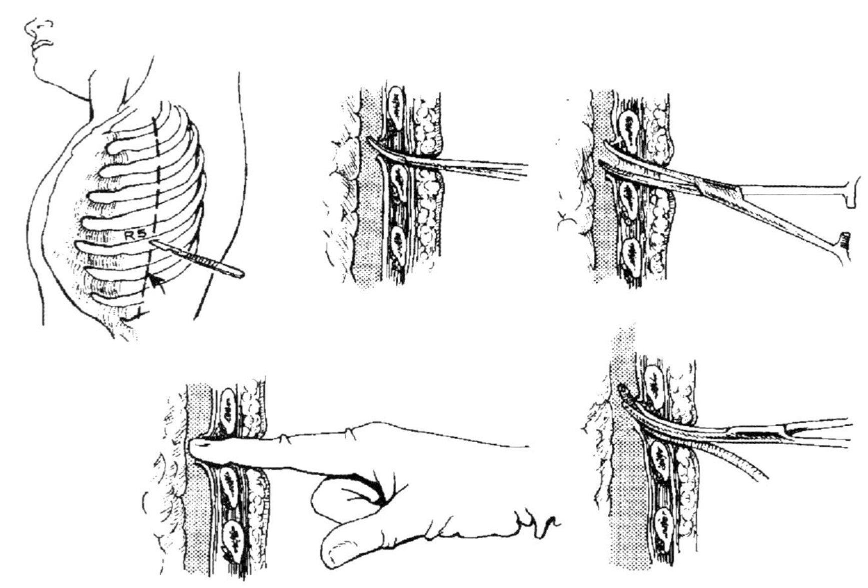

图 12－4　钝性分离法用止血钳送入引流管

③引流管顶端的位置：胸腔引流管的顶端应位于气胸腔的顶端或者胸腔积液的基底部。但是任何引流管的位置都能有效的引流气体或者液体，因此没有必要仅仅因为影像学检查结果而重新放置引流管的位置。插粗的引流管时，套管拔出距离引流管顶端几厘米既能起到支持引流管的作用又能避免损伤内脏。

④引流管的固定：大号和小号胸腔引流管的切口应该缝合，不主张应用“荷包缝合”。需两步缝合，一步是为了促进拔管后伤口的愈合，另一步是固定引流管，多使用 1 号丝线，可以用“十字”缝合法，不主张“荷包缝合”是因为其可能疼痛比较明显，而且会留下明显的疤痕。引流管插入后应该固定以防止脱落。选择的固定线必须结实而且是不可吸收的，缝合时需要包括皮肤和一部分皮下组织。要用足够的胶带和敷料覆盖伤口，透明敷料可以方便医护人员检查以发现渗出或感染。带有网孔的胶布可以牢固固定引流管，并能防止引流管打结。

8.引流方法

(1)单瓶引流：如图 12－5 示，引流瓶中盛水，瓶盖上插入两根玻璃管，A 管与胸腔引流管连接，B 管与大气相通。单瓶系统既是水封瓶又是集液瓶。A 管插入水中 1－2cm，胸腔内气体或液体从此管进入引流瓶，由 B 管排出。如果胸腔内为负压，A 管液面上升，并随呼吸而波动。使用单瓶系统时，引流的胸腔积液将使引流瓶中液面上升。因此 A 管插入液面的深度将随之变化，应注意调节。

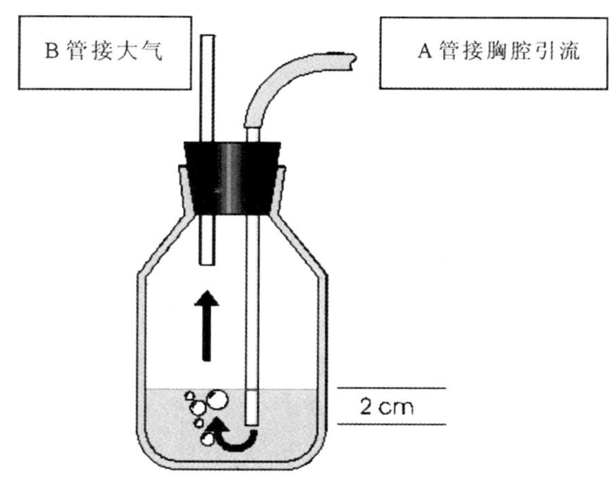

图 12－5　**单瓶引流系统**

(2)双瓶引流：如图 12－6 示，由两个引流瓶组成。集液瓶 A 管与胸腔连接，水封瓶 B 管通大气。2 瓶之间由 C 管连接，C 管插入水封瓶液面为 1－2cm。由于引流出来的胸腔积液积聚在集液瓶中，水封瓶的液面不会上升，因而胸腔内压力比较恒定。

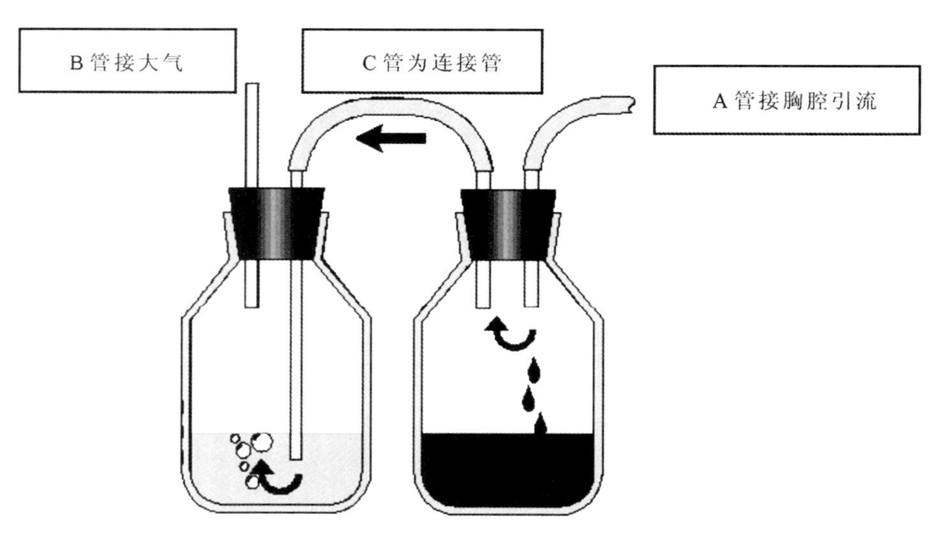

图 12－6　**双瓶引流系统**

(3)负压吸引系统：如图 12－7 示，一般由 3 个瓶组成，即在双瓶引流系统之外再加一个调压瓶。水封瓶的 B 管与调压瓶连接。调压瓶的 D 管连接负压吸引器。调压管应插入液面 15－20cm，通过调节调压管插入液面深度或者通过增减调压瓶中液量，可以调节负压。

集液瓶的负压＝调压管插入液面深度－水封瓶 C 管插入液面深度

如果负压超过调压管的水深度，空气将从调压管进入引流系统并被吸引器吸掉，从而保证胸腔负压恒定。

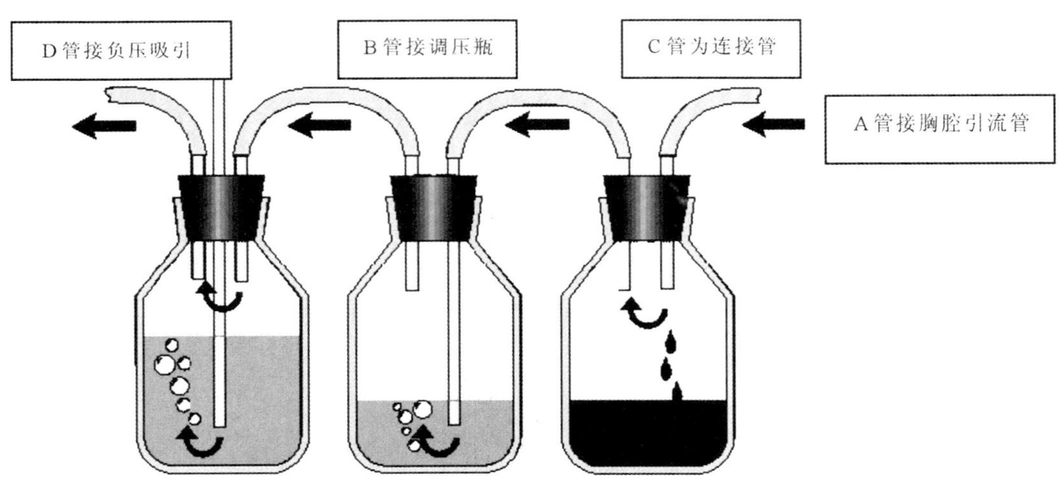

图 12-7 负压吸引引流系统

目前市场上有些公司将胸腔引流瓶进行改造并商品化，经改造的引流瓶将复杂的三瓶负压吸引系统简化设计于一只引流瓶内，大大方便实用，并增加了便携性，图 12-8。

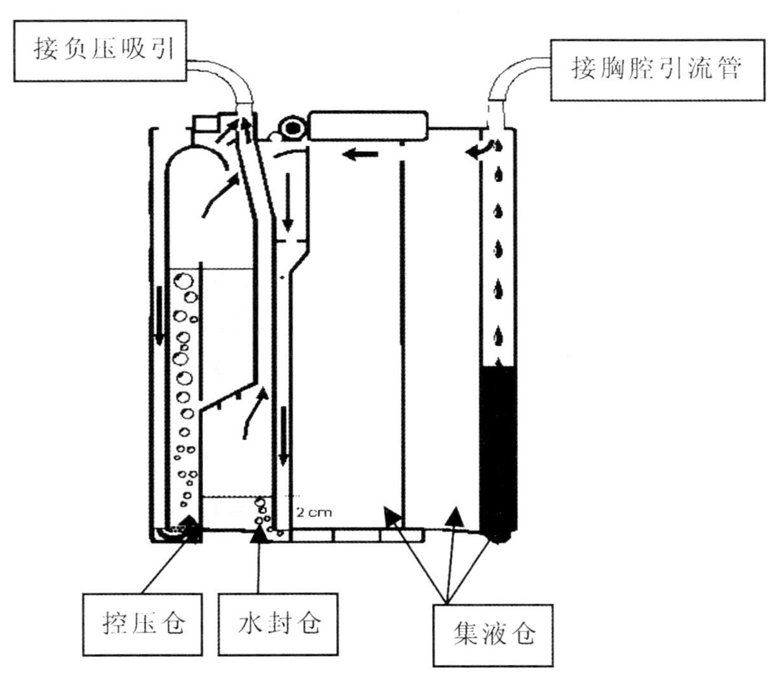

图 12-8 商品化的水封瓶

9.胸腔引流系统的观察与管理

(1)水封瓶：水封瓶液面应该随呼吸而波动，吸气时液面上升，呼气时液面下降，气胸时，胸膜破口愈合以前应当一直有气体逸出。如果只有波动而没有气泡逸出，应当嘱患者咳嗽，如果咳嗽时有气泡逸出，说明破口尚未愈合；有波动，且咳嗽时无气泡逸出，说明胸膜破口已经愈合。水封瓶看不到波动，则表示引流管不通畅或未在胸腔内；如果引流管中气泡逐渐减少直至消失，然后波动由大到小，往往提示肺已经复张。

负压吸引时水封管的气泡表示胸膜破口尚未愈合。如夹住胸腔引流管后，水封管中仍有气泡逸出，说明引流系统有漏气。

(2)调压瓶：有负压吸引时，调压管应始终有气体逸出。应注意调压管插入水面的深度，如果水分丢失过多应当及时添加。

(3)集液瓶：观察引流液的性状和数量，必要时应作细胞分类计数或病原体检查。

(4)对带管患者的观察：应注意患者有无胸闷气急，气管是否居中，两肺呼吸音是否对称，是否存在皮下气肿以及体温和发绀等，应定时予复查胸片观察肺膨胀情况及引流管位置，以便随时调整。

(5)拔除胸腔引流管：如果胸腔积液或胸腔内气体已经引流干净，肺已经复张，并且经夹闭引流管 24 小时后胸片证实肺仍然处于膨胀状态时，可以考虑拔除胸腔引流管。拔管时应拆除缝线，注意防止气体进入胸腔，拔管后可将原预留缝线打结系紧，如未预留缝线，可加压包扎。

10.胸腔闭式引流的常见并发症及处理和预防方法

(1)胸痛：最常见，主要原因可能有肺复张后胸管与脏层胸膜相互摩擦；引流管插入过深刺激膈肌；引流管太硬刺激壁层胸膜或肋间神经；负压吸引压力过大等。应酌情予以处理，如及时调整引流管的位置、插管时注意从肋骨上缘进胸、如果考虑需带管时间较长，可予肋床引流。

(2)皮下气肿：为胸腔内气体进入皮下疏松结缔组织内所致，表现为引流后出现局部或全身皮肤肿胀，查体可触及典型的捻发感。常见于皮肤切口小而胸膜裂口大的患者，由于引流管向外滑脱至部分管口或侧孔位于皮下，或因皮肤切口缝合过紧，以及患者剧烈咳嗽等情况下引起的皮下气肿。有时尚可由于反复置管出现多个胸壁窦道，或因使用机械通气所致等。对于局部性皮下气肿，一般不需特殊处理。对于广泛性皮下气肿，则应检查引流管的安置情况，敞开皮肤切口排气，必要时使用针头在皮下穿刺或作皮肤小切口进行排气，并将患者头部放低，适当给予抗菌药物预防感染。有时可以发生纵隔气肿，对较重的纵隔气肿应采用胸骨上切迹切开排气。预防措施包括：选择适当粗细的引流管进行闭式引流，尽可能一次置管成功，避免反复多次。尽量不使用机械通气，必须应用则应考虑设置低吸入压的通气模式。

10.3　胸腔感染或胸腔积液：表现为引流液逐渐增加，并由清亮变为黏稠脓性，患者可伴有体温升高、血白细胞及引流液白细胞增高，引流液化验可见破碎脓细胞，细菌涂片及培养呈阳性。应严格掌握插管操作时的无菌技术，可予抗菌药物治疗，或胸腔冲洗。

10.4　复张性肺水肿：由于放液或放气量过大或速度过快造成，表现及处理方法详见第 12 章。

10.5　引流管阻塞：引流管被分泌物或血块、脓块堵塞，影响引流效果。可见引流管内水柱不随呼吸运动而上下波动。应定时挤压引流管，保持其通畅，一旦堵塞可通过挤管或负压抽吸的方法使其通畅，如果仍然无法解决问题，则应拔出引流管更换新的引流管。不应采用向引流管内注入气体或液体冲洗的方法，这样极易引起胸腔内感染。

（刘　蓉　张　捷）

第十三章 胸腔镜术在胸膜疾病中的应用

第一节 概述

胸腔镜术是将胸腔镜经肋间插入胸膜腔，对胸腔内病变在直视下活检或治疗的方法，应用于胸部外科临床已有 90 多年了。1910 年 Jacobaeus 首先报道了应用胸腔镜做胸膜粘连烙断术以增强人工气胸的萎陷效果，对肺结核的治疗起到一定作用。他在发明胸腔镜时就认识到胸腔镜不仅能松解胸膜粘连，而且能用于诊断胸膜疾病。但传统的胸腔镜结构简单，视野窄小，操作受限，临床上未被广泛使用。随着电视摄影技术的快速发展和微型腔镜器械的不断革新，于 90 年代初进而发展成为电视辅助胸腔镜外科（video - assisted thoracoscopic surgery，VATS）（见图 13 - 1）。VATS 最大的特点就是将胸内的结构通过摄像转换装置显示在电视屏幕上，操作者不是在直视下，而是观察电视屏幕进行胸内操作。具有创伤小、痛苦轻、恢复快、疗效确实、安全可靠以及切口符合美容要求等诸多优点，深受患者和胸外科医生的欢迎。经过 10 多年的发展，电视辅助胸腔镜手术已成为一门成熟的技术，成为国外及国内胸外科常用的手术方法之一，在很多医疗中心已占到胸外科总手术例数的 1/3 以上，其中胸膜疾病占病例的 60% 以上（包括气胸）。电视胸腔镜下可清晰地显示胸膜病变的部位、范围、形态及其与周围脏器的关系等，并可准确取出足够大的病变组织进行病理学检查，同时还可对其中大部分疾病施行有效的胸腔镜手术治疗。可以说，电视胸腔镜的临床应用极大地提高了胸膜腔疾病的诊断和治疗水平。VATS 已被普遍认为是自体外循环问世以来胸外科领域的又一重大技术革新。

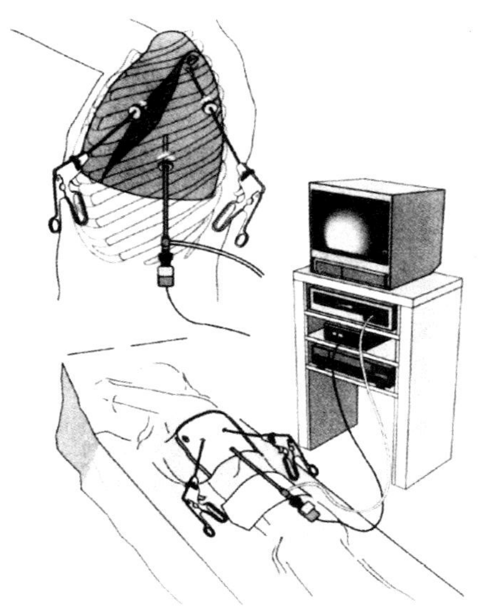

图 13 - 1 电视辅助胸腔镜手术

临床上所用的胸腔镜种类较多，有硬直管式胸腔镜（简称硬式胸腔镜）、可曲管软式胸脏镜（简称软式胸腔镜，通常用纤维支气管镜或其他内镜替代，目前已有可曲式胸腔镜问世）和 VATS。在本章我们将要介绍的是胸外科医师常用的 VATS，其全称为电视辅助胸腔镜外科，它是以治疗为目的，一般在手术室内、全麻和单侧肺通气下进行。VATS 现已被广泛应用于胸膜疾病的诊断和治疗。

第二节　胸腔镜术的适应证和禁忌证

一、适应证

据近几年来国内外文献报道.电视胸腔镜的手术适应证主要概括为两种,即诊断性与治疗性手术适应证。

1.诊断性胸腔镜手术　胸腔镜最初仅作为胸膜疾病的诊断方法应用于临床。但由于当时是在局麻下进行操作.以及视野小,光源弱,不能很好地观察胸膜腔内的病变,所以没有能够在临床广泛开展。电视胸腔镜的问世向胸外科医生提供了良好的光源和视野,使胸内器官清晰地显示在电视屏幕上。给观察病变,切取活组织等手术操作提供了极好的条件。诊断范围也由早期的胸膜扩大到肺脏、纵隔、食管、心包等组织器官(见表 13－1)。

表 13－1　诊断性胸腔镜手术适应证

胸膜疾病	心包疾病
胸腔积液	心包活检
胸膜结核	心包积液
胸膜间皮瘤	胸部外伤
肺疾病	血胸
弥漫性肺疾病	气管、支气管断裂
孤立肺结节	膈疝
纵隔肿瘤	肿瘤分期
恶性淋巴瘤	肺癌
纵隔肿瘤活检	食管癌

2.治疗性胸腔镜手术(见表 13－2)

表 13－2　治疗性胸腔镜手术适应证

胸膜疾病	纵隔疾病
恶性胸腔积液	纵隔良性肿瘤
急性脓胸	乳糜胸
孤立性胸膜肿瘤	食管疾病
肺疾病	食管平滑肌瘤
复发性自发性气胸	贲门失弛缓症
肺良性肿瘤	其他
肺转移瘤	手汗症
早期肺癌(T_1～$2N_0$)	雷诺症
心包疾病	椎旁脓肿
心包填塞	膈疝
心包积液	

二、禁忌证

1.脏层和壁层胸膜融合者,使得任何类型的胸腔镜无法插入胸膜腔。

2.广泛的胸膜粘连,胸膜腔消失者。

3.血液凝固障碍伴血小板 $<40\times10^9$/L 或凝血酶原时间在 16s(40%)以下者为绝对禁忌证。血小板 $>70\times10^9$/L,凝血酶原时间 >14.5s(60%)为胸腔镜检术的基本要求。

4.严重的器质性心脏病,无法纠正的心律失常和心功能不全,6 个月内的心肌梗死者。

5.严重的肺功能不全伴呼吸困难,不能平卧者。

6.严重的肺动脉高压(平均肺动脉压 >4.67kPa),肺动、静脉瘤,或其他血管肿瘤。

7.肺包虫囊肿病。

8.剧烈咳嗽或极度衰弱不能承受手术者。

9.急性胸膜腔感染者为相对禁忌证,在感染控制后仍可进行胸腔镜检查。

第三节　胸腔镜设备

胸腔镜手术设备主要包括仪器和手术器械两大部分。

一、手术仪器

1.胸腔镜　胸腔镜由硬杆透镜系统和相连的纤维光源电缆构成。根据胸腔镜的直径可分为 10mm 镜、5mm 镜和 3.5mm 镜等种类。根据胸腔镜末端视野的角度可分为 00、300 和 450 镜等。较细胸腔镜适合于儿童,300 胸腔镜便于观察胸腔内隐蔽区域,临床上最常用的胸腔镜是 10mm 的 0°硬式胸腔镜,镜头可用擦镜纸擦干,也可浸泡在盛有加温(约 500℃)生理盐水的保温杯内,然后用于纱布擦干。普通胸腔镜系统由硬式胸腔镜和摄像机两部分组成,摄像机可将胸腔镜物镜的所有光学信息显示在监视器上。

2.光源　是胸腔镜的一个重要部分,纤维光缆是光源的另一重要部分,它连接光源和胸腔镜,是冷光源的传送线,使用时要注意保护。光缆的光纤被折断时,光缆末端就会出现相应的黑点,若 20%以上的纤维被折断,就无法继续使用。

3.摄像机　摄像系统显著增加了胸腔镜医师的“视力”和“视阈”,扩大了胸腔镜的应用范围。目前常用的内镜摄像机包括图像处理器和耦联器两部分。

4.监视器和录像机 一般用一个监视器就能进行手术,为方便操作,有条件时可同时用 2 个监视器观察。常用彩色监视器的规格为 37～54cm。普通全制式家用录像机即可满足手术资料的保存。还可配备彩色打印机。

5.电刀　多采用电切和电凝混合的输出方式。术中可根据需要，将电刀与内镜分离钳、抓钳、剪刀、吸引器头、电铲、电钩连接使用。

6.氩气刀　氩气刀是通过氩气来传递单极电能进行凝血的装置。它的突出优点是操作时氩气流能及时吹去出血点处积血，从而强化了凝血作用。

7.吸引器和漏斗　是胸腔镜手术必备的设备，也可使用冲洗吸引器，但使用漏斗倒水更加实用方便。

二、手术器械

1.套管针(trocar)和开放式套管　套管是胸腔镜手术中胸腔与体外的通道，用于通过胸腔镜或内镜器械，其作用如同常规手术的标准切口。套管针主要由两部分组成，一个是中心部分的穿刺针，另一个是套在外面的金属套管。现在大多用开放式塑料套管针，中心有塑料针芯，套管外周带有螺纹，套管针的直径一般为3~15mm，最常用的是5.5mm、10.5mm和11.5mm三种套管针。根据术中需要选用不同型号的套管针，胸腔镜常用10.5mm套管针，使用内镜缝合器(Endo-GIA)则需用11.5mm套管针。胸腔镜手术一般不用气腹机，所以胸壁套管通常是开放式的，手术时，先在胸壁皮肤上切一约2cm小口，用血管钳钝性分离皮下及肌层，并进入胸膜腔，然后将套管针按螺纹方向旋转送入胸腔，拔出针芯即可进行胸腔镜探查和手术。

2.电钩　也称"L"型钩状分离器，是内镜手术的一种重要器械，与电刀连接，处理胸内粘连十分方便快捷。

3.剪刀　根据内镜剪刀口部的形状，又分为直剪刀和Hook剪刀。直剪刀有5mm和10mm直径2种，适用于组织结构显露十分清楚或精细部位的切开操作，一般要求看清剪刀头后再行切开动作。Hook剪刀刀口呈弧形，使用时尖部最先对合，在切开组织前，可用剪刀的尖部将组织提起，以免损伤周围结构，尤其适用于管状结构的处理。

4.卵圆钳　可用普通卵圆钳代替内镜抓钳，用以抓提、固定、牵拉和分离组织，可分为长短2种类型，直接从操作切口进入胸腔进行手术。

5.爪行拉钩　用于术中牵拉肺脏和显露手术区域。可分为3片和5片拉钩2种。后者头部还可纵行弯曲45°，使用更加方便。

6.施夹器　是一种十分重要的内镜止血器械，可方便、迅速、有效地闭和血管或其他管状结构。可分为重复使用性施夹器和一次性施夹器，前者每次只能施夹一个钛夹，需重新装钛夹后再用。后者内置有20个钛夹，施夹器头部不离开手术区，即可连续进行施夹，明显提高了施夹速度，适合较重出血的处理。

7.内镜缝合切开器(Endo-GIA)　是现代胸腔镜外科赖以生存的主要手术器械之一。能将组织切开和切缘缝合一次完成。适用于肺楔形切除、肺大疱切除、全肺和肺叶切除术等。可分为工型Endo-GIA，如Endo-GIA30、Endo-GIA45，其钉夹可以换7次。Ⅱ型Endo-GIA，可分别换装30、45、60型号的钉夹。钉夹又可分为缝合组织型(蓝色钉夹)、缝合血管型(白色钉夹)，Ⅱ型Endo-GIA还可装绿色钉夹，用于缝合较厚的组织。

8.组织缝合器　与内镜缝合切开器不同的是，组织缝合器呈"L"型，只缝合不切开，需另用电刀或手术刀切开。可用于有胸壁小切口的肺叶和全肺切除手术。根据缝合组织的不同，可选用白色(缝合血管)、蓝色(缝合肺组织)和绿色钉夹(缝合较大支气管)。

9.持针器　内镜持针器是在胸腔镜手术中缝合组织时使用。结构与抓钳相似，但抓持力量更大。根据头部形状可分为直持针器和弯持针器。

10.打结器　分两种，一种是前端带有推线槽的金属或塑料杆，另一种是持针器式的打结器，用于胸腔镜手术打结时手指不能到达的部位，结扎3mm以上的较大血管，可部分取代内镜缝合切开器。

11.标本袋　手术切除标本取出是一个需要重视的问题。直径小的良性病变可直接从胸壁套管或切口中取出。污染标本或恶性肿瘤标本需先放在标本袋中再取出，较大的标本需先在标本袋中粉碎后再取出。临床常用医用手套或男性避孕套消毒后作为标本袋。

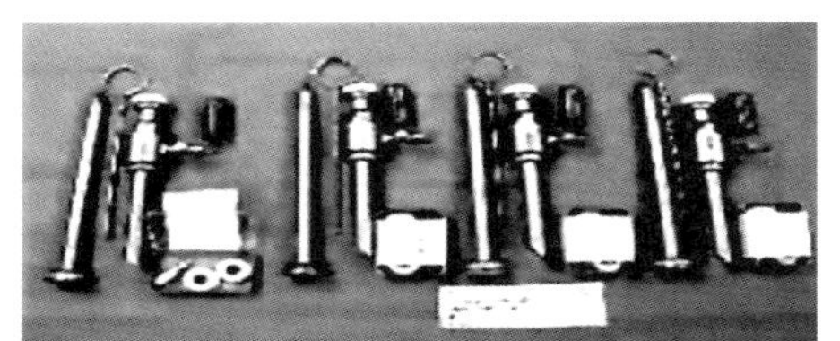

13-2.1　套管针

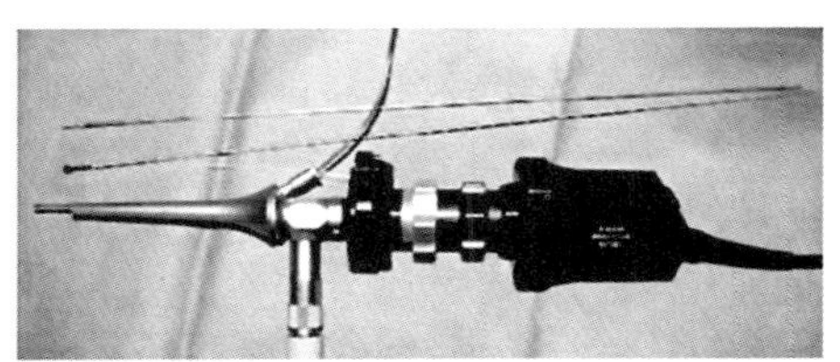

13-2.4　硬式胸腔镜和摄像仪

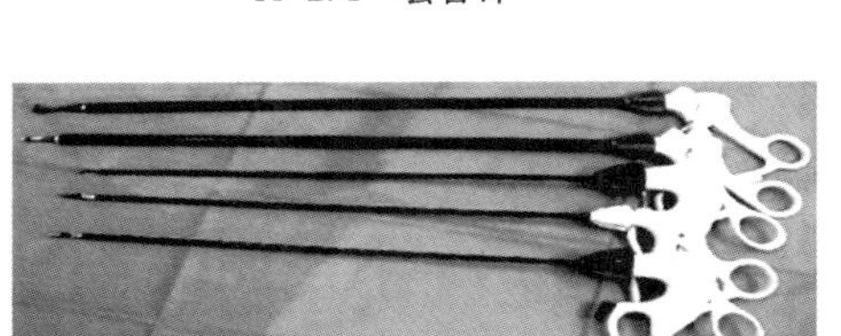

13-2.2　抓钳、分离钳、剪刀

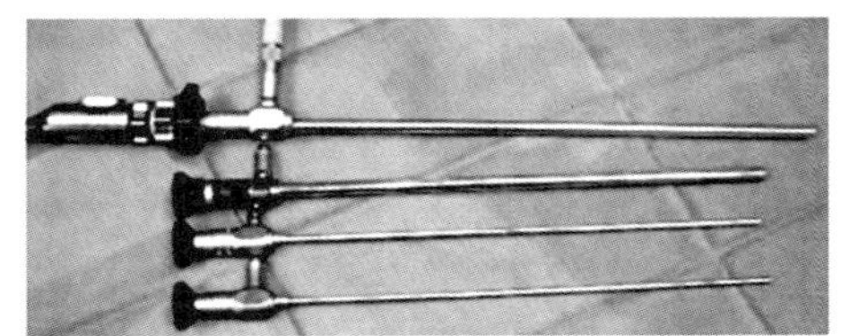

13-2.5　5mm、10mm硬式胸腔

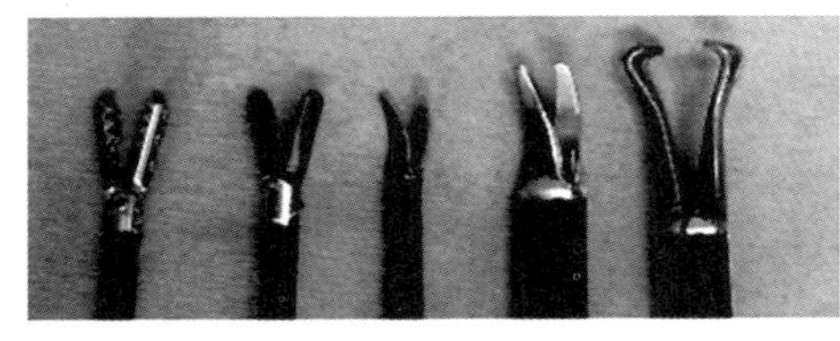

13-2.3　抓钳、分离钳、剪刀

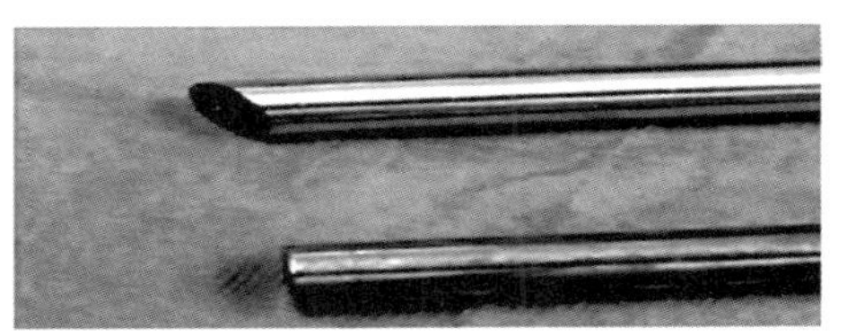

13-2.6　0°、300°硬式胸腔镜

图 13－2　电视胸腔镜常用器械

第四节　胸腔镜手术的简要操作要点

电视胸腔镜手术要求双腔气管插管全麻，术中健侧单肺通气，患侧肺通大气使之萎陷。术中体位多采用健侧卧位。一般先做一个 10～15mm 的小切口入胸腔，放置套管，将胸腔镜探入胸腔，通过电视显示器观察病变情况和位置，然后再做 2 个或以上的小切口放入相应的器械进行手术操作。例如侧卧位时，一般将放置胸腔镜的小切口选择在腋中线或腋后线第 7 肋间附近，术毕这个切口可经作为引流下管的孔道。在明确病变位置后，在两旁各做一个孔道作为操作孔，开成所谓垒球场式的布局原则，本垒就是胸腔镜所在的位置，病变是 2 垒，两旁的操作孔分别是 1 垒和 4 垒，各个孔道之间的距离尽量远些，避免器械相碰撞影响操作。

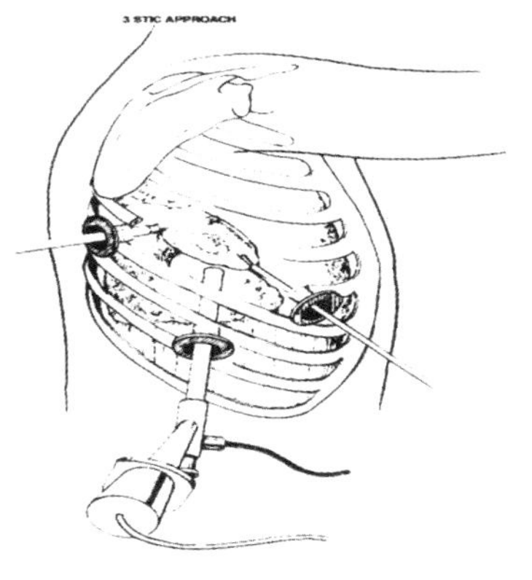

图 13－3　胸腔镜手术切口

第五节 胸腔镜术的并发症及其处理

胸腔镜手术虽是一种较为安全的方法,虽然创伤较常规开胸手术小,但由于长时间单肺通气及手术复杂程度的增大,对患者呼吸、循环及全身许多器官功能的影响仍然较大。并且胸腔镜外科作为一门全新的手术学科.其术后处理的并发症也有其特殊性,有些问题还有待进一步观察和总结。因此对胸腔镜手术后患者的管理切不可掉以轻心,任何疏忽都会可能产生严重的并发症,甚至危及生命。胸腔镜手术的常见并发症及其处理如下:

一、套管相关并发症

当胸腔粘连较紧密或放套管时用力过猛过快,容易出现肺实质的损伤.尤其于老年患者或肺部有炎症时更易出现,这种肺损伤可能有较严重的出血或漏气,甚至损伤主动脉、心脏等胸内重要器官,引起致命并发症.必须先给予以处理方能进行胸腔镜手术。若套管位置过低,可能损伤膈肌甚至穿透膈肌,以致损伤肝、脾等腹腔器官引起较严重并发症。所以,术前要根据病变部位、手术种类和胸部影像学检查结果,以及侧卧位时膈肌可能的抬高程度等因素,设计胸壁套管位置。放置套管时先用手指检查切口处胸腔情况,不要一次把套管完全放入胸腔,这样可减少或避免发生上述并发症。

二、器械相关并发症

由于经济条件的限制,国内开展胸腔镜手术的单位对于一次性器械往往要多次使用,这样必然造成器械老化,故障的发生率明显增高,其所致的并发症往往很严重,甚至是致命的。内镜缝合切开器的故障有只切不缝、缝合不全或切割不全甚至器械无法打开等,由此所致较严重的出血与漏气应使用卵圆钳设法将肺的创面聚拢后使用新的内镜缝合切开器重新缝合较为安全,若器械无法打开,可在其下方使用新的内镜缝合切开器重新切缝。若以上方法不能奏效,开胸手术止血为惟一选择。

三、术中出血

操作时使用暴力以及解剖不清等因素,可以导致包括粘连带、肋间血管、胸廓内动、静脉甚至锁骨下动脉或肺门大血管的出血。一般的出血术中发现后通过电凝、氩气刀凝固、钛夹和缝扎等方法进行有效控制,若肺实质有很大的创伤可以用内腔镜切开缝合器控制出血,若有威胁生命的严重出血或经胸腔镜处理很困难,则应及时中转开胸止血,也可根据情况扯用小切口辅助止血。

四、术后并发症

1.持续性肺漏气　是 VATS 术后最常见的并发症,常见于慢性阻塞性肺气肿行肺大疱切除和肺减容患者。本组 5 例肺大疱手术后肺漏气长达 7 天以上,均为慢性阻塞性肺气肿行肺大疱切除术后,原因是肺大疱遗留或切除不完全,部分病人是由于肺质量差,针眼或钉眼漏气。防治办法是按叶按段按顺序反复检查肺大疱,确保不遗漏。手术切除范围要达到肺大疱的基底部正常肺组织,使用衬垫牛心包片或自体心包片的自动切割缝合器,加用 3－0 Prolene 线连续缝合,切面喷涂生物胶。而胸膜切除术、壁层胸膜摩擦或肺表面喷撒滑石粉等促进胸膜粘连对防止术后持续漏气或复发有十分重要的意义。

2.复张性肺水肿　术前或术中长时间肺萎陷后急速复张是复张性肺水肿原因。术前长时间肺萎陷常见于肺大疱漏气较大或脓胸纤维素期以上患者,而恶性胸腔积液患者,尤其是积液时间 >1 个月,积液量 >1 500 ml 者更容易出现此并发症。防治办法是麻醉开始时潮气量要从小到大,分次逐渐增加。长时间单肺通气的手术给予定期开放患侧支气管膨肺通气。复张性肺水肿发生时要立即给肾上腺皮质激素、强心利尿等治疗,并限制补液速度。

3.肺部感染、肺不张　术后呼吸道分泌物堵塞、肺漏气,术后容易并发呼吸道感染和肺不张。术前去除呼吸道炎症,术中加强气管内吸痰,手术操作时尽量避免对肺组织的挫伤,术毕膨肺使其完全复张,术后联合应用高效广谱抗生素,鼓励病人用力咳痰,保持胸腔引流通畅,必要时引流负压吸引、吹气球促肺膨胀及纤维支气管镜吸痰。

4.出血　出血仍是目前常见的主要并发症,该并发症的发生多与病例的选择和操作技术有关。

(1)胸腔内出血:常见于肋间血管、胸壁粘连带及胸腔内操作部位附近血管的损伤。胸壁手术切口贴近肋骨上缘,并在胸腔镜监视下进胸,避免损伤肋间血管及胸内脏器。关胸时在胸腔镜监视下缝合肋间肌。胸膜带状粘连的胸壁侧留足够的长度并用钛夹夹闭后切断,单纯电凝不可靠。胸内解剖部位在显示器或经小切口直视下均应显露清晰,切割缝合时将周围组织器官显露以避免误伤。笔者体会肺血管或肺裂的解剖有困难时,先在肺动脉主干过带,以便随时控制出血,对保持术野的清晰和及时处理出血有很大的帮助。

(2)肺内血肿:多见于行肺组织楔型切除时缝合不严密、Endo - GIA 钉合不紧(钉脚长度与肺组织厚度不相称),或前后 Endo - GIA 之间的间隙较大,均容易渗血引起肺内血肿。处理方法是:行肺楔型切除时应用 GIA 45mm 切除后在肺创面的转角处再给予"U"字缝合,对位置较深的肺创面加用 3 - 0 Prolene 线连续缝合。

5.切口肿瘤种植　此为一种严重的医源性并发症,由于取出肿瘤时内镜袋破裂或操作使器械受肿瘤污染所致,所以轻柔的操作和良好的切门保护是预防的最好方法。

6.胸膜固定相关的并发症　滑行粉喷洒法胸膜固定术后,可以有轻度胸痛及反应性发热,一般持续 3~5 天后症状缓解.可以给予对症处理。从理论上讲,胸膜固定术后,尤又是使用滑石粉喷洒后的患者会造成胸膜肥厚,而产生限制性通气障碍。事实上,确实有一些患者出现不同程度的患侧胸部重压感或者紧箍感,并且活动后感胸闷、气短、所以,在术前已有严重呼吸功能不全的患者,应考虑到胸膜固定术对呼吸功能的影响。

五、心脏并发症

(1)心律失常:常见房性或室性早搏,这与术前存在的心脏基础病有关。术前的心肌缺血、束支传导阻滞、术后的低氧血症和感染等是主要原因。

(2)急性心功能衰竭:大量液气胸病人行胸腔引流,一次性引流过多过急,引起纵隔的摆动;或心包积液引流太急,导致左心室急性扩张。癌性心包积液往往积液多,时间长,行心包开窗术时注意因心脏受压的骤然解除,极易引起左心功能衰竭。笔者体会在操作上先剪开心包一小孔并置人一小胶管(如输液管),边观察患者的血压脉搏边控制引流速度,缓慢引流心包积液以避免急性左心衰发生。

随着 VATS 操作技术的成熟和对手术风险因素的熟悉、手术并发症的积极防治,相信胸外科医生对电视胸腔镜的使用会越来越有信心,并在胸科疾病的诊治上取得更大的发展。

第六节　胸腔镜检术在胸膜疾病诊治中的临床应用

一、不明病因胸腔积液的诊断和治疗

胸腔积液的病人经常规胸腔穿刺检查及盲目胸膜穿刺活检未能明确诊断的情况下,现在常用电视胸腔镜手术进行诊断与治疗。Daniel 及其他一些作者的临床实践证明,为确定胸腔积液是否为恶性胸腔积液,电视胸腔镜手术是一种很好的诊断手段。Boutin 等收集的 1000 例胸腔积液病人中的 20% 以上的病例经胸腔穿刺和胸膜穿刺活检后仍然无法确定其病因。对这些病人通过胸腔镜检查,96% 的病例使诊断明确了。大量的恶性胸腔积液可导致病人出现明显的气短症状和丧失工作能力。严重影响患者的生活质量。单纯胸腔穿刺抽除胸水后,恶性胸腔积液可在短时间内再次形成和再潴留。为预防恶性胸腔积液再潴留,就需要治疗,而治疗方法取决于诊断是否明确与患侧肺是否萎陷。患侧肺萎陷不张者治疗困难。

胸腔积液经胸腔穿刺或盲目胸膜穿刺活检诊断为恶性胸水,抽除胸腔积液后患侧肺能够完全复张者,其治疗应该是安装胸腔闭式引流管和进行化学药物胸膜固定术,不需要外科手术治疗。常用的胸膜硬化剂有四环素、滑石粉、博莱霉素、氮芥等。用四环素和滑石粉进行胸膜固定术与控制恶性胸腔积液的成功率很高。在电视胸腔镜指引下向胸腔内用标准的四环素和滑石粉固定胸膜、控制恶性胸腔积液的成功率可以达到 90% 以上。

二、恶性胸腔积液的治疗

对于经常规胸腔穿刺检查确诊为恶性胸腔积液者,进行胸膜固定的主要方法有经胸腔镜胸膜固定术、开胸胸膜切除术和经胸腔闭式引流化学药物胸膜固定术。近来研究表明经胸腔闭式引流化学药物胸膜固定术和经胸腔镜胸膜固定术疗效肯定,且成功率无统计学差异。这在 Yim 等人的研究中得到证实。胸膜切除术治疗恶性胸腔积液虽然治疗效果肯定,但因其手术创伤较大,现基本已很少用。因此对于恶性胸腔积液的患者行胸膜固定术,考虑到经济和全麻等因素,一般先采用经胸腔闭式引流化学药物胸膜固定术。在此无效或考虑到胸腔内形成包裹性积液时则采用电视胸腔镜手术治疗。因为这一方法可以分离胸膜腔内的粘连并分离胸膜腔内形成包裹性积液的纤维组织间隔,从而可以较为彻底地引流出胸膜腔内的恶性胸腔积液,对使用组织硬化剂固定胸膜、控制恶性胸腔积液帮助很大。

三、肺炎旁胸腔积液的治疗

近年来研究表明,肺炎旁胸腔积液(特别是复杂性肺炎旁胸腔积液)经治疗性胸腔穿刺术或胸腔闭式引流术引流不尽的时候则考虑胸腔镜手术。VATS 具有较高的成功率,住院时间短,且比胸腔内溶纤维治疗要经济。胸腔镜下可直视观察胸腔情况,分离胸膜

腔内的粘连和包裹性积液的纤维组织间隔,并可置胸腔闭式引流管于适当的位置,充分引流。另外通过对胸腔表面的观察可以决定是否有必要行进一步的治疗如胸膜剥脱术。但在发现胸膜逐渐增厚的患者不能应用胸腔镜,因此在胸腔镜手术之前应行胸部 CT 检查,明确脓腔的大小、广度和脏层胸膜的厚度。如果纤维脓性物质无法移除干净且患侧肺脏无法完全复张时,则考虑开胸手术治疗。

四、自发性气胸的诊断和治疗

自发性气胸的发生原因多为胸膜下疱(Bleb)和肺大疱(Bullae)破裂所致。据报道,为寻找自发性气胸病因,指导选择合理的治疗方法,以胸腔镜检最为理想。镜检时可确定病变部位、范围和性质;胸腔镜可以达到两个主要目的:1.处理引起气胸的肺大疱。2.形成胸膜粘连,防止气胸复发。目前胸腔镜下处理引起气胸肺大疱的主要方法有:①电凝术、激光、氩气刀;②内镜套扎法;③内镜缝合切开器法,④钛夹夹闭法。目前常最用的方法是应用内镜缝合切开器法,其最大的不足是价格昂贵。早期主张用电灼凝固或激光和内镜套扎法治疗处理肺大泡,但因研究表明有较高复发率而放弃,目前主张用内镜缝合切开器法楔形切除肺大疱。胸膜机械摩擦术是产生胸膜粘连的最好方法。研究证明它和滑石粉喷入法及壁层胸膜切除术有同等疗效,但比前者有较少的风险,不会产生急性呼吸衰竭等风险;比后者易于操作。

电视胸腔镜下应用内镜缝合切开器切除肺大疱组织的有效性在很多大型的病例分析中都得到证实了。Cardillo 等人应用电视胸腔镜外科治疗 432 例初发发作的自发性气胸,他们对其中的一些患者应用亚全胸膜切除术形成胸膜固定,对于另外一些则应用滑石粉喷入法。432 病例中的 2.3% 因胸腔广泛的粘连而需要中转开胸手术,平均随访 38 个月后,复发率为 4.4%。Yim 和 Liu 报道对 483 例原发性自发气胸患者进行胸膜机械摩擦形成胸膜固定,其术后平均住院时间仅为 3 天,随访 20 个月后复发率仅为 1.74%。Margolis 等人报道了对 156 例青年成人原发性自发气胸,胸腔镜下用内切割吻合器切除肺大疱并且机械摩擦胸膜形成胸膜粘连。在这个没有对照的研究中,术后患者没有一个出现漏气,术后平均住院时间仅为 2.4 天,在平均随访 62 个月后,无一例复发。胸腔镜对于继发性自发性气胸同样非常有效。

什么样的自发性气胸患者需要胸腔镜手术治疗呢?在某些医学中心,所有的自发性气胸患者都要行胸腔镜手术来评价肺脏的状况。这种方法看起来有点过了。因为大约 50% 的首次发作的自发性气胸不会复发。然而,原发性自发气胸经胸腔闭式引流治疗失败或复发的自发性气胸患者推荐行胸腔镜手术治疗。这是因为两者住院时间差不多,但胸腔镜手术治疗后的复发率要低许多。由于继发性自发性气胸患者经胸腔闭式引流术后再次复发者有较高的风险,因此也推荐行胸腔镜治疗。一般地来说,可以认为内镜缝合切开器切除肺大泡和胸膜摩擦术要优于内科胸腔镜滑石粉喷入法。但至今还没有对照比较研究两者方法的疗效。

美国胸科医师协会(ACCP)和英国胸科协会(BTS)近年来共同推出自发性气胸治疗临床实践指南。美国胸科医师协会(ACCP)指南(63)认为胸腔镜是原发性自发气胸的最佳干预措施,并应对单侧复发气胸行胸腔镜手术。他们推荐肺尖有肺大疱的患者应行胸腔镜肺大疱切除术。他们也主张对大多数患者应行机械摩擦壁层胸膜以产生胸膜固定。对于继发性自发气胸,指南推荐应干预气胸的复发,因为复发的气胸再次胸腔穿刺有潜在的高风险。另外对于原发性自发气胸和继发性气胸的治疗是类似的。英国胸科协会(BTS)结论是化学性胸膜固定能防止气胸的复发,但是这得在患者不愿或不能耐受手术时。推荐以下情况时为胸腔镜手术适应证:1.复发的自发性气胸。2.首次对侧自发性气胸。3.双侧自发性气胸。4.安装胸腔闭式引流后持续性漏气(漏气超过 5 ~7 天,或肺不能完全复张)。5.职业因素如飞行员和潜水员应及时手术治疗,防止复发。

五、乳糜胸的诊断和治疗

本章所涉及的乳糜胸主要为胸部外伤和胸部手术后乳糜胸。其治疗方法包括胸腔闭式引流和限制病人的饮食(限制每天的脂肪摄取量,胃肠道外输液和营养支持疗法)。多数外伤性乳糜胸经常规保守治疗后有痊愈的可能,但手术创伤造成的严重乳糜胸保守治疗的成功率比较低,往往需要外科手术处理。如果乳糜胸用保守疗法不能迅速治愈,就要考虑外科治疗。控制乳糜胸的手术方法有:①直接修补损伤的胸导管;②在膈上结扎胸导管;③胸膜切除术;①胸—腹膜短路。电视胸腔镜手术因其手术创伤比开胸手术小.经保守治疗失败的乳糜胸病例,可以早期用电视胸腔镜手术修补或结扎胸导管.其治疗效果可靠。

电视胸腔镜手术治疗乳糜胸的手术操作步骤如下。关键在于寻找胸导管损伤的解剖部位。

1.手术切口　创伤性乳糜胸,尤其是胸部手术后乳糜胸多数为主动脉弓水平以下的胸导管损伤所致。

因此观察孔的切口宜选择在腋中线第6肋间,两个操作孔的切口应分别选择腋前线第5肋间和腋后线第8肋间。主动脉弓平面以上部位的胸导管损伤,观察孔切口应位于腋中线第5肋间,另外两个操作孔切口可选择腋前线第3肋间和腋后线第4肋间。右侧乳糜胸一般经右侧胸部切口进胸,主动脉弓平面以上胸导管损伤造成的左侧乳糜胸要经左侧胸部切口进胸。食管癌术后并发乳糜胸的病人,经右侧胸壁切口用电视胸腔镜手术处理比较方便。

2.显露胸导管 经观察孔插入胸腔镜.吸除胸腔内积液,用胸腔镜肺钳将右肺拉向前方。看清后纵隔,在膈上5cm左右处用内镜剪刀剪开纵隔胸膜.于降主动脉与奇静脉之间用分离钳解剖出胸导管,明确胸导管损伤部位。

3.夹闭胸导管 在胸腔镜指引下经操作孔将内镜施夹钳插至有胸腔内,距胸导管损伤裂口两端各0.5~1.0cm处用金属夹双重夹闭胸导管,以防术后乳糜胸复发。剪开纵隔胸膜后如找不到胸导管损伤的瘘口或胸导管解剖不清楚,可在右侧膈上5cm处相当于胸导管的部位,将降主动脉与奇静脉之间的所有脂肪组及其他可疑的软组织用内镜施夹钳和金属夹进行多重夹闭.也可用结扎法双重结扎(大块结扎)含有胸导管的组织。外伤性乳糜胸用这种方法处理后绝大多数病例可以治愈。术中胸导管瘘口不清楚及胸导管的解剖不明确者,经以上处理后应在胸腔内喷撒滑石粉,以保证乳糜胸的治疗获得预期的效果,病人得以痊愈。

用电视胸腔镜经右胸在膈上5cm左右处结扎胸导管治疗胸部术后乳糜胸应该是简便易行而又可靠的手术方法,但有关采用这种方法治疗胸部术后乳糜胸的报道不多。

六、胸部急性创伤的诊断和治疗

在严重的胸部创伤中,迅速而果断地手术处理能够明显地提高生存率,降低病死率,减少并发症的发生。急性胸部创伤,如刀刺伤、枪弹伤及挤压伤等,主要表现为血气胸。对这类患者,判断是否带要开胸手术探查和治疗,目前仍然依赖最初出血量的多少及是否继续出血,如果胸腔总出血量达1000ml以上,或者每小时出血量200ml并连续2h者就是开胸手术的指征。但是,胸腔出血量作为是否开胸探变的标准带来这样两个问题:一是创伤后立即估计出血量多少往往较困难或不够准确,常需要观察2小时,这样既延误了手术时期,又使患者继续丢失大量血液。二是不必要的开胸探查。

根据综合6452例胸部创伤病例分析,其中5508例(85.4%)不需开胸,仅单纯胸腔闭式引流就能解决问题。所以要对急性胸部创伤作出正确诊断和处理并非易事。为了及时处理,并提高开胸探查前诊断的准确性,胸腔镜检查术是理想的方法。

急诊胸腔镜检查不但使得97%接受检查的患者能够明确诊断胸壁损伤和出血部位,是否伴有肺、膈肌等其他胸内脏器的损伤,而且还能起到治疗的作用。约86%因肋间血管损伤出血的患者,可在胸腔镜下简单地应用电凝或激光终止出血,避免了开胸手术及其带来的创伤而且在急性胸部创伤、胸腔出血的患者,绝大多数为肋间血管损伤出血。由于解剖位置关系,膈肌自胸廓下部向胸腔内呈圆顶状隆起,因此在低位胸腔损伤时很容易伤及膈肌或甚至导致胸腹联合伤。有组资料报道在胸腹联合伤的患者中,仅65%的病例有明显的腹肌紧张等腹膜刺激征,这往往给明确诊断带来困难,另外,约有14%的患者,因诊断不明确而进行不必要的剖腹探查;而且有人认为胸外伤后漏诊的膈肌损伤是胸外伤后并发脓胸的重要原因。胸腔镜检在此能够准确判断是否伤及膈肌和腹内脏器为是否需要剖胸探查提供确切依据。

急诊胸腔镜检查可用于清除胸内血凝块及可能的胸腔内异物等。部分胸部创伤、血胸的患者胸腔内有200ml以上的血凝块,这些凝血块一般无法单纯通过胸管进行引流,残留的血块大多在以后的一定时间内需要手术清除。但如果在创伤后早期,就行胸腔镜检查,及时清除胸内积存的血液和血块,可大大减少并发症,降低病死率,缩短住院时间,避免胸内纤维机化和脓胸。一般认为在创伤后48~72h内就进行胸内血块消除,这时血块尚未完全凝固,易于将其粉碎;超过72小时,血凝块将与肺、胸膜广泛粘连,难以在胸腔镜下清除并且随着时间的延长,血块机化进一步形成,使得胸腔镜下清除血块变得完全不可能,而需开胸清除。胸部创伤,尤其是血胸患者,若不及时消除积血,则胸腔感染的机会很大,因为血液是良好的细菌培养基,尤其是开放性创伤,胸腔已受到不同程度的污染,故脓胸的危险性大为增加。

用于胸部创伤诊断和治疗的胸腔镜检术另一个优点是方法简便、安全、创伤小,患者易于接受,即使是危重的患者也能很好地接受本手术的检查和治疗。大多数患者可在局部麻醉下操作,但也可根据患者情况选用全身麻醉。患者侧卧位,可使用原胸腔引流管口直接作胸腔镜的进路,暂时拔除引流的胸管,经此插入套管和胸腔镜进行检查,如果需要电凝或激光止血,或使用吸引器消除胸内残存的积血和异物等,则再在适当位置加一直径为5cm的小套管即可满足操作需要;在消除血块时,先用温生理盐水冲洗胸腔,同时用吸引器吸除。这些操作均十分简便。Jackson等描述11例左下胸部贯穿性外伤的胸腔镜检查结果,其中6例可清楚地窥见到横膈和左下胸腔结构,2例(33%)发现了预料不到的损伤;另外5例患者由于血胸已凝固,或肺与壁层胸膜发生纤维性粘连而位检查失败;这组患者中大部分的胸腔镜检查是在受伤后24h内进行的,作者认为对早期贯穿性胸外伤,胸腔镜检查是一种非常合适而有价值的辅助检查方法。1981年,Jones等报道了一组36例贯穿性胸外伤患者,在补充了血容量使之稳定之后,在局部麻醉下作了急诊胸腔镜检查,清除了大部分血凝块,清晰地窥视了35例(97%)患者胸腔创伤的解剖学部位,并确定了是否继续出血;16例(44.4%)根据镜检的结果修正了原来的治疗方案;入院时胸腔内出血量超过1500ml的16例患者避免了不必要的开胸探查术,3例因肋间血管撕裂而持续出血的患者,有2例用电凝方法控制了出血,另一例因持续出血不止,及时作了开胸手术。此外,在胸腔镜直视下为15例患者分别从胸膜腔内取出200ml以上的血凝块,减少了脓胸和胸膜粘连的发生率。在一些怀疑合并有腹部损伤的患者,胸腔镜对横膈的检查排除了横膈的穿透伤,由此而避免了不必要的腹部探查术。只有一例患者因胸膜粘连较厚而妨碍了胸腔镜检查。作者认为在疑及贯穿性胸部创伤患者中,急诊胸腔镜检是一种有价值的诊断方法和治疗措施。Sattler认为胸腔镜检是一种高度精确的诊断方法,在胸部创伤中也是一种抢救生命的措施,尤其在急性的胸膜肺综合征(如血气胸、张力性气胸、致命的胸腔积液等)中,具有重要的诊断和治疗价值。

七、慢性脓胸的病因诊断和治疗

自抗生素问世以来,脓胸的发生率已经明显下降。但是一旦发生则仍有较高的严重并发症和病死率。至今,对脓胸病例的治疗,最初均采用反复胸腔穿刺抽脓,胸腔闭式引流及选用有效的抗生素等治疗措施,部分不伴有并发症的脓胸患者能够治愈,据统计治愈率可达50%~78%。但是,伴有并发症的脓胸患者,尤其是慢性患者,因胸膜腔内广泛粘连,脓腔呈分隔包裹性,脓腔壁厚,抗生素不易进入脓腔内,因此,往往需要外科手术处理,包括切除肋骨开放引流、胸膜剥脱或胸廓成形术等,这样增加了患者的痛苦;而且由于长期患病的消耗,患者的全身状况变差,增加了治疗的难度,故手术风险大,并发症多,肺功能损害明显,甚至发生死亡。治疗脓胸患者,尤其是顽固性脓胸患者的关键在于查明病因,及时充分地冲洗脓胸,彻底引流,配合使用敏感的抗生素治疗,绝大多数患者是能够痊愈的。由于胸腔镜视野广、清晰,并能取活检标本送病理和微生物学检查,因此易于查明病因;且胸腔镜手术创伤轻微,安全,使得久病体弱的人也能很好地耐受;本手术可在直视下分离胸内粘连,促使因粘连而分隔的脓腔通畅引流;并可通过胸腔镜清除胸内坏死组织,彻底清洗胸腔,喷入敏感的抗生素,促进脓腔闭合。因此认为胸腔镜检术是种较好的诊断和治疗脓胸的方法。

参考文献

1.陈鸿义,王俊.现代胸腔镜外科学.第1版.北京:人民卫生出版社,1997,75-125

2.Richard W. Light . Pleural Diseases. the fifth edition 2007, 404-412

3.Boutin C, Astoul PH, Seitz B. The role of thoracoscopy in the evaluation and management of pleural effusions. Lung(suppl), 1990,1113-1121

4.Daniel TM,Tribble CG,Rodgers BM. THoracoscopy and talc poudrage for pneumothoraces and effusions. Ann Thorac Surg,1990 , 50:186

5.Yim AP,Chan AT,Lee TW,et al.Thoracoscopic talc insufflations versus talc slurry for symptomatic malignant pleural effusion. Ann Thorac Surg, 1996;62:1655-1658

6.Cardillo G, F,Giunti R,et. Videlthoracoscopic treatment of primary spontaneous pneumothorax:6-year experience. Ann Thorac Surg, 2000;69:357-361

7.YimAP, Liu HP. Video thoracoscopic treatment of primary spontaneous pneumothorax. Surg Laparosc Endosc, 1997;7:236-240

8.Margolis M, Gharagozloo F, Tempe sta B,et al . Video-assisted thoracic surgical treatment of initial spontaneous pneumothorax in young patients. Ann Thorac Surg 2003;76:1661-1663

9.Baumann MH, Strange C, Heffner JE, et al .Management of spontaneous pneumothorax: an American College of Chest physicians Delphi Consensus statement.Chest 2001;119:590-602

10.Henry M, Arnold T, Harvey J. BTS guidelines for the management of spontaneous pneumothorax. Thorax 2003; 58(Suppl 2): II39-II52

11.Jones JW, et al . Emergency thoracoscopy: A logical approach to chest trauma management. J Trauma,1981,21:280

(崔有斌 符显明)

第十四章　胸膜疾病的外科治疗

胸膜疾病的外科治疗的方式是多样的，临床医师应根据不同的胸膜疾病.采取相应的外科治疗对策。胸腔穿刺术、胸腔闭式引流术、胸膜活检术和胸腔镜手术见相关章节，在此不叙述。

第一节　胸膜肿物切除术

对胸膜局限性肿物如良性局限性间皮瘤、胸膜纤维瘤等，可采用局部胸膜肿瘤切除瘤周缘2cm处切开胸壁与胸膜，经胸膜外间隙完整地剥离切除。如肿瘤基底部已侵及胸壁组织时，应将胸膜肿瘤与局部基底部的胸壁组织整块地切除。对恶件局限性胸膜间皮瘤的切除也应包括邻近的部分胸壁组织。

第二节　胸膜肿瘤及肺切除术

当局部胸膜肿瘤侵及邻近肺组织时，应考虑采取肿瘤合并肺切除术瘤侵及肺组织的范围和程度而选择肺段或肺叶切除。

第三节　胸腔开放式引流术

【适应证】

1.急性脓胸经肋间闭式引流3～4周，仍有黏稠脓液潴留或引流不畅。

2.结核性脓胸混合感染，闭式引流脓液多而黏稠，且纵隔已固定，改为开放引流术。

【术前准备】

1.手术应选在胸膜粘连形成，纵隔固定后进行；

2.术前行X线检查，了解脓腔部位及范围，确定安放引流管的位置。

【体位】

半卧位，患侧略倾向上。

【手术步骤】

1.与经肋间闭式胸腔引流术基本相同，做长约6cm纵行的皮肤切口，骨膜下刀除肋骨约4～5cm，见图14－1－1。

2.穿刺抽脓后，切开肋床和胸膜壁层，进入脓腔，见图14－1－2。

3.由于纵隔已固定一般不会发生呼吸困难、心悸等症状，手指伸入脓腔，探查引流位置是否合适，并行适当调整：引流位置过高，不能充分引流；过低，引流后膈肌上升，堵塞引流管口，致使引流不畅，见图14－1－3。

4.若引流管位置过高可延长切口，骨膜下部分切除数根肋骨，以扩大引流，并切取块状胸膜组织做病理，见图14－1－4。

5.引流管内径应尽可能大.顶端剪1～2个侧孔.胸内引流管长约2～3cm，胸外管长2cm，管壁别针固定，见图14－1－5。

6.胸壁肌层不予缝合，缝合皮肤数针，固定引流管，见图14－1－6。

【术后处理】

1.术后初期，脓液较多，每日更换敷料1～2次，以免脓液浸渍皮肤，导致皮炎，脓液分泌减少后，可隔日更换敷科。

2.脓液引流不畅时、调整引流管。

3.每周更换1次无菌引流管。

4.脓腔体积小于10ml时，拔除引流管，改用凡士林纱条引流，或更换较细的引流管。

5.鼓励病人下床活动、深呼吸、咳嗽或吹气球，促使肺脏复张；对于体弱病人可采用祛痰剂、雾化吸入辅助排痰。

6.发生肺不张，各种排痰或吸痰效果不佳时可经纤维支气管镜吸痰。

7.使用有效抗生素，改善病人的一般状况。

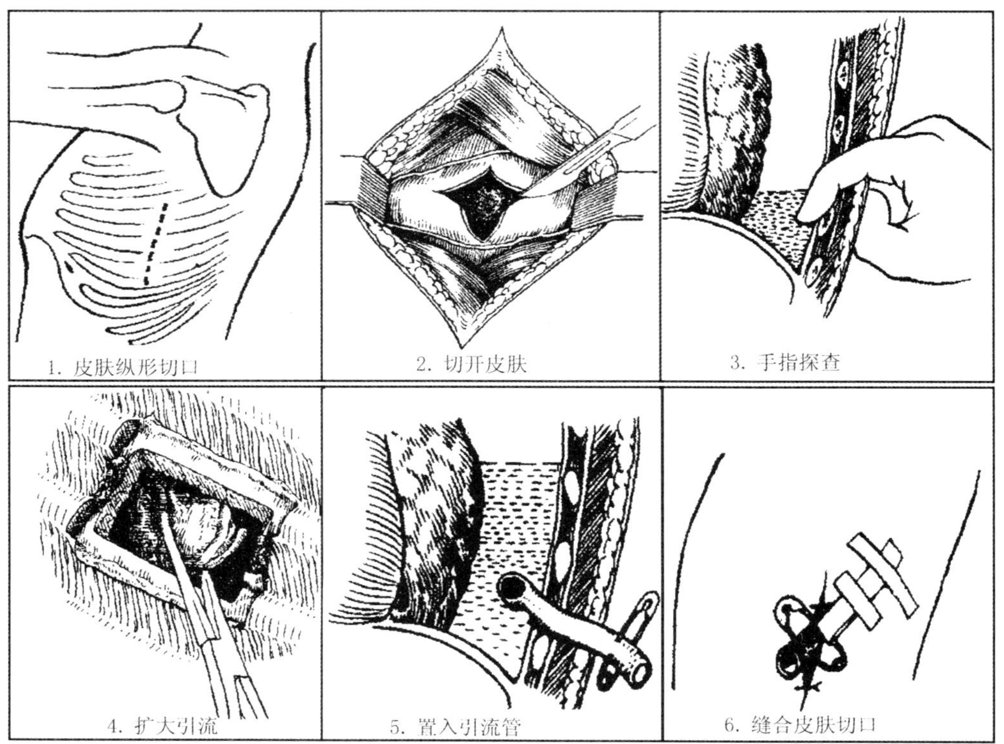

图 14－1 胸腔开放式引流术

第四节 胸膜纤维板剥脱术

（Decortication）

对慢性脓胸或结核性脓胸，经保守治疗如闭式引流术后仍有残腔遗留而肺内无活动性病变，全身状况良好，估计肺组织仍能在术后复张者，可考虑使用胸膜纤维板剥脱术。胸膜转移瘤合并恶性胸水者，为了消除胸水有时也可采用本术，但应同时在胸腔内注入抗癌药物或滑石粉。

【适应证】

1. 慢性脓胸，病程已经 3 个月左右，脓腔较大而肺膨胀受限；

2. 结核性脓胸，病期超过 1 年，胸膜增厚，肺膨胀受限；

3. 机化性血胸，病期 1 个月左右，肺膨胀受限。

【术前准备】

1.测定心、肺、肝、肾的功能及凝血功能。

2.给予有效的抗生素控制感染。

3.改善全身营养状况。

4.准备充足的血源。

【麻醉】

气管内插管全麻。

【体位】

健侧卧位。

【手术步骤】

1.根据脓腔的位置、范围，通过脓腔中部的肋骨作后外侧切口，切除此根肋骨.如为全脓胸应切除第 6 肋骨。

2.切开肋床及壁层胸膜纤维板，进入脓腔，吸尽脓液(图 14－2－1)。

3.于脏层纤维板表面。“十”字形切开，在脏层纤维板与肺表面之间隙钝性分离，肺叶向外膨出(图 14－2－2)。

4.以剥离子或示指轻柔分离肺表面纤维板，边剥离边切开(图 14－2－3)，力求彻底切除肺表面上的任何纤维带并尽量避免损伤肺组织，使肺组织能充分松解复张。

5.对局部难以剥离的纤维板，可将其旷置于肺表面，以避免肺组织的损伤(图 14－2－4)。

6.对肺表面的支气管瘘管可做局部切除，荷包或褥式缝合(图 14－2－5)。

7.如有可能，应将膈面的纤维板一并剥除(图 14－2－6)。操作中要注意仔细止血。

8.冲洗胸腔，于腋中线与腋后线之间切口下两肋间置胸腔闭式引流。如全脓胸者，则应在第 8 肋间和锁骨中线第 2 肋间分别置胸腔闭式引流(图 14－2－7)。

【术后处理】

1.保持胸腔闭式引流管的持续通畅，适当延长拔管时间。必要时可作 1.5kPa 的负压吸引(图 14－2－8)。拔管前应行胸部 X 线检查，证实肺已复张。

2.鼓励病人经常做深呼吸、咳嗽及吹气球等运动，促使肺的膨胀。

3.全身用抗生素或抗结核药物。

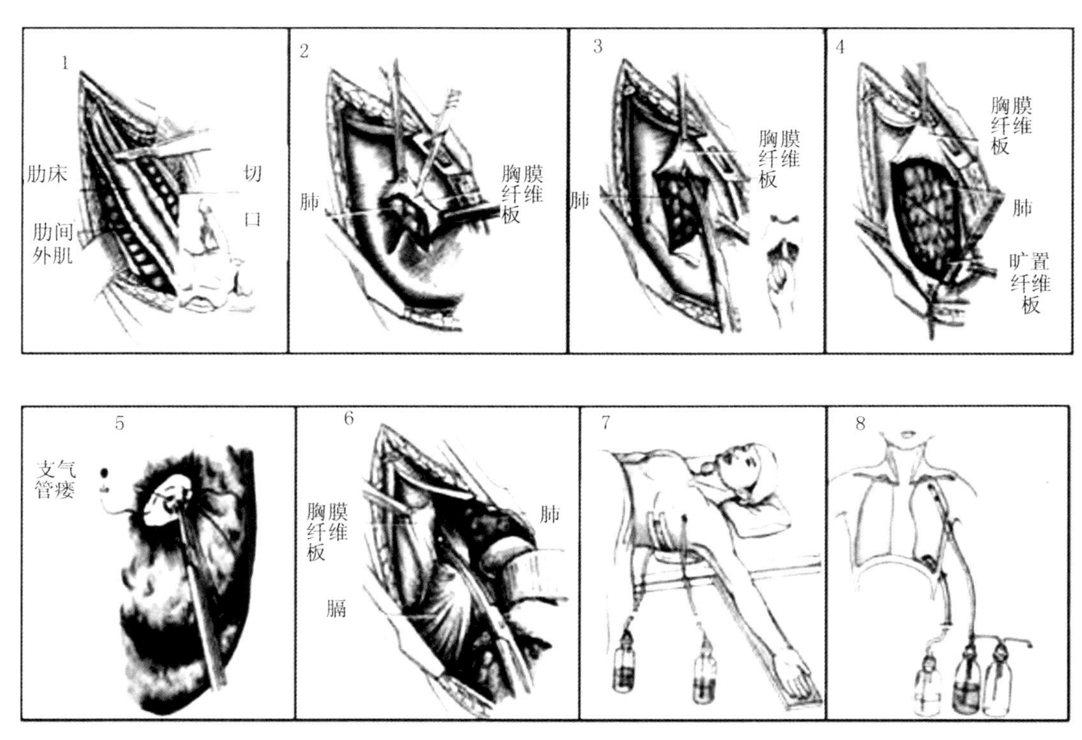

图 14－2　胸膜纤维板剥脱术

第五节　胸膜全肺切除术

慢性脓胸或结核性脓胸合并肺内病变、支气管胸膜瘘或毁损肺者，在全身状况良好时，可采用胸膜全肺切除术，同期去除胸膜与肺内病变。此类手术技术复杂，出血多，对病人的损伤和危险性较大，应严格掌握手术适应证。对弥漫型恶性间皮瘤，如病变仅局限于一侧胸腔。无远处转移，全身状况及心肺功能较好者，也可考虑进行胸膜全肺切除术。但由于手术创伤大，手术后死亡率高(10%～31%)，并发症发生率高(44.8%)，5 年生存率低，故对此类病人的手术适应证更应慎重掌握。在本节我们讨论胸膜肺切除术在胸膜间皮瘤治疗中的应用。

【适应证】

1.胸膜间皮瘤病变属Ⅰ期。

2.年龄＜60 岁。

3.患者心脏功能良好。

【禁忌证】

1.Ⅱ～Ⅲ期肿瘤。

2.患者年龄>60岁,心肺功能较差。

【术前准备】

尽可能改善全身状况。

全麻术前准备

放置胃管,便于术中定位和防止误伤食管。

【麻醉与体位】

气管内插管,静脉复合麻醉。可以采用术前硬膜外置管便于术中麻醉处理及术后疼痛控制。采用健侧卧位。

【手术步骤】

1.切口　常采用标准后外侧切口。应先小切口探查,主要探查心脏大血管及膈肌受侵犯的程度。如果累及腹膜及大血管冻结,则活检后放弃手术。

2.胸膜剥离　经过探查决定手术后适当延长手术切口,采用锐性或钝性的方法,首先剥离前胸壁胸膜,注意位于胸骨旁的胸廓内动静脉。然后剥离胸顶部胸膜,该部位的胸膜最薄弱,在上方紧贴锁骨下动静脉,小心游离,避免损伤。游离后胸壁胸膜至奇静脉。游离外机时胸壁壁胸膜至膈肌表面,尽可能完整剥离膈肌表面胸膜后向上剥离纵隔面胸膜至肺门部位。

3.肺门处理　解剖肺血管及支气管做肺切除。具体见相关手术书籍全肺切除术。

4.膈肌切除及重建　膈肌胸膜受累时应行膈肌切除并重建。沿着膈肺的周边部位,选择局部正常的膈肌,切开表面的胸膜及膈肌肌层,用手指轻轻推开腹膜,一边游离一边用电刀切除膈肌。在膈肌的纵隔侧,触摸到胃管后推开食管以免损伤。运用修复材料(如Gore－Tex)重建膈肌。对修复材料的要求:具有足够的弹性及韧性,厚度大于2mm,具有渗透性。修复材料的缝合:后方与膈肌一残端直接缝合,前方可以与膈肌残端或胸壁直接缝合。

5.心包切除及修补　肿瘤累及心包是时,打开心包腔,经心包腔及心包腔外分离肿瘤并完整切除。心包缺损用修复材料如Marlex、Gore－Tex网等材料修补。修补的目的在于防止心脏移位及经缺损发生心脏疝。必须在修补材料上开窗便于心包腔引流,防止发生心脏压塞(心包填塞)。

【术中注意要点】

避免损伤重要血管、神经。游离前壁时注意保护胸廓内动、静脉,分离胸膜顶部时注意锁骨下动静脉及下方的奇静脉。上、下腔静脉血管壁较薄,容易受肿瘤组织挤压而移位变形,应该顺着主干仔细分离,防止误伤。食管壁损伤多由于组织牵拉后盲目剪切造成。术中探查胃管的位置是防止食管损伤的简单有效方法。常常很难完整剥离壁层胸膜,可分片切下。必要时打开心包处理肺血管。

【术后处理】

1.协助咳嗽排痰,保持呼吸道通畅,防止肺不张及肺炎。

2.加强输血、输液等支持治疗,维护循环功能。

3.应用止血药和抗生素。

4.营养支持。

【主要并发症】

1.止血不彻底或广泛渗血可引起血胸。

2.心、肺功能不全。

3.肿瘤切除不完整,肿瘤复发,伤口种植。

4.相邻组织器官的损伤。

第六节　胸廓成形术

胸廓成形术(thoracoplasty)是一种永久性的,不可复原的萎陷治疗方法。是通过手术切除患侧胸壁肋骨,使胸壁软组织塌陷以达到压缩并消灭脓腔的目的。胸廓成形术可分为胸膜内胸廓成形术和胸膜外胸廓成形术。胸膜外胸廓成形术不去除壁层胸膜纤维板,常常不能彻底消灭脓腔而使手术失败,已经很少采用。目前治疗脓胸采用的是改良的胸膜内胸廓成形术(intrapleural thoracoplasty)。仅剥脱脏层胸膜的肉芽和化脓组织、骨膜下切除部分肋骨,保留肋骨骨膜、肋间肌、肋间神经和肋间血管。将肋间束排列固定在脏层纤维板上。胸廓成形术治疗慢性脓胸的成功率为75%～90%。

胸廓成形术一般要求切除脓腔范围以外上下各一根肋骨,长度要求超过脓腔范围2～3cm,如果脓腔大,手术可分期进行,第一次手术只去除第2至第6肋,二期手术时再去除第7至第10肋,以免一次手术创伤过大,患者术后恢复困难。

【适应证】

胸廓成形术适用于肺内有病变,如严重的肺纤维化改变、结核病变、支气管扩张等,以及有支气管胸膜瘘的患者。

【术前准备】

1.常规术前准备。

2.结核性脓胸,抗结核治疗2周以上。

3.摄胸片和肺CT检查了解肺部及肋骨的情况。

【麻醉】

气管内插管全麻。

【手术步骤】

1.梯形手术

(1)切口下缘应靠近脓腔下部(图 14-3-1)。

(2)切除肋骨进入脓腔后吸尽脓液,将脓腔表面的肋骨依次切除。切除范围上下左右均应超过脓肿(图 14-3-2)。

(3)切除肋间肌内面增厚的纤维层,刮除脏面的纤维素及干酪样坏死组织,造成一个点状渗血的新创面。将带蒂肋间肌束排列于脓腔底部,安置多孔橡皮引流管(图 14-3-3),缝合切口,加压包扎。

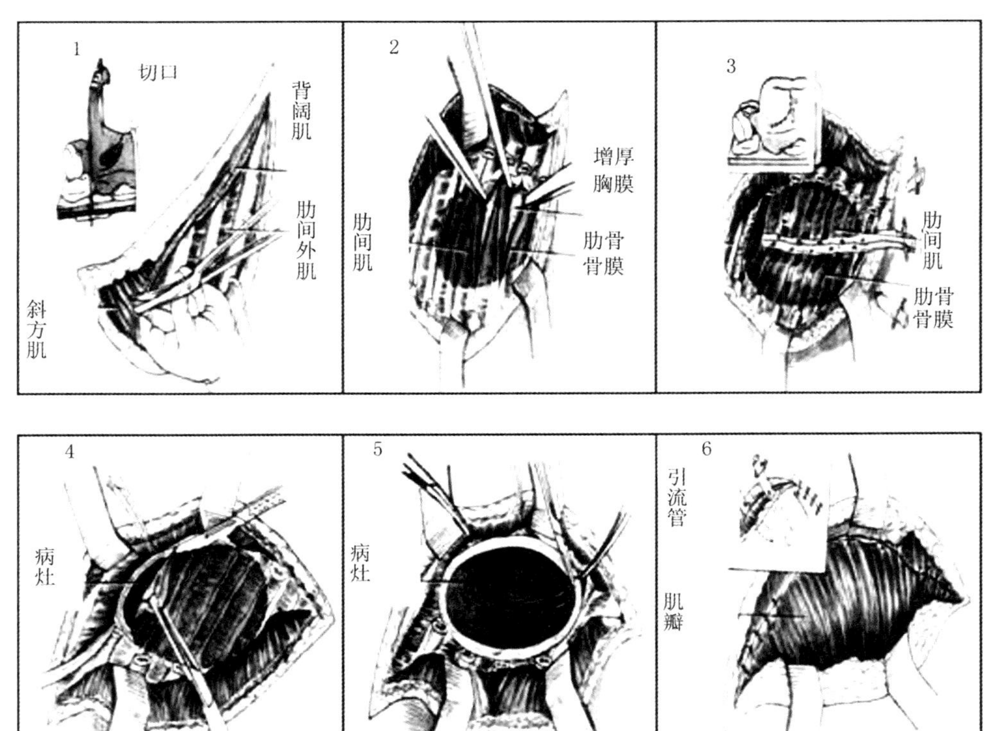

图 14-3　胸膜内胸廓成形术

2.薛氏手术

(1)同上。

(2)同上。

(3)沿脓腔边缘将壁层纤维板连同相应的肋间肌束一并切除(图 14-3-4),使脓腔成为碟形,并将脓腔边缘和周围正常组织间断缝合数针(图 14-3-5)。

(4)取邻近带蒂肌瓣缝合固定填塞于脓腔底部。脓腔底部与肌瓣间、肌瓣与胸壁间分别安置引流管(图 14-3-6)。缝合切口,加压包扎。

【术后处理】

1.保持胸腔闭式引流管的持续通畅引。

2.加压包扎 3~4 周。

3.全身用抗生素。抗结核治疗半年至 1 年。

第七节　肌瓣和大网膜填塞术

肌瓣和大网膜填塞术(muscle and omental flap closure of the pleural space)是通过转移带血管的胸壁肌瓣和(或)大网膜进入胸腔,填充感染的胸膜间隙,治疗伴有支气管胸膜瘘的脓胸,不但减轻了患者因胸廓成形术带来的术后畸形,而且可以一期完成手术。胸瓣和大网膜填塞术可以单独应用来治疗慢性脓胸,也可与胸廓成形术和胸膜剥脱术联合应用。

经常用于发填塞脓腔的肌瓣有背阔肌、前锯肌、胸大肌、腹直肌和大网膜。胸部骨骼肌大都有两支血液供应,经游离后可送达胸腔内,提供较大体积,消灭残腔。大网膜血运丰富，再生能力强，具有吸收功能，易于其他组织粘连，产生侧支循环，是良好的填塞残腔的自体组织。见图 14－4。

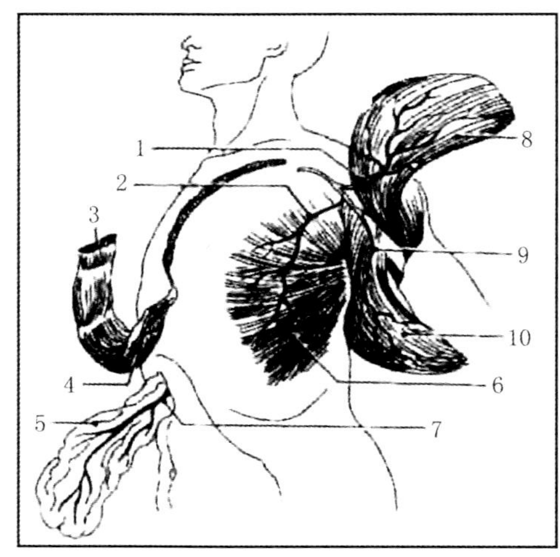

图 14－4 胸腔填塞的肌瓣和大网膜及其血供
1.胸肩峰动脉 2.胸外侧动脉 3.腹直肌 4.腹壁上动脉 5.大网膜 6.前锯肌 7.左胃网膜动脉网膜支 8.胸大肌 9.胸背动肌 10.背阔肌

【适应证】

1.全肺切除术后并发慢性脓胸。

2.脓胸合并支气管胸膜瘘。

3.术前纵隔或肺门接受过放疗的病人，肺切除术后为加固支气管残端而做预防性肌瓣转位覆盖。

4.毁损肺或体质虚弱不能耐受胸廓成形术者，纤维板剥脱术后肺复张不能占满胸腔或肺复张不良。

【禁忌证】

1.有腹部手术史者，腹腔肠粘连史或大网膜病变史者慎用大网膜填塞术。

2.所选肌肉之体表皮肤有感染史者；所选肌肉有外伤史或手术史者。

【术前准备】

1.改善病人的一般状况。

2.若是结核病变，应严格正规抗结核 2～4 周血沉接近正常。

3.慢性脓胸，改善引流或开放引流，使用抗生素后中毒症状缓减或消失。

【麻醉】

全麻，气管内插管。

【体位】

侧卧位或仰卧位

【手术步骤】

1.手术步骤与胸膜纤维板剥脱术相同 前外侧切口进胸，清除干酪样坏死组织、肉芽组织后切开前壁层胸膜纤维板，搔刮脓腔内壁，反复冲洗，有支气管胸膜瘘者，游离瘘口，切除变性坏死残端。

2.部分切除第 2 肋，切除肋骨必须足够长，以免压迫肌瓣或导致肌瓣扭曲，切开肋床及胸膜，将带蒂肌瓣引入胸内。在一肌瓣断端用细肠线双头针置褥式“L”字缝线，然后缝针从支气管残端瘘口管内缝至管外，并将肌瓣推入残端内，结扎褥式缝线固定肌瓣。并在残端瘘口周围缝合数针固定肌瓣，覆盖瘘口或脓腔。

3.局限性脓胸，脓腔较小，切除脓腔外肋骨及脓腔壁，刮除肉芽组织，用附近的胸壁肌瓣填塞，加压包扎。

4.用大网膜施行填塞术时左侧经膈肌腹侧造口，右侧经皮下，将带管蒂大网膜提入胸腔内固定。

【术后处理】

1.保持胸腔和(或)脓腔引流管通畅。

2.使用有效的抗生素。

3.若为结核病变，继续抗结核治疗。

参考文献

1.鲁世千，涂仲凡.普胸外科手术图谱.武汉：湖北科学技术出版社，2000.44－45：48－49

2.姜廷道，王启松，等.外科手术彩色图谱.济南：山东科学技术出版社，1997.15－20

3.孙玉鄂.胸外科手术学.北京：人民军医出版社，2004.121－125：139－140

（崔有斌 李长远 杨 明）

第三篇

外科常见胸膜疾病

第十五章　渗出性胸腔积液

胸腔积液是由胸膜疾病和多种胸膜外疾病所导致的一种临床症候，以胸膜腔内液体的病理性积聚为特征。胸腔积液不是独立的疾病，它只是全身疾病或胸部疾病的一个临床表现。渗出性胸腔积液由胸膜本身病变所致而漏出性胸腔积液多由胸膜外疾病间接所致，不同病因的胸腔积液其治疗措施和预后截然不同，胸腔积液的诊断治疗首先需要对原发病有明确的诊断。

分类

按病变范围分为局限(包裹)性胸腔积液和全(弥漫)性胸腔积液。

按积液的发生机制分为漏出性胸腔积液和渗出性胸腔积液。

按病因可分为病原微生物所致的感染性胸腔积液、肿瘤所致的恶性胸腔积液、其他脏器功能衰竭所致的胸腔积液、免疫损伤所致的胸腔积液。

按积液的性质分为血性胸腔积液、脓性胸腔积液、乳糜性胸腔积液、浆液性胸腔积液等。

按病程可分为急性胸腔积液和慢性胸腔积液。

病因和临床表现

胸腔积液引起的症状和原发性基础疾病症状往往同时存在，胸腔积液的症状有无及轻重主要取决于胸水生成的速度、积液量及基础肺功能状态。但胸腔积液引起的症状有时会被原发性基础疾病症状掩盖。

胸腔积液直接引起的症状多为呼吸困难和咳嗽，且轻重程度因积液量和积液产生的速度而各有不同，咳嗽与肺部炎症和积液压迫肺组织使支气管黏膜受刺激有关。中等量以上胸腔积液或基础肺功能较差者可有胸闷、气促，大量胸腔积液者还会有心悸，甚至出现端坐呼吸及发绀。少量积液，在临床上可无明显症状和阳性体征，患者可无任何不适主诉，如果由于炎症引起的渗出性胸腔积液，当液体量很少(疾病早期)时可有明显胸痛，尤其是深呼吸时更甚，以致呼吸受限，但当积液量增多后，胸痛反而减轻，胸痛是壁层胸膜神经受刺激引起的。此类患者更多表现为原发性基础疾病的其他临床表现。

胸腔积液只是原发病的一种证候，原发病不同，临床表现也不同。漏出性胸腔积液多有严重的基础疾病病史。充血性心力衰竭者多为双侧胸腔积液，积液量右侧多于左侧，如为单侧积液则以右侧常见；肝硬化的胸腔积液绝大多数伴有腹水；渗出性胸腔积液的病因错综复杂，常见的结核性胸腔积液多见于青壮年，有发热、盗汗、乏力、消瘦等结核中毒症状，呼吸道症状有胸痛、干咳，胸痛为针刺样，深呼吸或咳嗽时加剧，且有随积液量增多胸痛逐渐缓解而气促逐渐加重的特点。恶性胸腔积液为60岁以上渗出性胸腔积液患者最常见的原因，可由恶性肿瘤胸膜转移或原发于胸膜的恶性胸膜间皮瘤所致，前者占95%以上，其中最常见的为肺癌、乳腺癌和淋巴瘤，三者约占恶性胸腔积液的75%左右，其他为卵巢癌、肉瘤、子宫内膜癌、宫颈癌、胃癌、结肠癌、胰腺癌、膀胱癌、肝癌、白血病和骨髓瘤等。恶性胸腔积液在症状上除原发肿瘤所致症状外，主要表现为干咳和进行性加重的胸闷、呼吸困难、胸痛，部分病人胸痛常为持续性钝痛或剧痛，难以缓解，其他症状有体重下降、食欲不振、乏力、低热等。肺炎旁胸腔积液为肺炎、肺脓肿和支气管扩张等感染所致的胸腔积液，如积液呈脓性则称脓胸，并多有发热、咳嗽、咳痰、胸痛等症状。

少量胸腔积液者常无明显体征，或仅在患侧下胸部叩浊，呼吸音减弱，或可见患侧胸廓呼吸运动减弱，部分患者可闻及胸膜摩擦音。有中至大量胸腔积液的患者喜患侧卧位，视诊可见患侧胸廓饱满、肋间隙增宽，患侧呼吸运动受限；触诊可发现气管向健侧移位，患侧呼吸运动减弱、语音震颤减弱或消失；叩诊时积液区呈浊音或实音，左侧胸腔积液时心界叩不出，右侧胸腔积液时心界向左侧移位；听诊时积液区呼吸音和语音共振减弱或消失。

在体征上，胸腔积液需与气胸和胸膜增厚相鉴别。气胸患侧叩诊为鼓音；视诊时胸膜增厚患侧胸廓扁平或塌陷、肋间隙变窄，气管向患侧移位。

三、辅助检查项目

(一)实验室检查

1.胸腔积液外观　漏出液外观清澈透明，无色或浅黄色，静置后不凝固，比重低于1.016～1.018。渗出液外观颜色深，透明或混浊的草黄或棕黄色，或血性，可自行凝固，比重高于1.018。

(1) 清澈透明液体:见于漏出液或结核性胸膜炎。

(2) 血性渗出液:多见于恶性肿瘤、创伤或少数结核性胸膜炎

(3) 脓性渗出液:黄色稠厚脓液见于金黄色葡萄球菌和肺炎双球菌感染;淡绿色脓液见于绿脓杆菌感染;大肠杆菌、粪产碱杆菌的脓液常带粪臭味;厌氧菌感染常有腐败恶臭味。

(4) 黑色胸液:可能为曲菌感染。

(5) 乳糜性渗出液:多见于纵隔肿瘤、淋巴结核、丝虫感染或胸导管外伤破裂。(6) 巧克力色胸液:提示阿米巴感染。

2.病原微生物　胸液离心沉淀作涂片染色检查找细菌,除做需氧菌和厌氧菌培养外,还可根据需要做结核菌或真菌培养。巧克力色脓液还应镜检阿米巴滋养体。漏出液中无细菌。

3.蛋白质分析　漏出液中蛋白质含量低于30g/L,以白蛋白为主,粘蛋白定性试验(Rivalta 试验)呈阴性;渗出液中蛋白质高于30g/L,且多为浆膜粘蛋白,粘蛋白定性试验阳性。

4.细胞学分析　漏出液中白细胞低于 0.1×10^9/L;渗出液中白细胞高于 0.5×10^9/L。胸液中性粒细胞>50%提示胸膜有急性炎症。脓胸时白细胞多达 10×10^9/L 以上。淋巴细胞为主时多为结核性或癌性;酸性粒细胞增多见于寄生虫感染或结缔组织病等。胸液中红细胞在 5×10^9/L 以上,胸液可呈淡红色,多由恶性肿瘤、结核病等引起。胸腔穿刺损伤血管也可引起血性胸液,应注意鉴别。红细胞超过 10×10^{10}/L 时提示创伤、肿瘤或肺栓塞。

胸液细胞学分析是确定恶性诊断快速、有效、侵入性最小的方法。细胞学检查标本越新鲜越好。癌性胸液中约有60%可检出癌细胞,反复多次检查可提高检出率,其中转移性腺癌诊断率高(70%)。通过流式细胞仪检测 DNA 非整倍体可增加常规细胞学检查的阳性率。如怀疑淋巴瘤,流式细胞仪可通过证实胸液中克隆细胞群的存在确定诊断。胸液中细胞染色体数目和形状变异(非整倍体)对恶性肿瘤的诊断有帮助。胸液中间皮细胞常有变形,易误为肿瘤细胞,应注意识别。

5.pH　pH 降低常见于感染性胸腔积液,结核性胸液 pH 低于7.30,pH 低于6.8 常见于脓胸。其他引起低 pH 渗出性积液的原因包括结缔组织病、食管破裂。

6.葡萄糖　正常人胸液葡萄糖含量与其当时的血液中葡萄糖含量接近,并随血糖变化而变化。漏出液和大多数渗出液中葡萄糖水平与血糖接近,漏出液内葡萄糖含量通常在3.34mmol/l 以上;炎症可致胸液中葡萄糖含量降低,胸液葡萄糖水平低于3.35mmol/L 见于脓胸、风湿性胸膜炎、狼疮性胸膜炎、结核、恶性肿瘤、食管破裂引起的渗出液,其中脓胸葡萄糖最低(< 0.56 mmol/L)。如胸液葡萄糖水平高于1.6 mmol/L 则风湿性积液可能性小。肺炎旁积液若葡萄糖<2.22mmol/L 常与细菌感染相关。恶性胸腔积液中葡萄糖浓度低下常提示累及范围广泛,预后不良。

7.脂质　乳状或浑浊的乳糜液会被误认为脓液,肉眼亦很难分辨乳糜液和假性乳糜液。假性乳糜胸即胆固醇性胸腔积液所含胆固醇量虽高,但甘油三酯则正常,呈淡黄色或暗褐色,含有胆固醇结晶、卵磷脂球蛋白混合物、脂肪颗粒及大量蜕变细胞(有淋巴细胞、红细胞)。乳糜胸和假性乳糜胸可通过脂质分析鉴别。真正的乳糜胸甘油三酯 > 1.24mmol/L (110mg/dl),有乳糜微粒的存在,如甘油三酯 < 0.56mmol/L (50mg/dl)则可排除。假性乳糜胸胆固醇水平 > 5.18mmol/L (200mg/dl),无乳糜微粒,显微镜下可见胆固醇结晶。

8.结核菌素试验　是诊断结核感染的参考指标。有助于判断有无结核菌感染史。若呈强阳性反应,常表示为活动性结核病。

9.肿瘤标志物　见恶性胸腔积液一节。

10.酶　胸液乳酸脱氢酶(lcatate dehydrogenase, LDH)水平与胸膜炎症程度相关。正常范围:21 ~ 45 U/L,如胸液原因未明,应在每次胸穿时测定。如 LDH 进行性升高提示胸膜炎症增加,需积极的诊断试验;如 LDH 水平降低,则不必考虑更积极的诊断方法。感染性胸腔积液中 LDH 高于1000U/L,可达正常血清中 LDH 值的30倍。胸液 LDH/ 血清 LDH > 0.6 提示渗出液,胸液 LDH/ 血清 LDH < 0.6 提示漏出液。

淀粉酶　胸液淀粉酶水平高于正常血清上限或胸液/血清淀粉酶 > 1.0 提示急性胰腺炎、胰腺假性囊肿、食管破裂、异位妊娠破裂或胸膜恶性肿瘤(特别是腺癌)。约10%恶性肿瘤的胸液中淀粉酶含量亦升高。食管破裂时,唾液中淀粉酶流入胸腔,使胸液中含量增高。如唾液淀粉酶升高,而没有食管破裂,则恶性的可能性更大。

11.结核性胸液中腺苷酸脱氨酶(ADA)可以高于100u/L(一般在45u/L 以上);而癌性胸液常低于25u/

L,含量低于45u/L时,还可能为其他炎性渗出液,如肺炎、系统性红斑狼疮、类风湿性关节炎等。

胸液溶菌酶(LZM)低于65 ug/ml者提示可能为恶性,高于80 ug/ml者提示可能为结核性。

血管紧张素转化酶(ACE)等在结核性胸液中可以增高,胸水ACE/血清ACE > 1.0为结核性胸液;而在恶性胸液中一般不高,胸水ACE/血清ACE < 1.0为恶性胸液可作为辅助性鉴别资料。

12.免疫学检查　风湿热、细菌性肺炎、结核病、癌症等所伴胸液中类风湿因子滴定度在1:160以上。结缔组织病(类风湿性关节炎、红斑狼疮)胸液中补体减少,系统性红斑狼疮的胸液中狼疮细胞比血中更易发现。

13.病理学检查　胸腔积液脱落细胞学检查、胸膜活检和胸腔镜检查是获得病理学证据的主要方法,一项研究显示三者诊断恶性胸腔积液的敏感度分别为62%、44%和95%。多次多部位胸膜活检和反复多次送检胸腔积液脱落细胞学检查可提高阳性率,而胸腔镜由于其直观、准确且创伤性不大,已成为诊断困难的胸腔积液的重要辅助手段。经以上检查仍难以确诊者可考虑开胸探查活检。

(二)影像学检查

胸部X线检查是发现胸腔积液的常用方法。后前位和侧位胸片用于明确胸腔积液的存在和定位。游离胸腔积液的X线表现主要取决于患者的体位。在后前位胸片上,通常积液量在200 mL左右时即可见到肋膈角变钝;积液量增多时则显示位于中下肺野的大片均匀致密阴影,呈凹面向内的弧形;大量积液时患侧胸部全部呈均匀致密阴影,气管和纵隔向健侧移位。在平卧位胸片上,呈整个肺野透亮度降低,双侧对称的胸腔积液有时容易漏诊。侧卧位胸片较立位胸片和平卧位胸片对少量游离积液的显示更加敏感。包裹性积液边缘光滑饱满,呈椭圆形或梭形,不随体位改变而变动,多局限于叶间或肺与后胸壁之间。肺底积液可仅显示假性膈肌升高和(或)形状改变。多种体位照片结合X线透视有助于发现胸腔积液的存在。

CT扫描对胸腔积液的诊断具有重要价值,能检出常规胸片上分辨困难的胸膜病变,显示发生在胸膜上的病变如肿块、结节、胸膜斑块钙化及胸腔积液周边部位胸膜增厚的范围和程度,有助于胸膜病变良恶性的鉴别。有利于鉴别良性和恶性胸腔积液。CT扫描可避免结构重叠,在胸腔积液的诊断方面定位准确,CT扫描在诊断包裹性胸腔积液方面特别有帮助,包裹性积液常呈双凸形,边缘光滑。引流困难者,CT扫描可明确包裹性积液大小和位置。如有壁层胸膜增厚常提示渗出液,同时CT扫描可确定最佳活检位点。根据CT值可判断积液的性质。

(三)胸部超声检查

胸部超声检查是诊断胸腔积液的一项简单、方便、价廉、安全、准确及无损伤的检查方法。胸部超声检查可判断少量胸腔积液(100ml)的存在,确定包裹性积液或分隔性积液的位置。超声检查临床多用于估计胸腔积液量的多少,并可测量胸腔积液距离体表的深度和范围,指导胸腔侵入性操作如胸腔穿刺抽液、闭式插管引流和胸膜针刺活组织检查(活检)等。

与平片相比超声在估计胸液量和辅助胸穿中更准确,与CT扫描相比超声可更好地显示纤维分隔。超声在鉴别胸液和胸膜增厚方面也有优越性。

(四)诊断性胸腔穿刺

对经上述方法检查后需要进一步明确诊断时,可行胸腔穿刺,如顺利抽到积液则可确定胸腔积液的存在,并可通过化验对积液的性质进行检查,进一步对胸腔积液的病因进行诊断和鉴别诊断。原因未明的胸腔积液患者应行诊断性胸穿。

(五)胸膜活检

经皮胸膜活检在恶性疾病的诊断中具有较好的实用价值,具有简单易行、损伤性小、阳性率高的优点,其阳性率可达60% ~80%。常用的有盲法胸膜活检和影像学引导定位的胸膜活检。在影像学引导下活检比盲法活检有更高的阳性率,特别适用于不宜胸腔镜或开胸手术的患者。

(六)胸腔镜检查

当侵入性较小的检查不能诊断时可考虑应用胸腔镜。通过胸腔镜可对胸膜进行较全面的探查,观察范围几乎可包括全部壁层胸膜及大部分肺脏表面和横膈,不仅能直接窥视病灶,而且可多部位活检,明显提高胸膜疾病诊断的阳性率。原因不明的胸腔积液和反复发作或持续存在的胸腔积液的病因诊断和治疗是应用胸腔镜的适应证。

(七)支气管镜检查

胸腔积液不必常规实施支气管镜检查,但如患者有咯血、肺不张及怀疑气管内堵塞或大量胸水无纵隔向对侧移位的临床表现,应考虑支气管镜检查。当治疗性胸穿后肺仍不能复张时,在胸膜固定术前也应行纤支镜检查,除外支气管内堵塞。局麻下经肋间皮肤切口将纤支镜插入胸膜腔检查,具有视野广创伤小且操作简单方便,可直视下取活组织标本。

(八)开胸探查活检

若上述检查仍然阴性可考虑开胸活检。

四、诊断与鉴别诊断

胸腔积液诊断的第一步是明确胸腔积液的存在、定位及积液量,第二步是明确胸液是漏出液还是渗出液。同时需进一步的胸液检验以确定病因;如为漏出液,应明确原发疾病,针对原发疾病进一步治疗,无需进行更多的胸液检验。通过病史即可初步判定胸腔积液的性质,例如胸片示左心衰竭,胸液可能为漏出液,此时不必胸穿抽液。

一般根据临床症状、体征并结合影像学检查、胸部超声检查及诊断性胸腔穿刺即可明确胸腔积液诊断。关键是病因诊断及漏出液和渗出液鉴别,并以此来指导治疗。

(一)胸腔积液的病因诊断

对胸腔积液的病因分析主要通过仔细寻找原发病证据,即对症状、体征和各项实验室指标综合分析来进行。胸腔积液的产生往往是多种因素共同导致的,引起胸腔积液的病因多种多样, 每种胸腔积液的病因都各不相同。渗出性胸腔积液由胸膜本身病变所致;漏出性胸腔积液多由胸膜外疾病间接所致。漏出液的常见病因有充血性心力衰竭、肝硬化、低白蛋白血症、腹膜透析;其次为甲状腺功能减退症、肾病综合征、肺栓塞;少见的病因包括缩窄性心包炎、气胸、上腔静脉综合征、卵巢过度刺激综合征、Meigs 综合征等。渗出液的常见病因有肺炎旁胸腔积液、结核、肺内或肺外恶性肿瘤转移至胸膜或纵隔淋巴结所致、胸部创伤、肺梗死、结缔组织病、各种良恶性胸膜疾病、腹腔炎性疾病、心肌梗死后综合征;少见的病因包括黄甲综合征、药物所致胸腔积液等。

年龄、病史、症状和体征对诊断均有参考价值,胸腔积液中渗出液最为多见;中青年病人中,结核病为其常见的病因。中老年胸腔积液(尤其血性胸液)要考虑恶性病变可能性更大。近年来,由于结核病和肿瘤两种疾病都较常见,但治疗方法和预后完全不同,临床上常常要进行鉴别,中年以上患者有胸腔积液,无发热,尤其在大量血性渗出液、抽液后又迅速生长者,要慎重考虑肿瘤的可能。

(二)漏出液和渗出液鉴别

胸腔积液根据其病因和发病机制可分为两大类,即漏出液和渗出液, 区别两者是胸腔积液诊断和鉴别诊断的重点。临床上需要注意的是胸腔积液的发病可以是多种机制共同参与的,部分胸腔积液难以确切划分漏出液或渗出液;且其区分标准亦不是绝对的, 故一定要结合临床和其他检查结果综合分析才能得出正确诊断。

恶性肿瘤(如肺癌、乳腺癌、淋巴瘤等)向胸膜或纵隔淋巴结转移,可引起胸腔积液。肿瘤侵犯胸膜,使其表面通透性增加,或是淋巴引流受阻,蛋白不易运出胸膜腔,或伴有阻塞性肺炎,均可引起渗出性胸腔积液。有胸导管受阻时,便形成乳糜胸。当心包受累而产生心包积液,或者上腔静脉受阻,使血管内静水压升高,或是恶性肿瘤所致营养不良低蛋白血症,胸腔积液可为漏出液。所以对恶性肿瘤引发的胸腔积液是漏出液还是渗出液应结合化验和临床来判定。

结核性胸腔积液多伴有发热,胸液 pH 和糖含量比癌性胸液为低,若结核菌素试验阳性但胸膜活检阴性而仍怀疑结核性胸腔积液时,暂可按结核病治疗,并随访化疗的效果。老年结核性胸腔积液患者可无发热,结核菌素皮试亦常阴性,应该注意。结核菌素反应阴性且抗结核治疗疗无效者还是要考虑肿瘤,胸液脱落细胞及染色体检查对于癌症诊断很重要,胸部影像检查、痰查癌细胞和结核菌、纤维支气管镜检查等也都有助于鉴别诊断。胸腔镜检查,或经肋间皮肤切口将纤支镜插入胸膜腔检查,有时可发现病变。

即使经过以上临床表现、胸液细菌学、细胞学和生化检查以及影像、胸膜活检、纤支镜等检查,临床上有些病例仍病因不明。对胸腔积液原因不明者,应先鉴别渗出液和漏出液。前者在青年患者中最常见的是结核性胸膜炎而在老年患者中要慎重考虑恶性病变。而后者在无法找到引起漏出液的原发病时可先对症治疗,包括强心、利尿及营养支持,并根据临床表现和治疗效果查找病因。

胸液实验室检查一般可确定积液性质。依据胸水常规和生化检查可将胸腔积液分为漏出液和渗出液两大类。目前较公认的区分漏出性胸液和渗出性胸液的是 Light 标准:

(1) 胸液蛋白与正常血清蛋白的比值大于 0.5;

(2) 胸液 LDH 与正常血清 LDH 的比值大于 0.6;

(3) 胸液 LDH 大于血清正常值高限的 2 /3。

符合以上 3 项中任何 1 项为渗出液, 1 条都不符合者为漏出液。

综上所述, 胸腔积液的诊断与鉴别诊断应遵循一个正确的诊断思路, 对各种临床症状、体征和实验室检查进行综合分析, 就能够正确诊断绝大多数的胸腔积液。

五、治疗

(一)针对原发病的治疗措施及全身支持治疗

胸腔积液为胸部或全身疾患的一部分,病因治疗十分重要,漏出液常在病因纠正后自行吸收。漏出性胸腔积液以积极治疗原发病为主,原发病控制后多数胸腔积液可自行吸收消失。

全身支持治疗包括卧床休息,如患者呼吸困难,采取半坐位,或给低流量吸氧;限制水、盐的摄入,应用利尿剂增加尿量;补充白蛋白、血浆制品,改善低蛋白血症,提高血浆渗透压;给予营养支持,必须注意全身情况,鼓励病人适当活动,改善心肺功能。控制感染,根据病原菌及药敏试验选用有效足量的抗生素,以静脉给药为好,观察疗效并及时调整药物和剂量。

(二)胸腔积液的治疗

大多数渗出性胸腔积液需要针对胸膜局部的疾病进行治疗;少部分漏出性胸腔积液在积液量较多明显影响心肺的呼吸循环功能时需要排除胸腔积液以缓解症状。

1.治疗性胸穿抽液　用于压迫症状明显者,胸穿抽液可以减轻呼吸困难症状。术前可用 B 超定位,如为包裹性胸腔积液则需要定位多个进针点。少量胸液一般不需抽液或只作诊断性穿刺。中等量以上积液应当抽液,使肺复张,纵隔复位,防止胸膜增厚而影响肺功能。每次胸腔穿刺时均应尽可能将胸水抽净,如果是感染性胸腔积液可在抽净胸水之后,经穿刺针向胸腔内注入适量敏感抗生素。可以在穿刺时经穿刺针进行胸腔冲洗,注入等量的生理盐水,反复冲洗,直到抽出液变清亮为止。根据病因的不同或治疗需要的不同还可向胸腔内注入药物,如抗结核性药物、抗肿瘤药物或粘连剂。

采用深静脉穿刺针胸腔内留置的办法间断多次排放胸水,对反复产生胸水者可取得良好的效果,即减少病人的痛苦又可进行胸腔冲洗注药。

胸穿抽液偶可引起复张性肺水肿,但只要在排放胸水时排放速度不是过快,一般就不至于出现复张性肺水肿。胸水排放应该持续、缓慢、一次排空,大量排放胸腔积液是安全可行的。而且一次性排尽胸腔内大量积液,减少胸穿次数,减少胸腔内的积液量,减少胸水合并感染的几率,同时也减轻了患者的痛苦和心理负担。

2.胸腔引流　胸腔闭式引流和开放引流,根据胸腔是否与空气直接相通,开放引流适于胸膜已增厚、纵隔已固定者。

胸腔闭式引流适于积液多且黏稠,病情危重,有中毒症状的,胸腔穿刺后积液又迅速生成时需行胸腔闭式引流;合并有支气管胸膜瘘或食管胸膜瘘的脓气胸,需行胸腔闭式引流。结核性胸腔积液如还未发展到脓胸时及癌性胸腔积液不首选胸腔引流。

为尽早排尽积液,促使肺早日膨胀,必须注意选用质地、口径合适的引流管,以保证引流通畅有效。如脓液稠厚,需放置粗大的引流管。大口径导管引流稠厚脓液更有效,可在患侧胸腔最高点和最低点各放一根引流管,上面引流管连接生理盐水冲洗和下面引流管吸引冲洗液,可达到很好的胸腔冲洗效果。

3.胸膜固定术　胸腔内注入药物,使胸膜产生弥散性炎症,使脏层和壁层胸膜融合,阻止胸腔的液体渗出再聚集。也可通过机械摩擦胸膜造成胸膜炎症,达到胸膜固定效果。如肺膨胀不全或漏气持续存在则需要负压吸引。硬化治疗成功的关键在于脏层和壁层胸膜之间的紧密接触。

药物宜选择可引起胸膜炎性反应的抗生素及抗肿瘤药物,应同时加入利多卡因减轻对壁层胸膜的刺激引起的疼痛,胸膜固定治疗前影像学证实肺可完全复张最为关键。给药途径可通过胸腔穿刺或胸腔镜喷撒,药物注入胸腔后,应当夹闭引流管,同时患者应变换左右卧位转动身体以利药物在胸膜腔的弥漫分布,2h 后就可松开引流管,并接负压吸引。

4.外科手术　针对引起胸腔积液的局部病变的治疗手段,胸膜纤维板剥脱术用于范围较大的慢性脓胸,剥除脏、壁层胸膜上的纤维板。胸廓改形术切除脓腔外侧壁的肋骨和增厚的壁层胸膜,使其余的胸壁软组织(包括肋骨膜、肋间神经血管)塌陷并与脓腔内侧壁对合,并清除脏层胸膜表面的肉芽组织,消灭脓腔。闭合支气管胸膜瘘或食管瘘。切除病变肺叶或胸膜肿瘤。

(吴　山　金　健　李蔼建)

第十六章 恶性胸腔积液

恶性胸腔积液(malignant pleural effusion,MPE)是指由肺内或肺外其他部位恶性肿瘤累及胸膜或胸膜原发恶性肿瘤所致的胸膜腔积液,是晚期恶性肿瘤的常见并发症。肿瘤未侵犯胸膜,但因继发于恶病质的低血浆渗透压或并发的器官功能衰竭如心衰或肾衰;肿瘤原发灶或其转移淋巴结阻塞致淋巴回流受阻或淋巴管破裂;肺梗死、肺不张、阻塞性肺炎;以上的原因而形成的胸腔积液称为类恶性胸腔积液(paramalignant pleural effusion,PMPE)。对原发肿瘤的治疗也可引起胸水。

由于肿瘤所引起的胸腔积液形成机制较复杂,恶性肿瘤可直接或间接地经不同途径引发胸腔积液。胸腔积液往往是多种机制同时导致,且临床很难判别,故本章将恶性胸腔积液和类恶性胸腔积液统称为恶性胸腔积液。

恶性胸腔积液是晚期肿瘤的常见并发症,多见于肺癌、乳腺癌、恶性淋巴瘤等,其常引起胸闷、胸痛、呼吸困难,严重影响患者的生存质量及生存期。恶性胸腔积液的特点是持续大量的胸腔积液,外观以血性胸水多见,也可为草黄色浆液,积液增长迅速,抽液后可很快回到原容量。恶性胸腔积液的性质常常介于漏出液和渗出液之间,某些指标符合漏出液,而另一些指标符合渗出液;或者同一患者的一次胸水常规检查结果倾向于漏出液,而另一次检查结果又倾向于渗出液。

发病机制

胸腔积液的形成是由于胸膜腔内液体滤出和吸收的平衡状态被打破,任何因素使胸膜腔内的液体产生过快或吸收过缓均可形成胸腔积液。20 世纪 80 年代以后由于发现人类壁层胸膜间皮细胞间存在淋巴管微孔,脏层胸膜有体循环的支气管动脉和肺循环供血。对胸水的产生机制基本达成共识,即胸水由于压力梯度原因从壁层胸膜和脏层胸膜的体循环血管通过有渗透性的胸膜进入胸膜腔,然后通过壁层胸膜的淋巴管微孔回吸收而保持动态平衡。恶性胸腔积液的形成在这一机制的基础上,还有其特有的机制。

(一)与淋巴系统有关的机制

胸腔内吸收胸液减少、蛋白清除能力减低及淋巴液外漏是恶性胸腔积液发生的原因。这可能通过不同机制:

1.蛋白经壁层胸膜被重吸收的通道淋巴微孔被阻塞,影响蛋白的吸收。

2.壁层胸膜淋巴管主要引流向纵隔淋巴结,当肿瘤侵犯壁层胸膜淋巴管或纵隔淋巴结时就可影响壁层胸膜淋巴管吸收胸液和蛋白的功能。

3.肿瘤侵犯淋巴管时梗阻处远心端的管腔内压力升高,淋巴管发生破溃会造成淋巴液外漏,胸水快速增加,恶性肿瘤也可直接侵犯胸导管引起破裂或梗阻导致乳糜胸。肿瘤侵犯纵隔淋巴结比转移至胸膜更易引起胸腔积液。

(二)与血循环系统有关的机制

一般认为肿瘤阻塞壁层胸膜血管,肿瘤直接阻塞或压迫回心静脉导致的血管腔内静水压上升和伴随的炎症使毛细血管的通透性增加是恶性胸腔积液产生的主要原因。

1.恶性肿瘤侵及胸膜时,肿瘤使胸膜毛细血管内皮通透性增高,胸膜恶性肿瘤周围发生大量的新生毛细血管,其通透性极高,发生血液中细胞成分、白蛋白和浆液的渗出。新生毛细血管管壁极薄且脆弱,轻微外伤则可引起新生的毛细血管破裂。使胸水中富含红血细胞,由于胸水胶体渗透压升高,刺激胸膜浆液渗出,形成血性的恶性胸腔积液。

2.由于肿瘤持续生长增大压迫自身回流静脉时,造成肿瘤周围血管内淤血,形成血管过度曲张,曲张血管内张力过大,且过度生长的肿块牵拉血管,使得轻微压力变化即造成曲张血管破裂出血,如咳嗽,可解释产生血性恶性胸腔积液的重要病理机制。

3.当上腔静脉或奇静脉因肿瘤压迫使血液回流受阻时,壁层胸膜毛细血管内静水压上升,胸腔漏出液增多。

(三)其他原因

恶性肿瘤引起支气管阻塞导致肺不张,结果引起胸腔负压增加,或肺梗死、阻塞性肺炎,产生胸腔积液。恶性肿瘤侵犯心包引起心包积液,发生心包填塞后体静脉压、肺静脉压上升,壁层胸膜和脏层胸膜渗出增加,引发胸腔积液。

不是所有肿瘤都因累及胸部而引发胸腔积液，肿瘤终末期的耗竭、肿瘤本身影响营养物质的吸收、合成，如消化道肿瘤、肝癌等可导致低蛋白血症，低血浆渗透压引发胸腔积液。

二、病因

恶性胸腔积液在肿瘤患者中较为常见。在因恶性肿瘤而死亡的患者中，有15%的患者发生恶性胸腔积液。在渗出性积液中42%～77%是由恶性肿瘤引起的恶性胸腔积液。几乎所有肿瘤均可侵犯胸膜腔，肺癌最常见，约占恶性胸腔积液的1/3，乳癌居第二位，淋巴瘤包括何杰金氏病和非何杰金氏淋巴瘤居第三位，大约75%的恶性胸腔积液由上述三种肿瘤引起。约5%～10%的恶性胸腔积液找不到原发肿瘤。胸膜间皮瘤的发病与地域有关。尸检显示，多数胸膜腔转移来源于肿瘤栓子种植于脏层胸膜，其次种植于壁层胸膜。其他可能的转移机制包括肿瘤直接侵犯（肺癌、乳癌、胸壁恶性肿瘤）、血道及淋巴道转移。恶性肿瘤可直接或间接导致胸水。

三、临床表现

恶性胸腔积液多发生于40岁以上的壮年和老年人。呼吸困难是恶性胸腔积液的最常见的临床症状，劳累后更明显，其发生机制可能是：

1.壁层胸膜受肿瘤侵犯而发生挛缩，胸壁顺应性下降，甚至丧失活动能力。

2.纵隔移位及固定使呼吸能力下降，并常因心房受压，回心血量减少，导致全身组织血流灌注不足，发生换气功能不全。

3.脏层胸膜受肿瘤侵犯使肺发生皱缩而不能扩张，顺应性下降，丧失换气功能，甚至发生动静脉分流，继发低氧血症。

4.胸腔积液使胸腔容积减少，必然继发压迫性肺膨胀不全或肺不张造成限制性通气功能障碍。

5.发生肺部感染，会加重呼吸困难，不能及时控制感染时极易发生呼吸衰竭。

6.纵隔淋巴结或肿块侵犯膈神经，致使膈肌麻痹，影响呼吸幅度下降。

胸痛是恶性胸腔积液患者第二常见的症状，多为持续性，一小部分侵犯脏层胸膜的周围性肺癌患者，在病程较为早期时，会出现随胸水量增加多而胸疼减轻，此为与肿瘤相关的炎症诱发的疼痛；但对于大多数较晚期病人来说，胸水量增加而胸疼不但不见减轻，反而会加重，此多为肿瘤侵犯压迫周围组织引起的疼痛。除非继发严重感染时，恶性胸腔积液患者一般没有发热。胸水若伴有咯血病史，高度怀疑为支气管肺癌。

多量胸腔积液的常见体征是：患侧胸廓运动受限，胸廓饱满，肋间隙增宽，呼吸运动减弱；语颤减弱，气管及心脏移位；叩诊积液部位呈浊音或实音；听诊呼吸音减弱或消失。

四、辅助检查

（一）胸水常规检查

恶性胸水多为渗出性，半透明，无微生物，呈浆液血性或血性，红细胞计数 > 100,000/mm^3，白细胞计数差异较大，在1,000－10,000/mm^{3}之间。

（二）胸水肿瘤细胞学检查

细胞学检查是确诊恶性胸腔积液最简单、快速、可靠、经济的首选方法。自胸液中查到癌细胞或取得组织学诊断才是恶性胸液的金标准。只有当肿瘤侵犯胸膜或直接暴露于胸液中才会有脱落癌细胞，如果是肿瘤间接原因如低蛋白血症、淋巴管阻塞、肺不张所致胸膜腔内压下降等引起的胸液就不能找到癌细胞。国内外文献报道，胸水找癌细胞单次检验的阳性率仅为58 %，如果能连续送检3次，则阳性率能提高到70 %～80 %。故为提高其阳性率应注意：①反复多次抽取胸水送检，每次送检量不少于200ml。②提高辨认水平。正常的胸水中有脱落的间皮细胞，随脱落的时间长短会发生退行性改变，加之炎症细胞、巨噬细胞的干扰使对肿瘤细胞的辨认相当困难。③有些细胞介于良恶性之间，反应性的间皮细胞增生也可被误诊为恶性细胞，影响病理学判断的准确性。

（三）胸水生化检查

大约20%的恶性胸水葡萄糖低于60mg/dL；三分之一的恶性胸水pH值低于7.3，胸水低pH值与低葡萄糖常常同时存在。恶性胸水乳酸脱氢酶（lcatate dehydrogenase，LDH）、胸水LDH与血清LDH比值均显著高于结核性胸腔积液，胸水LDH/血清LDH > 2.0应考虑恶性的可能。胸水LDH > 500U/L对恶性胸腔积液诊断的敏感性为81 %，特异性为72 %。但由于LDH存在于许多组织中，分布较广，故对恶性胸腔积液的鉴别价值或特异性不是很高。恶性胸水ADA值小于40U/L。

胸水蛋白质水平测定对恶性胸水的判定不起决定作用，胸水蛋白质检查中，研究的较多的是铁蛋白和β2－微球蛋白。前者在恶性胸水中显著升高，尤以肺癌胸水最为明显，以500mg/L为界限，其敏感性为80 %，胸水铁蛋白检查对恶性胸腔积液的诊断很有意义。

（四）胸水肿瘤标志物

肿瘤标志物是细胞在癌变的发生、发展、浸润及转移过程中所分泌的一些活性物质,它们存在于癌组织及宿主体液内,能被定量测量并可应用于恶性肿瘤临床诊断的生物分子。理想的肿瘤标志物应该是对单一类型肿瘤具有高敏感性,但高特异性的标志物很少。有些肿瘤标志物在特定的部位表达,具有重要的临床诊断意义,这些标志物对肿瘤细胞是相对特异的。

癌胚抗原(CEA),糖链抗原(CA)系列,肺癌抗体(TPA,NSE,Cyfra211)是恶性胸腔积液诊断中研究较多的肿瘤标志物。国内外研究都显示,CEA、CA50对恶性胸腔积液的诊断具有重要的参考价值。以CEA 5~10μg/L为界,CEA诊断的特异性大于95%,敏感性为40%~50%。

癌胚抗原(CEA)是目前应用最广泛的肿瘤标记物。其本质是腺癌的标志物,当细胞恶性变时,细胞内的构成发生改变,CEA等物质通过转换、分泌、脱落等方式释放入血液循环和胸水中。由于CEA的分子量大,CEA分子量为15~20万,为较大的糖蛋白,在胸腔内形成的CEA不易进入血液循环,且未经肝脏代谢,因此恶性胸腔积液中CEA较高,出现也早。多数研究证实,在血清和胸腔积液中,高水平的CEA来源于肿瘤细胞。CEA在胸腔积液检测中的敏感性为57%,特异性为99%,假阳性较少。胸水/血清CEA比值增高提示胸水中存在肿瘤细胞,有利于排除单纯检测胸水出现的假阳性。胸水CEA/血清CEA>1.0反映恶性肿瘤已侵犯胸膜,癌细胞增殖合成和直接释放肿瘤标志物到胸膜腔内的量增加,标志物滞留胸膜腔内不易被血液循环带到肝脏代谢和灭活,故致胸膜腔内肿瘤标志物高于血清。

CA153是一种对乳腺肿瘤有高度特异性的标记物。有研究表明,其诊断恶性胸腔积液的敏感性为38%~55%,特异性为97%~100%。恶性胸水CA153水平较良性胸水明显增高,其诊断敏感性为51.3%,特异性为85.7%,诊断准确性为73.4%,因此对于良恶性胸水的鉴别具有较好的临床应用价值。尤其对肺癌胸水的检测具有较理想的敏感性和特异性。

端粒酶是真核细胞染色体末端的特殊结构,是一种核糖核蛋白酶,在人类几乎所有类型的肿瘤中都可检测到端粒酶的活性。研究表明,肿瘤细胞80%~90%表达端粒酶活性,正常的人体细胞中则没有。已有的研究中,端粒酶活性检测用于恶性胸腔积液诊断的敏感性为50%~91%,特异性为70%~94%。

(五)影像学

胸部X线平片适用于中等量或大量胸腔积液者,约有10%的患者胸腔积液量<500ml或者看不到。由于病理生理特点和病程进展不尽相同,肺癌患者多在病变同侧产生胸腔积液,如果双侧同时出现胸腔积液,则提示有远处转移;而其他肿瘤可在同侧或对侧出现胸腔积液。

胸部CT是近年应用较为广泛的一项检查。胸部CT可以检测出常规胸片上分辨困难的胸膜病变和胸腔积液。研究表明,增强CT对恶性胸腔积液的诊断率为87%,对良性的诊断率为100%。另有研究表明,CT对纵隔部位肿瘤分期的敏感性为50%~70%。胸膜增厚是胸膜病变常见表现。胸膜增厚的病理学基础可分为胸膜纤维组织增生、结核性肉芽组织增生及肿瘤细胞增生。胸膜病变性质不同,可产生不同的胸膜CT征象。CT扫描对胸膜病变的诊断具有重要价值,能检出常规胸片上分辨困难的病变,显示肿块、结节、胸膜斑块钙化和包裹积液的程度和部位,胸水周边部位胸膜增厚、结节性胸膜增厚、壁层胸膜增厚(≥10mm)、纵隔胸膜受累,有助于胸膜病变良恶性的鉴别。

CT介导经皮活检应用于弥漫性胸膜增厚的诊断,鉴别胸膜良恶性病变的特异性和敏感性分别为100%和83%,活检结果与CT征象结合则诊断的阳性预计值可达100%。因此,胸膜增厚的CT检查作为一项无创性的诊断技术,在鉴别良恶性胸腔积液有重要作用。

正电子体层发射技术(positron-emission tomography,PET)作为肺癌患者的术前检查项目之一,是一项精确的临床分期检查方法。有研究发现,专用PET对区分良、恶性淋巴结的敏感性为96%,特异性为78%。尤其对于NSCLC患者,可以判断肺及纵隔淋巴结的良、恶性,还可对潜在的肿瘤进行分期。

(六)胸腔有创性检查

穿刺胸膜活检、胸腔镜和开胸手术虽然不是对胸腔积液直接检查,但却有助于临床诊断。因为创伤较大,通常不作为常规检查。超声、CT和有创性检查越来越紧密地结合,大幅度地降低了穿刺胸膜活检不能在直视下的盲目性。因其创伤小、花费低、危险度低,具有很高的推广价值。胸腔镜检查通过胸腔镜可对胸膜进行较全面的探查,观察范围几乎可包括全部壁层胸膜及大部分肺脏表面和横膈,不仅能直接窥视病灶,而且可多部位活检,明显提高胸膜疾病诊断的阳性率。局麻下经肋间皮肤切口将纤支镜插入胸膜腔检查,具有视野广创伤小且操作简单方便,可直视下取活组织标本等优点。

五、良恶性胸腔积液鉴别诊断原则

1.胸水中找到恶性细胞或胸膜活检诊断为肿瘤,可确诊为恶性胸腔积液。原发疾病为恶性疾病,多次胸水细胞学检查阴性,并排除良性胸腔积液可能,要考虑到类恶性胸腔积液,才有利于治疗。总之,在各种诊断方法的选择上宜遵循先易后繁的原则,对诊断率相近的方法要选择对患者创伤小的,只有在胸液细胞学、胸膜活检后仍诊断不明时,才可应用胸腔镜或开胸活检。

2.良恶性胸腔积液鉴别诊断存在困难,胸腔积液产生的原因很多,首先直接侵犯或血行播散可以引起胸膜转移,其次,肿瘤侵犯淋巴管或纵隔淋巴结引起淋巴回流障碍,在这些情况下,恶性细胞的数量很少。此外,在胸腔积液形成的早期仅有少量细胞为恶性时,诊断存在困难。与肿瘤相关,但又不是肿瘤侵犯直接引起的胸腔积液,又称类恶性胸腔积液,如肿瘤继发的阻塞性肺炎或肺不张所致的胸腔积液,或因为肿瘤外其他良性原因出现胸腔积液,如肿瘤合并心衰、结核等,也给诊断带来了困难。胸腔积液的细胞成分复杂:间皮细胞、巨核细胞、红细胞、淋巴细胞、中性粒细胞或恶性细胞。因为创伤、炎症和肿瘤都能导致间皮细胞的过度增生,细胞学检查很难与间皮瘤、转移性腺癌区分,有时细胞增生的程度介于良恶性之间,很难判断。

胸腔积液的良恶性诊断是临床一个具有挑战性的问题,目前的辅助手段都有各自的局限性。细胞学检查是首选。胸腔积液铁蛋白、胆固醇、肿瘤标志物CEA、CA50、端粒酶活性检测等是其中敏感性和特异性较好的指标。

六、治疗

恶性胸腔积液治疗的主要目的在于有效地控制积液增长、减少胸腔积液、防止胸腔积液复发从而缓解患者的临床症状;缓解呼吸困难、减轻患者的痛苦、提高生活质量、延长生存期。恶性胸腔积液常为中到大量血性胸腔积液,且胸腔积液生长的速度较快,这部分患者大多因为肿瘤已至晚期没有根治性手术的机会,无法从病因上根治胸腔积液。目前,临床对这部分患者的治疗方法主要有胸腔穿刺术、胸腔闭式引流术和胸膜固定术。

1.单纯胸腔穿刺　单纯的胸腔穿刺多用于对恶性胸腔积液的诊断或是用于对肿瘤已届中晚期暂时缓解患者的症状;每次尽量抽净胸腔积液,但抽液后往往1周内可很快又产生大量积液,因此多需反复进行。胸腔穿刺抽液术由于其操作简便、症状缓解快、创伤小,为临床恶性胸腔积液基本治疗手段。

2.胸腔闭式引流术　对于因肿瘤侵犯或纤维素包裹使肺不能张开充满胸腔,因而无法行胸膜固定术的患者,长期留置胸腔闭式引流是一种有效的治疗手段,主要的并发症是伤口感染和脓胸;对于经胸腔闭式引流,肺能够较好复张的患者,可在将胸腔积液引流较彻底后,再经胸腔闭式引流管向胸腔内注入药物,行胸膜固定术。关于闭式引流管的管径,以前多倾向于选用较粗的引流管,原因是较粗的引流管不易被纤维素堵塞,有较好的治疗效果,但近来有研究表明,较细的引流管并不影响治愈率,且可以明显减轻患者的疼痛,故近来多倾向于用较细的引流管;对需要长期留置胸腔闭式引流管的患者,也可先留置中等口径的引流管短期引流,而后换用细管长期留置。

3.胸膜固定术　胸膜固定术也称胸膜闭锁术,即向胸膜腔内注入硬化剂引起化学性胸膜炎,从而使胸膜粘连固定防止积液形成。此法适用于那些对全身或局部抗肿瘤药物治疗无效及一般状态良好,预计寿命超过1~2个月的患者。目前常用的胸膜硬化剂有以下几种:红霉素、四环素可刺激胸膜粘连又兼有抗菌作用;化疗药物同时起到杀死肿瘤细胞的作用;滑石粉。胸腔内注入硬化剂最大的副作用是疼痛,一般和利多卡因同时使用减轻疼痛。

在决定采用胸膜固定术前首先需考虑患者的一般健康状态和肿瘤类型。MPE患者的生活质量应被评价,对于多数患者减轻呼吸困难仍是主要的治疗目标。其次是防止复发。

胸膜固定术常因技术原因或选择的适应证不理想导致胸膜固定术治疗失败(如患者伴有肺不张或主支气管阻塞)。滑石粉胸膜固定术后复发率不高,但确实偶尔发生,通常出现在胸膜固定术后的早期。首次治疗MPE的胸膜固定术失败后,可采用其他方法。如再次行胸膜固定术,既可经胸腔导管注入硬化剂也可经胸腔镜喷洒滑石粉剂。对于生存期即将结束的患者可选择反复胸穿。

4.热疗和胸腔热灌注联合化疗　热疗是通过胸腔局部加热的办法直接杀伤肿瘤细胞,促进胸膜腔化学性炎症形成闭锁胸。此外,热疗还可促进某些化疗药物的敏感性,因此化疗与热疗联合应用已成为一种新的肿瘤综合治疗模式。目前热疗是否有临床推广价值有待于进一步探索。

5.化疗和放疗　化疗和放疗在治疗原发灶的同

时，亦可不同程度上制止胸腔积液的发生。

6.手术治疗　通常认为恶性胸腔积液出现已为肿瘤晚期，是手术的禁忌证之一，但是非手术疗法有时症状缓解不明显、复发快、治疗周期长。近年来国内外陆续有文献报道采用手术方法为主的综合疗法治疗 MPE，特别是胸腔镜手术的出现使得 MPE 的外科治疗出现了新的飞跃。

传统术式中有胸膜剥离切除术和胸膜肺切除术，考虑此两种术式仍属于姑息治疗，且创伤大，并发症多而重，故临床上较少应用。胸腔镜手术治疗可以行微创下胸膜剥除，分离胸内粘连，充分吸净胸内积液，尤其是对发现的肺内，胸膜或膈肌的病变，可同时切除送病检，以此明确病因，指导进一步治疗。另一方面，还可借助胸腔镜行胸膜固定术。胸腔镜手术治疗创伤小，并发症少，术后恢复快。

（雷跃昌　李蔼建　金　健）

第十七章　恶性胸膜间皮瘤

恶性胸膜间皮瘤为起源于胸膜、腹膜、心包的体腔浆膜的一种恶性肿瘤，是一种少见但恶性程度极高的肿瘤，以局部侵袭为主要特征。本病与石棉暴露有密切关系。近年来研究发现猿猴病毒40基因(SV40)是一些恶性胸膜间皮瘤的致病因素。

一、病因

近年来认为猿猴病毒40基因(SV40)是间皮瘤发病的辅致癌物质。Ramael等(1999)用原位初级激活的方法检测了25例恶性间皮瘤、30例非新生物性间皮瘤和30例恶性胸膜转移癌组织切片的SV40 DNA，用SV40特异性抗体进行的免疫组化法检测SV40病毒抗原，发现60%的间皮瘤有SV40和一种病毒蛋白(小T抗原)表达，而非肿瘤间皮和转移肉瘤无SV40 DNA和SV40病毒抗原表达。这些结果说明猿猴空泡病毒SV40 DNA可能具有生物学活性，因为在猿猴空泡病毒40 DNA原位初次激活反应阳性病例，其SV4病毒抗原具有免疫活性。

Procopic等(2000)研究了83例恶性胸膜间皮瘤患者的SV40，发现21例双相/肉瘤型恶性胸膜间皮瘤与SV4D有关(P = 0.025)，而KaPlan - Meier多因素分析表明组织学类型影响恶性胸膜间皮瘤患者生存的独立因素，SV40阴性患者的生存期较长。Cox回归分析显示，SV40阳性影响组织学对生存期的判断，与SV40阴性相比，若SV40阳性、组织学为双相/肉瘤型恶性胸膜间皮瘤，则其危险比率显著增加(P < 0.001)。

细胞核表达SV40 LTag，并可检测出端粒酶活性，可能导致(前)恶性克隆的永生化，Dhaene等(1999)检测了28份比利时患者的间皮瘤标本，发现13份标本SV40基因扩增，其中10份胞质有SV40 LTag染色。研究表明，比利时人的间皮瘤有SV40 LTag样DNA序列及其基因产物。

然而，英国的资料不能证实SV40感染与间皮瘤的发病有关，Mulatero等(1999)在17份胸膜间皮瘤的标本中，检测出含有可扩增的β - 球蛋白DNA的标本12份，多瘤LTag阳性者为0。在土耳其人的间皮瘤也未能发现SV40 DNA。

二、流行病学

从1965年报道恶性间皮瘤与石棉有关以来，胸膜间皮瘤与石棉的关系一直受到人们的关注。Szeszenia - Dabrowska等(2000)关于波兰的3320名工人的调查资料表明，间皮瘤的标准化死亡率(SMR)为2846，其中女工的SMR高达11275。新西兰对3522名接触石棉的工厂的工人研究显示，胸膜间皮瘤的SMR为6.58，显著高于其他恶性疾病、循环系统、肌肉和骨骼系统疾病，消化系癌、呼吸系统癌肿及食管癌的SMR。Jarvholm等(1999)报道了瑞典1885 ~ 1964年出生的、1958 ~ 1995年出生的胸膜间皮瘤的发病率，发现1935 ~ 1944年出生的男性发病率高于1935年以前出生的男性患者。1995年，瑞典发现大约80例胸膜间皮瘤患者与石棉职业接触有关。

在南太平洋的New Caledonia，恶性胸膜间皮瘤的发病率较高，Luce等(2000)观察表明该病与石棉环境接触有关，当地将露天矿采来的透闪石石棉作为石灰水(当地称为po)使用。19931995年诊断的呼吸道肿瘤中，胸膜间皮瘤15例、肺癌228例和喉癌23例，对照组305例。美拉尼西亚人的间皮瘤与使用石灰水密切相关，优势比率(OR)为40.9(95%的可信限为：5.15，325)，肺癌的OR为4.89；而接触po的非美拉尼西亚人数太少以致可以不加以考虑接触po的影响。AgUdo等(2000)对照研究了西班牙19931996发现的132例恶性胸膜间皮瘤(对照组257例)表明，接触石棉可能性最大的人群中，年龄校准的OR为13.2，性别校准的OR为6.4，62%的病例有职业石棉接触史，因此石棉职业接触是胸膜间皮瘤的高危因素。

Metintas(1999)分析了土耳其Eskisehir医院113例居住在农村的弥散性恶性胸膜间皮瘤患者的资料，86%的患者(97例)无职业石棉接触史，28例(29%)一生均住在农村，69例(71%)出生于农村、后迁至城市居住，或放弃使用白土。长期接触者平均为55年，短期接触者为25年，两组的发病年龄分别为55岁和56岁。长期接触石棉环境者罹患间皮瘤的潜伏期比职业接触者长，但与接触时间的长短无关。67个村(居民10120人)的土壤样本分析表明，土壤中含有透闪石和其他种类的石棉，该地区的弥散性恶性胸膜间皮瘤主要与石棉环境接触有关。Metintas等(1999)发现从土耳其的 Karain 迁移至瑞典多年的 162 名居民中，在观察期间内死亡 18 人，其中 14 人(7%)死于胸膜间皮瘤，此外尚有 5 例间皮瘤患者存活。

日本病理学会(Mural, 2001)发表 1958 至 1996 年尸体解剖 1056256 例中，恶性间皮瘤 1846 例(男 1287 例，女 558 例)，发病率为 0.17；1958～1979 年为 0.10%(461/440334)，1980～1989 年为 0.18%(716/390124)，1990～1996 年为 0.30%(669/225801)。在已经证实的 1785 例间皮瘤中，胸膜间皮瘤 1213 例(68.0%)，腹膜间皮瘤 431 例(24.1%)，心包间皮瘤 108 例(6.1%)，睾丸鞘膜间皮瘤 6 例(0.3%)，其他 28 例(1.6%)。598 例的组织细胞学分类如下：上皮型 245 例(41.0%)，双向型 168 例(28.1%)，肉瘤型 185 例(30.9%)。39 年内，发现与石棉有关的恶性间皮瘤 73 例(0.007%)，各间期的发病率分别为：1958～1989 为 0.001%(5/440334)，1980～1989 年为 0.006%(27/390124)，1990～1996 年为 0.018%(41/225801)，其差异有显著性($P<0.0001$)。说明在日本与石棉有关的间皮瘤有增加的趋势。

三、病理

恶性胸膜间皮瘤来源于胸膜表面的间皮细胞。恶性胸膜间皮瘤早期阶段，在正常或模糊的壁层胸膜表面，出现白色或灰色粟粒状、结节状或鳞片状隆起。随着疾病的进展，胸膜逐渐增厚，肿物也变得明显。肿物可以向各个方向生长，从而包裹整个肺表面，导致患侧胸廓的缩窄。肿瘤逐渐累及膈肌、肝脏、心包、心脏、对侧胸膜和其他纵隔组织。1/2 至 1/3 的患者会出现血源性播散。然而，与其他肉瘤不同，这些血源性转移多数是无症状的，而患者常死于原发疾病引起的并发症。

胸膜间皮瘤按大体标本可以分为局限型和弥漫型，局限性极为少见，少于 1%，主要侵犯局部胸膜；弥漫型是恶性胸膜间皮瘤中最为常见的类型，其病变可发生于脏、壁层胸膜的任何部位，包括叶间裂以及膈肌和心包表面，以下胸部多见并倾向下(向腹膜腔)扩散侵袭。

WHO 按细胞类型将恶性胸膜间皮瘤分为上皮型、肉瘤型(纤维性)和混合型(双相形)三种，其中以上皮型预后最佳。在一组 819 例病例统计中，50% 为上皮型，34% 为混合型，16% 为肉瘤型。

(一)上皮样间皮瘤

上皮样间皮瘤是最常见的恶性间皮瘤，形态变化广泛，但大多数瘤细胞异性性较小，偶可有明显异性。瘤细胞圆形或卵圆形，染色质稀疏，可见小核仁，核分裂相少。偶尔，瘤细胞有明显异形，核染色质粗，核仁显著，核分裂相少，可见瘤巨细胞。肿瘤的间质多少不等，纤维性或玻璃样，也可黏液样，当黏液样改变明显时，上皮样瘤细胞巢可“漂浮”在基质中。根据瘤细胞形态，分化程度与生长方式可将上皮样间皮瘤再分为各种形态学变型。最常见的为管状乳头状、腺瘤样(微腺性)和实性片状变型，少见的小细胞、透明细胞、蜕膜样和多形性变型。

(二)肉瘤样间皮瘤

肉瘤样间皮瘤又称纤维性间皮瘤，主要由排列成短束或杂乱分布类似成纤维细胞的梭形细胞所组成，生长方式与纤维肉瘤非常相似，若出现局灶性血管外皮瘤样结构，可类似于孤立性纤维瘤或血管外皮瘤。瘤细胞常有明显异性性，伴有多核瘤巨细胞，核分裂相多，可排列成席状纹，类似恶性纤维组织细胞瘤，即所谓富含细胞席纹状的变型。

(三)混合型间皮瘤

混合型间皮瘤又称双相性间皮瘤，由上皮样和肉瘤样两种成分混合而成，每种成分至少超过肿瘤的 10%。若肿瘤的取材越多，越仔细，双相形间皮瘤诊断的比例就会增高。双相形间皮瘤易被误诊为滑膜肉瘤或癌肉瘤。

(四)临床表现

恶性胸膜间皮瘤可发生于任何年龄，但大多数见于 50～70 岁，在石棉接触和 MPM 的临床表现之间常可存在 25～40 年的潜伏期，这也是 MPM 好发于老年患者的原因之一。MPM 的发病危险因素主要取决于接触石棉的种类、接触时间的长短和强度、接触的起始和终止时间等。但此病的职业危险不只局限于石棉矿工和石棉制造业者，车辆制动、铁路工人、建筑业、绝缘体工业、管道安装和造船工人均为高发人群。表 17－1 为 1048 例组织学证实恶性胸膜间皮瘤的患者职业接触史。

表 17-1 恶性胸膜间皮瘤与职业接触史

职业	一次接触	多次接触	百分比
造船业	203	86	30
美国海军	91	84	18
建筑业	99	35	13
绝缘体工业	92	11	10
石油化工	78	10	8
发电厂	50	10	5
铁路工业	37	27	4
钢铁工业	33	16	4
汽车工业	24	10	3
石棉制造业	34	5	3
造纸业	7	0	1
陶瓷业和玻璃制造业	6	9	1

恶性胸膜间皮瘤可以发生于女性和儿童,但主要发生于男性,男女比例为3:1到5:1。有些报道儿童患恶性胸膜间皮瘤,然而回顾这些病理,近50%的诊断是错误的,确诊的儿童病例并未发现与石棉、反射线接触史有关。

(一)症状

初始症状到确诊可以从2周到2年,大多数为两三个月,其中25%的患者在症状出现6个月以上诊断才得以明确。右侧出现症状与左侧的比例为60%比40%,可能由于右侧胸膜腔更大。

60%的患者表现为持续性胸痛,常位于后外侧和下胸部。顽固性胸痛是肿瘤侵犯胸壁、肋骨、肋间神经的表现。50%到70%的病例出现呼吸困难,80%的患者会表现为呼吸困难和胸腔积液。90%的患者表现为气短和/或胸痛。发热,咯嗽,乏力,体重减轻会出现在30%的病例中。少见症状为声音嘶哑,咳血,Horner's 综合征,上腔静脉综合征,或由于脊柱侵犯而引起的瘫痪。5%的病人以转移灶表现出临床症状,通常是转移到肺。

(二)体征

恶性胸膜间皮瘤的体征往往表现为胸腔积液会或胸膜包块。胸腔积液的体征为患侧呼吸动度减弱,听诊呼吸音减弱,叩诊呈实音。大量胸腔积液会导致纵隔移位,健侧肺受压,引起严重的呼吸困难。如胸穿后呼吸困难仍未缓解则提示单侧胸腔"固定",呈"冰冻胸",胸廓活动受限。晚期的病人会出现恶病质,患侧胸廓缩窄,肋间隙变窄,对侧胸廓代偿性增大。超过25%的病人会表现为胸部肿块,可以出现在以前胸部穿刺点、胸腔镜造口处或开胸切口。区域淋巴结重点应检查颈部、锁骨下、腋窝淋巴结,任何增大局部肿物均应活检。腹部体检应重点检查是否有腹水的体征。

五、影像学检查

恶性胸膜间皮瘤可以有各种各样的影像学表现,早期发现常常与先前的石棉接触有关,可以表现为胸膜的斑片样改变和肺实质的纤维化。

(一)X线胸片

X线胸片最常见的表现为胸腔积液、广泛胸膜增厚和胸膜表面肿块。45%~60%的患者会表现为光滑的突出胸膜表面或叶间裂的单发或多发的结节影。胸片显示胸腔顶有非常小的胸膜增厚,CT则可能表现为很大的胸膜增厚或肿块影。因此最优化的组合是选用CT检查与胸片结合,因为CT是胸部疾病检查最有价值的手段。经胸腔抽液后,胸片显示肺仍不能复张时则提示"冰冻胸",适于行胸膜切除术或胸膜剥脱术。

(二)CT

如胸部平片怀疑恶性胸膜间皮瘤,胸部CT是下一步首选的检查手段。胸部CT特征性表现为:包裹局部或全部肺组织的弥漫性胸膜增厚。

恶性胸腔积液的病人,如果全部胸膜包括纵隔胸膜的侵犯和胸膜增厚超过1cm通常提示恶性胸膜间皮瘤。恶性胸膜间皮瘤患侧胸腔体积变化可以各种各样,如患者有胸腔积液同时伴有胸膜增厚和患侧胸腔的缩小则提示胸膜间皮瘤。在一组50例恶性胸膜间皮瘤的病人中,42%患侧胸廓缩小。而在另一组

50例同样患者中,30%患侧患侧胸廓缩小。值得强调的是,15%~25%的患者纵隔向健侧移位,这主要是由于大量胸腔积液。

CT对胸膜间皮瘤的临床分期是非常有意义的。CT可以显示胸片不能显示的肺内肿块,可以提示胸壁侵犯和膈肌侵犯,也可以显示是否侵及肝脏和后腹膜腔。

然而,CT并不能解决胸膜间皮瘤的所有问题。在一些手术的病人发现CT未确切显示肿瘤的胸壁和纵隔侵犯。另外其很难区分肿瘤为单纯胸膜疾病还是已侵犯心包或肿瘤已包裹肺门和中纵隔。

(三)MRI(Magnetic Resonance Imaging,核磁共振)

MRI的基本表现为胸膜广泛多发性结节状增厚,偶见单发者。因为MRI为多方位成像,在分析胸膜疾病时能比增强CT提供更多的信息。叶间裂的局部增厚和增大通常是胸膜恶性疾病的早期征象。MRI能有效地区分胸膜间皮瘤和其他恶性疾病或良性疾病。由于MRI软组织分辨率高,尤其对胸膜下脂肪特别敏感,能正确的鉴别以胸膜为基底的软组织或胸腔局限性积液,在胸膜间皮瘤的诊断及分期中具有较高的应用价值。

MRI凭借其良好的软组织分辨力和多方位成像的特点,在评价肿瘤的胸内筋膜侵犯、横膈侵犯、心包侵犯、胸壁侵犯及是否可切除方面优于CT。一项研究表明,MRI与CT在鉴别恶性胸膜间皮瘤为N1或N2时,准确率都接近50%,但在鉴别是否侵犯膈肌时(准确率CT为55%,MRI为82%;P=0.01),在鉴别是否侵犯胸内筋膜或胸壁时(准确率CT为46%,MRI为69%;P=0.05)。

(四)PET(Positive Emisson Tomography,放射性核素成像)

一些研究表明PET尤其PET/CT为诊断胸膜间皮瘤提供了一种新的无创性的影像诊断手段,目前标记物中应用最多的是18F标记的氟脱氧葡萄糖(18F-FDG)。四项研究显示FDG-PET可以正确诊断胸膜恶性疾病;在诊断纵隔淋巴结转移时优于CT。FDG-PET在鉴别胸膜良恶性肿瘤是非常有意义的。在一组28例胸膜增厚的病人中,包括24例恶性胸膜间皮瘤和4例良性疾病,恶性胸膜间皮瘤FDG的摄取量明显高于良性疾病;另外,FDG-PET可以确切显示疾病的进展情况。然而,FDG-PET并不能很好的区分胸膜转移性腺癌与恶性胸膜间皮瘤。但是,最近一篇报道总结63例恶性胸膜间皮瘤后认为,PET可以鉴别胸膜转移癌与恶性胸膜间皮瘤,并能显示肿瘤的局部进展情况。

FDG-PET检查最吸引人的是18F-FDG标准摄取值(SUV)可以预测病人的预后。研究表明SUV超过一定数值(Benard等设定为2.0)的病人生存期低于SUV较低的患者。最近的研究表明,在肿瘤切除以前,肿瘤的SUV较大的患者预后好于SUV较小的患者。

六、分期

国际恶性胸膜间皮瘤TNM分期系统

T.原发肿瘤及范围

·T1

T1a　肿瘤局限于同侧壁层胸膜(包括纵隔和膈肌侧胸膜);不累及脏层胸膜。

T1b　肿瘤累及同侧胸膜面(包括壁层或纵隔、膈肌和脏侧胸膜)。

·T2

肿瘤累及同侧胸膜面(包括壁层或纵隔、膈肌和脏侧胸膜),至少有下列一种表现:(1)累及膈肌;(2)融合的脏层胸膜(包括叶、段间裂)或肿瘤自脏层胸膜侵入肺实质。

·T3

局部广泛病变但有切除的可能,肿瘤累及所有同侧胸膜(包括壁层或纵隔、膈肌和脏侧胸膜),至少有下列一种表现:(1)累及胸内筋膜;(2)累及纵隔脂肪;(3)孤立、可完全切除的肿瘤,但侵入胸壁软阻滞;(4)累及心包但未侵及心肌。

·T4

局部广泛病变在技术上无法切除的肿瘤,肿瘤累及所有同侧胸膜(包括壁层或纵隔、膈肌和脏侧胸膜),至少有下列一种表现:(1)肿瘤在胸壁弥漫性播散或呈多灶性肿块,伴或不伴同侧肋骨破坏;(2)直接经横膈侵及腹膜;(3)直接侵及对侧胸膜;(4)直接侵及一个或多个纵隔器官;(5)直接侵及脊柱;(6)肿瘤侵及心包内膜,伴或不伴心包积液,或肿瘤累及心肌。

N.淋巴结

·Nx　区域淋巴结无法评价。

·No　无区域淋巴结转移。

·N1　转移至同侧支气管肺或肺门淋巴结。

·N2　转移至隆突下或同侧纵隔淋巴结,包括同侧乳房内淋巴结。

·N3　转移至对侧纵隔淋巴结,对侧乳房内淋巴结,同侧或对侧锁骨上淋巴结。

M.远处转移

·Mx　远处转移无法评价。

·M0 无远处转移。

·M1 远处转移。

恶性胸膜间皮瘤的临床分期

I 期：

Ia：T1aN0M0

Ib：T1bN0M0

II 期：

T2N0M0

III 期：

任何 T3M0

任何 T1M0

任何 T2M0

IV 期：

任何 T4

任何 N3

任何 M1

七、治疗

(一)外科治疗

胸膜间皮瘤常用的手术治疗包括胸膜切除(剥脱)术和胸膜全肺切除术。

1.胸膜切除(剥脱)术　胸膜切除(剥脱)术要求术中尽可能切除全部脏层、壁层胸膜而保留肺组织。常规胸部第5、6肋床后外侧切口，根据肿瘤的部位适当调整肋间水平。切开骨膜，切除肋骨，进入胸膜外层，用开剥或手指做钝性分离，分离时应仔细寻找胸膜外脂肪层，先向胸膜顶剥离，注意勿损伤锁骨下动静脉，然后左侧向后剥离到主动脉，右侧向后剥离到奇静脉。因剥离困难转向前面剥离，逐渐将上胸腔的胸膜完全剥离，显露前后肺门和上肺门。继而向下游离胸膜，至膈胸膜区时常因暴露困难而难以完全切除，如果仅侵及膈肌表面，应避免进入腹腔，如侵犯膈肌，常需切除膈肌一部分，用人工材料(如聚四氟乙烯补片)重建膈肌。剥离纵隔胸膜区，避免损伤喉返神经、食管、胸导管和肺门区大血管。最后剥离脏层胸膜，分离动作应轻柔谨慎，肺表面广泛剥离后常渗血漏气，应予以修补或涂抹生物胶，如肿瘤侵入肺实质，必要时可用切割闭合器行肺楔形切除术。

胸膜切除(剥脱)术的死亡率在有经验的医疗中心已控制在1%～2%。常见的并发症为迁延性肺瘘，发生率10%。其他的并发症有肺炎、脓胸和术后渗血。据报道，胸膜切除(剥脱)术是控制胸腔积液非常有效的方法。术后中位生存时间为9～20个月。

胸膜切除(剥脱)术的技术困难在于，术中很难将壁层胸膜从肺实质上剥离下来，造成肿瘤残留，不能完整切除。Hilaris 等报道非根治性切除占胸膜切除(剥脱)手术例数的78%，绝大多数为脏层胸膜残留。这是术后同侧胸部肿瘤复发的主要原因。近年来，胸膜切除(剥脱)术前患者常接受新辅助化疗。

2.胸膜全肺切除术　胸膜全肺切除术包括完整切除全肺、壁层和脏层胸膜、心包、同侧膈肌，重建膈肌和心包。常规胸部第6肋床后外侧切口，切除第6肋，胸膜外剥离壁层胸膜，先向胸膜顶剥离，然后向后向前剥离，类似胸膜切除(剥脱)术，最后向下分离，切开膈肌后应探查是否有腹腔的转移，切除膈肌，继续切除心包，闭合肺门大血管和支气管，完整切除胸膜全肺。用人工材料(如聚四氟乙烯补片)重建膈肌，后用人工材料重建心包，心包要剪开3～4小孔，防止心包填塞(图17－1)。

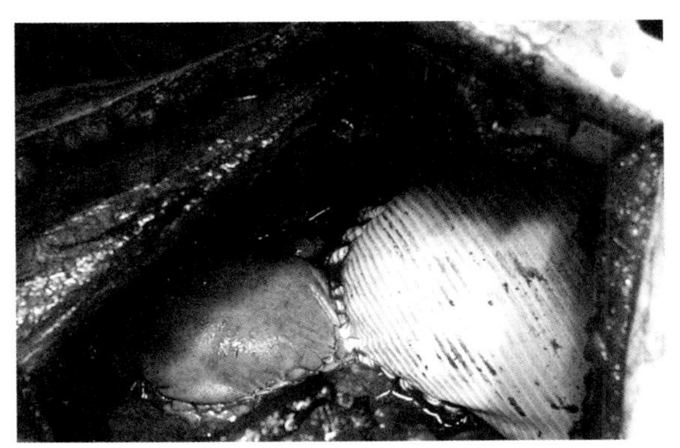

图 17－1

在早些年，胸膜全肺切除术的围术期死亡率可以高达30%；近年来，经过一些有经验的医疗中心的严格选择病例，死亡率已经下降到5%以下。主要死亡原因为呼吸衰竭、心肌梗死和肺栓塞。术后并发症的发生率为25%～50%。24%患者术后发生室上性心律失常。术后可以发生肺炎。支气管胸膜瘘的发生率可以高达10～20%，主要发生在右侧。胸膜全肺切除术后中位生存时间为9～19个月。

胸膜全肺切除术适用于肿瘤与肺脏完全融合，无法行胸膜切除(剥脱)术的病人。在局部复发率上，胸膜全肺切除术与胸膜切除(剥脱)术相比为10%对52%。然而，考虑到胸膜全肺切除术较高的死亡率，局部复发，远处转移的问题，而且与胸膜切除(剥脱)术相比，其并未延长病人的生存时间，因而胸膜全肺切除术并未被广泛接受。

单一的外科治疗，其有较高的复发率，联合新辅助化疗，似乎更有助于改善病人的生存率。近年来，Sugarbaker等报道了令人非常兴奋的胸膜全肺切除术的结果，在连续496例恶性胸膜间皮瘤的病人，接受胸膜全肺切除术，术后辅以化疗和放疗。为手术期死亡率为4%。中位生存时间为19个月，2年和5年生存率分别为38%和15%。在31例上皮型恶性胸膜间皮瘤的患者中，切除残端为阴性，其中位生存时间为51个月，2年和5年生存率分别为68%和46%。但是，值得注意的是，这组病人是经过严格挑选的。实际上，只有不到15%的恶性胸膜间皮瘤的病人适合行胸膜全肺切除术。胸膜全肺切除术结合化疗和放疗是否延长病人的生存时间和改善病人的生活质量并未得到证实。在英国，正在进行一项前瞻性研究，比较经胸腔镜行减瘤术和胸膜全肺切除术，哪一种手术方法可以延长病人生存时间或改善病人的生存质量。Rusch等在比较115例胸膜全肺切除术和59例胸膜切除(剥脱)术的生存时间，并未发现有明显差异。但是，这些手术治疗的患者都结合了其他治疗方法，比较缺乏随机性。因此，需要更多的前瞻性临床分析资料来证实这些观点。

(二)化学治疗

近20年来，蒽环类抗生素(阿霉素)与烷化剂(环磷酰胺、丝裂霉素和异环磷酰胺)或铂剂(顺铂、卡铂)是一线化疗药物。近年唯一被列为间皮瘤一线化疗药物抗叶酸多靶点药物培美曲塞(Pemetrexed, Alimta)备受关注，培美曲塞(Pemetrexed, Alimta)联合顺铂成为一线化疗药物。2003年，Vogelzang等报道，在456例恶性胸膜间皮瘤病人中，随机分为两组，分别接受培美曲塞(500mg/m2)加顺铂(75mg/m2)和单药顺铂(75mg/m2)的治疗，每三周一个周期。随机研究结果显示的缓解率，中位生存期和治疗到进展时间均以培美曲塞加顺铂方案组明显优于单药顺铂组，尤其是缓解率高达41.3%，而单药顺铂组仅为16.7%；而中位生存时间为12.1个月对9.3个月。培美曲塞加顺铂方案组与顺铂单药组相比，不仅可以缓解胸膜间皮瘤胸部的症状，还可以改善生活质量，如缓解胸痛、呼吸困难、咳嗽等。然而，培美曲塞十分昂贵，一个疗程需要18000美元。

一旦病人同意化疗，在诊断恶性胸膜间皮瘤后应马上开始化疗。O, Brien等随机将43例病人分为两组，一组在诊断恶性胸膜间皮瘤后马上开始化疗，另一组在出现进展期症状时开始化疗。结果早化疗组中位生存时间为14个月，而晚化疗组病人的中位生存时间为10个月。

由于恶性胸膜间皮瘤主要表现为局部侵犯，胸腔内化疗较全身似乎更有前途。然而胸腔内注入顺铂和丝裂霉素后的临床疗效并不令人满意。

(三)放射治疗

单纯放射治疗对恶性胸膜间瘤的治疗作用是令人失望的。在未接受胸膜全肺切除术的病人中，为避免放射性肺炎等并发症，总的放疗剂量不应超过30Gy，外放射治疗并不能控制恶性胸膜间瘤的局部进展。在一项研究中显示，胸腔内放射治疗可以延长病人的生存时间。McCormack等在33例恶性胸膜间瘤患者的胸腔内植入放射性125I，结果表明可以延长病人的生存时间。在许多接受胸膜全肺切除术的病人中，术后都接受外放射治疗，但并没有明确资料证实，外放射治疗可以延长病人的生存时间。

放射治疗通常作为一种姑息性治疗手段，可以控制病人的呼吸困难和胸痛。在进展期的恶性胸膜间皮瘤的患者，可以接受放射治疗以缓解胸痛。Davis等报道了最大宗病例的放疗结果，在111例恶性胸膜间瘤的病人中，71例患者接受姑息性放疗来缓解症状，60%的病人症状得到改善，而且作者指出，症状的改善与放疗的剂量无关。因此，总剂量不超过20Gy短期放疗可以取代长期放疗。

本章前面提到，为了预防胸腔镜活检切口和胸腔引流口的局部种植，可以行小剂量预防性放疗，放疗剂量不应超过21Gy。

(四)新的治疗选择

目前对恶性胸膜间皮瘤尚无有效的治疗方法，人们一直在研究新的治疗方法。Astoul等向22例恶性胸膜间皮瘤的患者胸腔内注射白细胞介素－2(IL－2)，结果显示11例为PR，1例为CR。CR定义为肉眼和镜下病变均消失，PR定义为肿瘤缩小50%以上或肉眼病变消失而细胞学或组织学仍为阳性。

光动力疗法(photodynamic therapy, PDT),是指特定波长的光照射在一定的光敏物质后产生的一系列化学、物理、生物等反应,可以用以诊断和治疗肿瘤的方法。有一项Ⅲ临床试验证实了光动力疗法的可行性和一定的有效性。由于人体组织对于光照射的吸收深度有限,光动力疗法的治疗效应是浅表的,光动力疗法的理论在于可以将其应用于外科手术后残留肿瘤的治疗。

基因治疗正处在发展阶段,多个临床前试验和Ⅰ期临床试验已经取得了令人鼓舞的结果,但仍需进一步的研究,以获得更明确的Ⅱ、Ⅲ临床试验结果。

参考文献

1. Lee YC, de Klerk NH, Henderson DW, et al. Malignant mesothelioma. In: Hendrick D, Burge S, Berckett B, et al. eds. Occupational disorders of the lung. Philadelphia: WB Saunders, 2001

2. Scott B, Mukherjee S, Lake R, Robinson BWS. Malignant mesothelioma. In: Hanson H, ed. Textbook of lung cancer. London: Martin Dunitz, 2000:273 – 93

3. 陈应泰,王俊. 恶性胸膜间皮瘤及其诊治进展. 中华胸心血管外科杂志,2004,20:253 – 255

4. Carbone M, Kratzke RA, Testa JR. The pathogenesis of mesothelioma. Semin Oncol 2002;29:2 – 17

5. Takahashi K. Emerging health effects of asbestos in Asia. In: Proceedings of the Global Asbestos Congress, Tokyo, November 19 – 21, 2004:2. abstract

6. Gazdar AF, Butel JS, Carbone M. SV40 and human tumours: myth association or causality? Nat Rev Cancer 2002;2:957 – 64

7. Shivapurkar N, Harada K, Reddy J, et al. Presence of simian virus 40 DNA sequences in human lymphomas. Lancet 2002;359:851 – 2

8. Gazdar AF, Carbone M. Molecular pathogenesis of malignant mesothelioma and its relationship to simian virus 40. Clin. Lung Cancer 2003; 5: 177 – 81

9. MacLachlan DS. SV40 in human tumors: new documents shed light on the apparent controversy. Anticancer Res 2002; 22: 3495 – 9

10. British Thoracic Society Standards of Care Committee. Statement on malignant mesothelioma in the United Kingdom. Thorax 2001; 56: 250

11. Berman DW, Crump KS. Technical support document for a protocol to assess asbestos – related risk. EPA J 2003; 9345:406

12. de Klerk NH, Musk AW. Epidemiology of mesothelioma. In: Robinson BWS, Chahinian PA, eds. Mesothelioma. London: Martin Dunitz, 2002:339 – 50

13. Van Marck E. Pathology of malignant mesothelioma. Lung Cancer 2004;45:Suppl1:S35 – S36

14. Dhaene K, Wauters J, Weyn B, Timmermans JP, van Marck E. Expression profile of telomerase subunits in human pleural mesothelioma. J Pathol 2000;190:80 – 5

15. Chieng DC, Yee H, Schaefer D et al. Calretinin staining pattern aids in the differentiation of mesothelioma from adenocarcinoma in serous effusions. Cancer 2000; 90: 194 – 200

16. Lee AY, He B, You L, et al. Expression of the secreted frizzled – related protein gene family is downregulated in human mesothelioma. Oncogene 2004;23:6672 – 6

17. Wong L, Zhou J, Anderson D, Kratzke RA. Inactivation of p16INK4a expression in malignant mesothelioma by methylation. Lung Cancer 2002;38:131 – 6

18. Yang CT, You L, Yeh CC, et al. Adenovirus – mediated p14(ARF) gene transfer in humanmesothelioma cells. J Natl Cancer Inst 2000;92:636 – 41

19. Schipper H, Papp T, Johnen G, et al. Mutational analysis of the nf2 tumour suppressor gene in three subtypes of primary human malignant mesotheliomas. Int J Oncol 2003;22:1009 – 17

20. Riedl SJ, Shi Y. Molecular mechanisms of caspase regulation during apoptosis. Nat Rev Mol Cell Biol 2004;5:897 – 907

(李 洋 李长远)

第十八章 脓胸

脓胸(empyema)是临床常见的较严重的胸膜感染性疾病。常因肺部、纵隔和相邻器官组织的感染,胸部创伤,手术后并发症,血源性感染等使病原体(包括细菌、放线菌及阿米巴原虫)进入胸膜腔,引起胸膜的充血、水肿和渗出。随着医疗卫生事业的不断发展和抗生素的广泛应用,脓胸的发病率以及脓胸并发症的发生已明显下降,但一些复杂或特殊耐药菌感染所致的脓胸,以及小儿和老年脓胸患者的诊断和治疗有时仍较困难,病程较长,给患者造成长期痛苦,影响劳动力,甚至造成死亡。脓胸的外科治疗传统上依靠开胸手术,从20世纪90年代以来,现代电视胸腔镜外科(VATS)的兴起使一部分脓胸病例能够免受开胸手术的创伤并达到与开胸手术相同的治疗效果。本章主要介绍脓胸的诊断与外科治疗。

一、脓胸的分类与分期

(一)分类

根据脓胸病程的长短,一般以4-6周为界,临床上将脓胸分为急性脓胸(acute empyema)和慢性脓胸(chronic empyema)两大类,急性脓胸治疗不彻底,病程超过6周,脓液黏稠并有大量纤维素,这些纤维素沉积在脏壁两层胸膜上,形成很厚的胸膜纤维板,限制肺组织的膨胀,脓腔不能进一步缩小,即形成慢性脓胸;根据病原菌的不同可分为化脓性脓胸(purulent empyema)、结核性脓胸(tuberculous empyema)、阿米巴脓胸(amebic empyema)等;按胸膜腔受累的范围,又可将脓胸分为局限性脓胸(localized empyema)和全脓胸(diffuse empyema)。图18-1

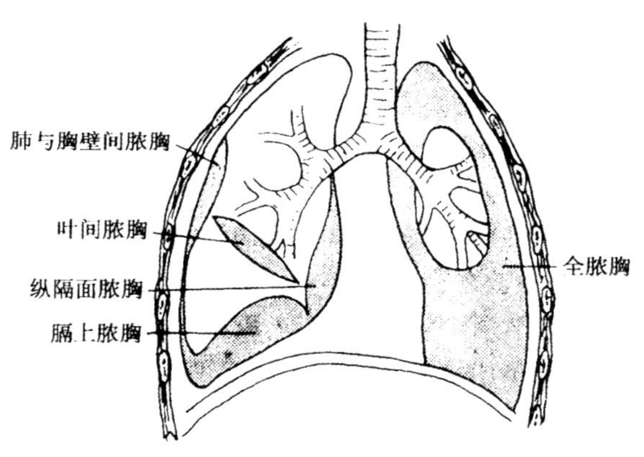

图18-1

(二)分期

美国胸科协会(ATS)依据脓胸的病理演变规律,将脓胸分为三期,这种分期为选择治疗方法提供了依据。

I期,即渗出期(exudative phase):脏层胸膜毛细血管通透性增加,大量细菌性液体进入胸膜腔,胸膜水肿,产生浆液性渗出液,脓液稀薄。此期如能作出正确的细菌学分析,正确的应用抗生素治疗,病情可好转控制。

II期,纤维素脓液形成期(fibrinopurulent phase):I期脓胸不经治疗或治疗不当,病原菌不断侵入胸膜腔,中性粒细胞比例增加,渗出液明显变混浊、变稠,同时伴有纤维素形成并沉着于脏层和壁层胸膜表面。脓液开始时因重力作用积于胸膜腔下部,而后可以开始呈现不规则的分布,胸膜腔形成分隔。此期脓胸的胸膜仍然较柔软,有的虽形成纤维素膜但也较薄,通过清除脓液、脓块、及纤维膜后肺能够完全复张。

III期,纤维机化期(organization phase):纤维素大

量形成，不断沉积于胸膜表面，形成较厚的胸膜纤维板，束缚肺组织，影响其膨胀。同时胸液渗出减少，可被众多纤维粘连带分隔，成为包裹性积液。此时的肺组织在脓液和纤维板的压迫下形成陷闭肺（trapped lung）。此期的治疗则必需行胸膜剥脱术，使肺完全复张，如无法剥脱则应行萎陷疗法或填充法消灭脓腔。

二、病因与病原学

（一）急性脓胸的病因

1.肺部化脓性病灶直接累及胸膜腔　称肺炎旁脓胸（parapneumonic empyema）。是脓胸最为常见的病因。我国肺炎的年发病率为2‰，而医院内下呼吸道感染的发病率则高达1.30%～3.45%，其中近40%的细菌性肺炎可并发不同程度的胸腔积液，其大部分为反应性渗出，约5%的患者则发展为脓胸。

2.医源性脓胸　约占脓胸病例的25%左右。脓胸是胸外科最常见的术后并发症之一。开胸手术大，胸膜腔暴露时间长，受到空气、消化道液或呼吸道分泌物的污染，加上手术创面大，术后渗血、渗液多，若得不到有效的引流易招致感染。肺切除术后的支气管残端瘘，食管切除术后的食管胃吻合口瘘持续向胸腔内排放病菌，必然会引起脓胸。有作者统计，肺切除术后脓胸，40%以上存在支气管胸膜瘘。

3.邻近组织器官化脓性感染　如膈下脓肿、肝脓肿、纵隔炎、化脓性心包炎、淋巴结脓肿、肋骨或椎骨骨髓炎等可穿破或蔓延通过膈肌或通过淋巴引流至胸膜腔造成急性脓胸。经此途径造成的脓胸约占5%～6%。

4.胸部外伤后脓胸　胸部穿透伤可直接引起胸腔感染，胸部闭合伤后的血胸也可继发感染形成脓胸。

5.血行性播散　较少见，多见于免疫功能缺陷的病人。脓毒败血症或菌血症时致病菌经血循环进入胸膜腔，造成急性脓胸。

（二）慢性脓胸的病因

1.急性脓胸没有及时治疗或治疗不当。一是抗生素使用不当，二是未能及时排脓或引流不畅。

2.合并支气管胸膜瘘或食管胃吻合口瘘；膈下脓肿或邻近器官组织间隙感染未得到控制病原菌不断进入脓腔。

3.特异性感染，如结核、真菌等至脓胸。

4.胸内残留异物。

5.医院获得性感染，细菌耐药。

（三）病原学

在抗生素时代以前，脓胸绝大多数是由肺炎球菌和溶血性链球菌引起。在抗生素大量应用的现在，脓胸中分离出的病原体中肺炎链球菌和溶血性链球菌较以前下降了34倍，而金黄色葡萄球菌和革兰氏阴性杆菌则分别上升了2倍和58倍。革兰氏阴性杆菌中以绿脓杆菌等假单胞菌和大肠杆菌较多见。另外由于厌氧培养技术的改进，发现厌氧菌感染或需氧、厌氧菌混合感染的脓胸病例大大增加。

三、诊断要点

脓胸的诊断并不困难，一般通过胸腔穿刺抽得脓液即可确诊。从外观不能肯定的，通过胸液的常规化验，如果白细胞数超过10×10^9/L即能诊断为脓胸。除了明确诊断外，以下几点也是应该特别注意的。

（一）细菌学检查

为进一步确诊及选择正确的治疗方案，脓液的革兰氏染色、一般致病菌培养、厌氧菌培养、结核菌培养以及药物敏感试验应该作为脓胸病例的常规检查，必要时可查真菌、阿米巴。如怀疑军团菌感染可用直接免疫抗体查抗原，怀疑奴卡氏菌感染需作改良抗酸染色。

（二）术后脓胸

必需明确是否存在有支气管胸膜瘘或食管胃吻合口瘘，可通过亚甲蓝试验或支气管造影证实。

（三）影像学检查

1.急性脓胸的影像学检查　胸部X线检查是脓胸的主要诊断方法。游离的胸腔积液首先沉积在胸腔的底部，一般在肺底与横膈之间，使肺组织略向上浮起。小量积液时肋膈角变钝，量在200ml左右，如果患者因某种原因不能在坐位或立位拍摄胸片时，要注意对比卧位胸片两侧的密度，积液的一侧密度普遍增高，还可以采用患侧在下的侧卧水平投照，少量积液能显示于患侧胸腔外侧壁，在肋骨内缘与肺外缘之间有一层均匀的加深阴影。

中等量积液时，X线显示下胸部外高内低的弧形致密积液影，阴影遮盖整个膈面，积液量约500～1000ml。

大量积液时液体可达肺尖，肺组织受压萎缩，患侧透过度进一步减低，胸腔体积增大，肋间隙变宽，肋骨位置变平，纵隔向健侧移位，横膈下降，在左侧由于胃泡内空气的对比容易显示，在右侧由于肝脏与积液密度相近，故不易分辨。

积液合并肺不张时，纵隔、横膈及胸廓的改变常不明显，其外高内低的积液影像也随肺不张的部位不同而有不同表现，多不典型。

合并脓气胸或支气管胸膜瘘时，可见到液气面。

局限性脓胸多见于胸腔的后壁及侧壁，X线可见到局部密度增高影，在其中央部分密度较深，周围渐浅，在切线位上表现为贴于胸壁的局限性的密度均匀的阴影，基底部较宽，内缘清晰，呈扁平状或半圆形突向肺野，也可表现为叶间积液、肺底积液、纵隔积液等，常需与胸膜病变、肺部肿瘤、膈下脓肿、肝脓肿鉴别。

叶间积液是指位于叶间裂内的胸腔积液，必须在透视下多方向观察才能在X线与叶间裂方向一致时显示出脓胸阴影的边缘，多数边缘清晰、密度均匀，呈梭形，两端狭长，阴影长轴与叶间裂方向一致，积液多时也可呈圆球形。

肺底积液X线表现为横膈顶最高点在后前位片上向外移位，在侧位片上向后移位，或见膈肌影增厚。当发现有类似横膈抬高的阴影时，要怀疑有肺底积液，采用卧位或患侧卧水平投照，液体从膈上流开后，能显示出真正的膈肌位置。

CT检查：脓胸表现为与胸壁平行的弓形均匀致密影，变动体位可以确定积液能否移动。大量积液进入肺裂，可将下肺向内向后压迫移位。大量积液紧邻肝右叶后缘，CT扫描显示肝右叶后缘模糊，分不清界线。这是胸腔积液的特征性改变，称为"交界面征"。

B超：在早期还没有纤维素沉着形成胸膜肥厚时，液体内没有沉渣，液性暗区清亮，其内没有光点。当有大量积液时，肺组织受压，肺内气体被吸收，超声可见到在大片液性暗区内有一个三角形的致密影，且随呼吸浮动。当探头靠近横膈时，可见到圆弧形光带的膈影，后者与胸壁形成一楔形夹角，即肋膈角。

胸腔穿刺抽得脓液可最后确切诊断。脓液的外观、性状、颜色及气味，对判断致病菌的种类有一定帮助。细菌培养和药物敏感试验有助于选择有效抗生素。

2.慢性脓胸的影像学检查

X线：患侧胸膜肥厚，肋间隙窄，大片密度增高的毛玻璃样模糊阴影。纵隔向患侧移位，横膈升高。高电压片或体层片可显示肥厚的胸膜、脓腔和肺组织的情况。如有液平面，表示曾有肺漏气，或仍有支气管胸膜瘘。结合正侧位胸片可明确脓腔的大小，部位。当有液平存在时，应用健侧卧位水平投照可显示脓腔底部的位置。

CT检查：胸部CT检查要比常规胸片获得更多的信息。通过CT检查可以确定脓胸的位置、范围、是否存在包裹、与邻近组织器官的关系、肺内及胸壁、纵隔等有无病变，如结核、支气管扩张、囊肿或脓肿等。对于需要行外科手术的病例，CT应作为常规检查，如有肺内病变常需作胸膜剥脱加肺叶甚至全肺切除，或加胸廓成形术。对于拟行胸腔镜手术的病例可在CT下定位确定切口位置，对制定手术方案有极大帮助。

B型超声检查：在胸腔积液的液性暗区中因为液体内细胞成分多，常互相聚集，形成絮状物，故声像图上见有强弱不等、分布不均的细小回声，并稍有浮动现象。如患者迅速移动体位，则见液体随回声浮动增强，甚至上下翻滚，极易识别。

脓胸与单纯胸膜肥厚的超声检查所见不同之处是，提高增益后液性暗区内仍无回声，而胸膜肥厚区则回声增强，呈现实质性组织的特征。

四、脓胸的外科治疗

（一）一般治疗

包括全身治疗及抗感染治疗，鼓励患者进食饮水注意补充电解质，多进高热量、高维生素、高蛋白饮食，病情危重体质虚弱的患者应给予静脉补液，必要时输入静脉营养、血浆、白蛋白或少量多次输入新鲜血，以纠正贫血并增强抵抗力，促进早日恢复。尽早胸腔穿刺抽取脓液作细菌培养及药物敏感试验，选择敏感有效的抗生素，以便尽快控制病情。

（二）治疗性胸穿及引流

1.治疗性胸腔穿刺　部分急性脓胸的早期，脓液稀薄，经胸腔穿刺很容易抽出脓液。只要选好穿刺部位，均能穿刺成功。如果是局限性脓胸，应先取脓腔直径最大的部位进行穿刺，如果是全脓胸多选在腋后线第7肋间。穿刺时应让患者采取舒适的体位，一般采取半坐位或坐在小桌前，双臂趴在桌上，以避免患者过于疲劳，并利于穿刺操作。采用2%普鲁卡因或利多卡因局部麻醉。穿刺针要选择18~22号的粗大针头，长度要5cm以上，否则难于刺穿胸壁。穿刺要沿肋骨上缘进针，以避免损伤肋间神经血管，针尖一般指向患者的后上方，使针进入胸腔后贴近于胸壁，这样不易损伤肺组织。在针尖进入胸腔大量抽液之前，可将针再推入约0.5~1cm，并使针尖的斜面朝向胸壁，这样可以避免穿刺过程中针尖脱出胸腔，也可避免肺组织膨胀后阻塞针尖，便于将液体抽净。每次胸腔穿刺时均应尽可能将脓液抽净，并在抽净脓液之后，经穿刺针向胸腔内注入适量敏感抗生素。部分脓胸经反复胸腔穿刺及全身治疗可以治愈。由于致病菌不同，脓液黏稠，不易经穿刺针抽出时，可以在穿刺时经穿刺针进行胸腔冲洗，在抽出部分脓液后，注入等量的生理盐水或2%碳酸氢钠溶液及溶纤维素药物，如胰蛋白酶等，反复冲洗，直到抽出液变清亮为止。注意每次注入的冲洗液量，不要超过抽出的液体的总量，以免造成胸腔内压力增高，使脓液扩散到其他部位，引起感染播散。胸腔穿刺法不易彻底治愈脓胸的原因是：随着病情的逐渐好转，脓腔越来越小，穿刺定位越来越困难，有时会残留部分脓腔不能彻底消灭。

2.胸腔闭式引流　急性脓胸发病快，积液多且黏稠，病情危重，有中毒症状的，胸腔穿刺后积液又迅速生成时需行胸腔闭式引流；合并有支气管胸膜瘘或食管胸膜瘘的脓气胸，也需行胸腔闭式引流。

胸腔闭式引流可用套管穿刺置管法在局麻下切开皮肤约 0.5cm，将套管经肋间刺入胸腔，退出金属芯，经外套管送入引流管，再退出外套管，皮肤固定并连接引流瓶。此法操作简便，但放入的引流管受外套管的限制，一般都比较细，引流不通畅，不能满足治疗脓胸的需要，另外在退出外套管的时候，会造成引流管周围污染而引起感染，使引流管周围的密封性减退甚至消失，因而使肺的复张受到一定影响。

肋间切开插管引流法：局麻后切开皮肤约 2cm，用止血钳钝性分离各层肌肉，直达胸腔，再用弯止血钳夹住引流管前端，直接插入胸腔。此法可以插入较粗的引流管，但是操作较复杂，需有一定的解剖知识和经验。

近年来，各种型号的胸腔闭式引流专用引流管得到广泛应用，此法是在局麻下切开皮肤约 1cm，然后将专用引流管直接插入胸腔，达到一定深度后退出针芯，固定并连接引流瓶即完成胸腔闭式引流操作。此法方便快捷，引流管周围无污染，引流管的粗细可以根据需要随意选择，优点突出，因此应用广泛，效果满意。

（三）手术治疗

近年来随着抗生素的发展以及微创技术的发展，大部分急性脓胸都可以在早期治愈，但慢性脓胸仍多需要手术治疗。I 期脓胸，如果身体条件允许无手术反指征者，均可行胸腔镜清创、引流术，目前许多学者认为对于确诊的脓胸病例应尽早行手术治疗；II 期脓胸和一部分 III 期脓胸，可经胸腔镜或开胸行清创、胸膜剥脱术；对于伴有支气管胸膜瘘的早期术后脓胸，可经胸腔镜行清创术及瘘修补术；III 期脓胸，纤维板较厚、胸廓变形、经过胸膜剥脱脓腔无法消除的病例及伴有肺内活动性病变或支气管胸膜瘘的结核性脓胸应开胸手术清理脓腔并剥脱胸膜，如无法行胸膜剥脱，可考虑行胸膜内胸廓改形手术。

1.电视胸腔镜手术

（1）术前准备

①常规化验检查：术前 B 超或 CT 定位，特别是对于需行胸膜剥脱的病例应行 CT 定位以选择合适的切口位置。

②调整病人身体状况、营养支持，应用有效的抗生素，对于个别中毒症状明显、全身情况较衰竭的病例必要时应先行闭式引流术缓解症状。

（2）手术操作

①切口选择：胸腔镜治疗脓胸切口选择至关重要，关系到能否顺利完成手术。切口的位置和个数并无统一标准，需依病例的具体情况而定。

a.对于早期脓液较稀薄、胸膜纤维板尚未形成，只需胸腔镜清创、引流的病例，可按术前 B 超或 CT 的定位，将胸腔镜观察孔选在脓腔的最低位，然后在胸腔镜监视下，在其上方做 1 ~ 2 个操作孔与其形成倒置的等腰三角形；

b.对于需行胸膜剥脱的脓胸或包裹性脓胸，按照 Angelillo – Mackinlay 等的方法用两条体表标志线将胸膜腔分为 4 个区域（如图 18 – 2 示），一条线为腋中线，另一条线平乳头水平垂直于腋中线。将肺从胸壁游离下来的难易程度由 4 到 1 顺序排列。依照此分区所设计的 4 切口（如图 18 – 3 示），第一个切口位于腋前线第 4 肋间，因为此区域较少受脓胸累及，先用手指探查，分离可能存在的粘连，然后放置套管及胸腔镜观察；第二个切口在胸腔镜指引下放置在肩胛下区，用吸引器头或抓钳等将此区域附近的脓块、纤维组织清理干净后，将胸腔镜放置在第二个切口处指向前下方区域，将肺组织游离，然后在此做第三个切口；将胸腔镜重新放置在第一个切口处指向后下方，一般此处的粘连最多并且紧密，第四个切口就做在此。这种四切口操作可按病人情况简化为三切口甚至两切口，如需中转开胸则可将第二和第三个切口连接起来即成为标准的后外侧切口，将第一和第三个切口连接起来即改为腋下纵切口。

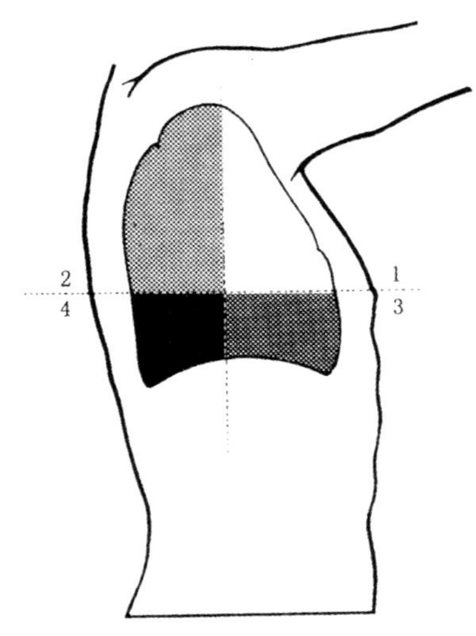

图 18－2

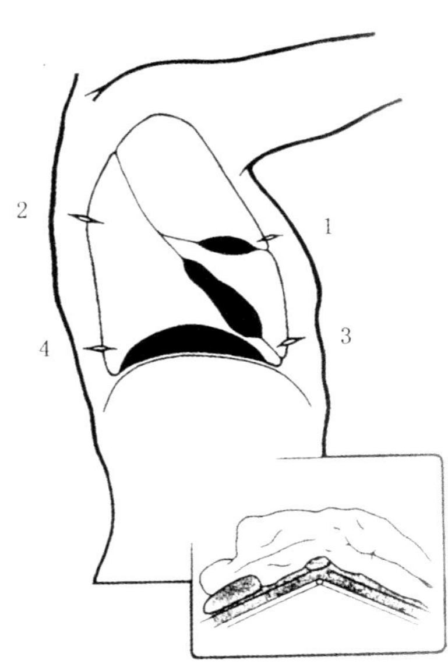

图 18－3

②脓胸清创术：双腔气管插管全麻后，健侧单肺通气。常规消毒铺巾，行标准三切口，用吸引器将脓液吸除，送病原学检查，早期脓胸脓液稀薄、纤维素渗出较多、胸膜充血水肿明显，用内镜抓钳将脓腔内及脏、壁层胸膜表面的纤维素组织及脓块夹出，然后用大量生理盐水冲洗胸腔，并用碘伏纱布擦拭脏、壁层胸膜表面，令麻醉师膨肺，确定肺组织能够完全膨胀后在胸腔镜引导下在脓腔最低位放置胸管关胸。

③胸腔镜胸膜剥脱术：按前述行三切口或四切口，吸引器吸除脓液，分离粘连，打通所有分隔，用内镜抓钳将脓块、纤维组织夹出，如果脏、壁层胸膜表面坏死组织、肉芽组织或脓性分泌物较多应使用长刮匙将其全部刮除干净，用大量生理盐水冲洗脓腔，然后在脏层纤维膜上用内镜剪刀剪开一小口，用抓钳提抓起纤维膜使用吸引器头或分离钳等向四周撕脱，并用剪刀将撕脱下纤维膜剪除，如出血较多可将内镜剪刀接电凝，先凝后剪，直到整个脓腔范围内的纤维膜均被剥脱，肺组织能够复张为止。剥脱时应注意纤维膜与肺组织之间的正确间隙，尽量避免撕破肺组织，但渗血、漏气一般是无法避免的，如果有较大的破口漏气或较活跃的出血可用 Endo－GIA 修补，或借助小切口缝合结扎，较小的漏气、渗血可用电凝、氩气刀等凝固或用医用生物黏合剂局部涂抹使之凝固。

(3)术后处理：脓胸胸腔镜手术治疗的最终目的就是要消除脓腔，使肺完全复张，术后处理也应进一步促使肺完全复张，鼓励病人深呼吸、咳嗽、咳痰，早期下床活动。继续应用敏感抗生素治疗。

如果手术中估计肺膨胀有困难，可在术后 24～48h 予短期机械通气治疗，并加 PEEP（0.49～0.98Kpa）。引流加负压也可促使肺复张。

持续漏气的病例大多数在 1 至 2 周内可以自行停止。如果持续漏气超过 2 周，应考虑予以干涉，可胸管内注入硬化剂如高渗葡萄糖、四环素等，或用纤维支气管镜代替胸腔镜在漏口涂抹医用黏合剂，或直接再次胸腔镜手术修补。

如果经过手术脓腔未能被全部消除，留有的残腔容易造成再感染，应予行萎陷疗法或大网膜填充等手术消除残腔。

2.开胸手术

(1)胸膜纤维板剥脱术：是剥脱壁层及脏层胸膜增厚的纤维板使肺组织从纤维板的束缚下游离出来，重新复张，胸壁恢复呼吸运动，消灭脓腔，保持胸廓的正常形态的手术。

① 手术适应证：慢性脓胸脓液已经得到基本控制，每天脓液量在 50ml 以内，但脓腔依然存在，脓液持续不断；肺内无广泛病变，无广泛纤维化改变，无空洞，无支气管扩张及狭窄，无大的支气管胸膜瘘的慢性脓胸可以行胸膜纤维板剥脱术。

② 手术方法：手术全麻气管内插管下进行，取后外侧切口，切开皮肤、皮下、肌肉后，切开骨膜，去除第 5 或第 6 肋骨，切开肋骨床，沿胸膜外间隙钝性剥离胸膜纤维板，剥开一定范围以后，用胸廓牵开器撑开切口及肋间隙，进一步剥离胸膜纤维板，直到将全部胸膜纤维板剥除，脏壁两层胸膜纤维板反折部位有时不易辨认，可以把脓腔切开，将脓液及纤维素等清除，

再仔细将脏层纤维板剥除，脏层纤维板的剥除往往比较困难，原发病灶部位剥离最为困难，为避免损伤肺组织可将部分纤维板剩下后，仅用刀刃将其余部分纵横划开呈网格状，减少对肺组织的束缚，以利肺的膨胀。手术中应仔细止血并缝合较大的肺漏气部位。手术失败的主要原因往往是血胸和肺漏气严重。术后放置两根粗大的引流管，一上一下，保持引流通畅，必要时术后引流管加负压吸引，可有效地预防或减少并发症的发生。

(2)胸廓成形术：胸廓成形术是将部分肋骨切除，使胸廓塌陷，压缩消灭脓腔的手术。治疗脓胸用的是胸膜内胸廓成形术，去除肋骨也切开胸腔。

① 手术适应证：胸廓成形术适用于肺内有病变，如严重的肺纤维化改变、结核病变、支气管扩张等，以及有支气管胸膜瘘的患者。

② 手术方法：手术在全麻气管内插管下进行，如果有支气管胸膜瘘，应该插双腔插管，避免术中血液经瘘口进入支气管引起病变播散。手术切口根据脓胸范围和部位来确定，全脓胸时一般先切除第5或第6肋，经肋骨床切开增厚的胸膜纤维板进入脓腔，吸除脓液及坏死组织，根据脓腔的大小再去除相应的肋骨及壁层胸膜纤维板，刮掉脏层胸膜纤维板上的肉芽组织，仔细止血并冲洗干净，根据脓腔大小安放1～2根甚至可放多根引流管，以利充分引流。

松松地间断缝合切口肌肉和皮肤，然后用棉垫和多头胸带加压包扎，使胸壁的肌肉及肋间肌(包括肋骨骨膜及肋间神经血管)一起与脏层胸膜纤维板紧密贴合不留任何残腔。术后加强抗生素治疗，引流管要多放几天，至完全没有渗液外溢时再拔除，一般约在术后两周左右。加压包扎一般要求5周左右。过早解除包扎会使胸壁软组织浮起，而出现残腔，导致手术失败。这种改良的手术方法较原来的胸膜外胸廓成形术将胸壁肌肉、肋间肌及肋间神经血管一并切除的方法创伤小，术后仍有神经支配和血液供应，避免了术后胸壁麻木及畸形过于严重的缺点。由于胸膜外胸廓成形术不去除壁层胸膜纤维板，常常不能彻底消灭脓腔而使手术失败，已很少采用。

胸廓成形术一般要求切除脓腔范围以外上下各一根肋骨，长度要求超过脓腔范围2～3cm，如果脓腔大，手术可分期进行，第一次手术只去除第2至第6肋，二期手术时再去除第7至第10肋，以免一次手术创伤过大，患者术后恢复困难。

(3)胸膜全肺切除术：慢性脓胸合并广泛肺内疾病如结核空洞、支气管扩张或支气管狭窄等时，胸膜剥脱术、胸廓成形术均不适用，反而会使肺内疾病恶化，此时如果健侧肺组织健康没有病变，则可施行胸膜全肺切除术。即把全肺及脓胸整块切除，一般不必先行胸膜剥脱，为了手术操作方便，也可先切除部分纤维板，仔细解剖游离肺门结构，注意勿损伤食管、上腔静脉等重要脏器，必要时可以打开心包，在心包内处理大血管。胸膜全肺切除手术技术复杂，出血较多，手术危险性大，需要较丰富的经验，因此，手术适应证应该严格掌握，并做好充分的术前准备，手术当中也需非常仔细，严密止血，充分估计各个脏器受牵拉移位的可能性，避免手术意外。肺及胸膜纤维板切除后，要充分彻底地冲洗胸腔，术后还要加强抗生素治疗，术后胸腔感染是手术失败的主要原因，很难控制，常常需追加胸廓成形术，甚至开放换药，病期持久，患者极为痛苦。

(4)带蒂大网膜填充术：近年来一些胸科医生用带血管蒂的大网膜填充到胸腔，治疗慢性脓胸和支气管胸膜瘘，效果很好。大网膜血液循环丰富，再生能力强，又具有吸收功能，极易与周围组织粘连并形成广泛侧支循环，因而能使手术获得成功。

带蒂大网膜填充胸腔适用于治疗各种慢性脓胸，甚至是体质很差不适宜行胸廓成形术的患者，以及难以用其他方法治愈的脓胸，如两侧均有肺内病变的慢性脓胸。但曾经做过腹部手术或患过腹膜炎的患者，由于大网膜粘连较重不能游离，不适宜做此手术。过度消耗，大网膜菲薄的患者，手术较困难。

手术方法是切除壁层胸膜纤维板后，刮除脓腔内的肉芽组织及坏死组织，反复冲洗脓腔，骨膜下切除前中段变形肋骨2～3根，经左侧肋膈角或者右侧皮下，将带血管蒂的大网膜上提至脓腔，有支气管胸膜瘘者，将瘘口周围清除干净后用大网膜将瘘口堵塞并缝合固定，剩余空腔用肋间肌及胸壁肌肉组织填塞，一般不放引流管，只在伤口内放两条橡皮引流条，缝合胸壁加压包扎。

带血管蒂大网膜胸腔移植术的胸部变形较小，损伤小，有利于恢复，是其最大的优点。

(张　捷　刘　蓉)

第十九章 结核性胸腔积液

由于结核分枝杆菌或其代谢产物通过淋巴道、血道或直接蔓延至胸膜腔，引起细胞介导的免疫反应，产生胸腔积液，通常称为结核性胸腔积液。临床上结核性胸膜炎为分为干性胸膜炎、渗出性胸膜炎、结核性脓胸三种。渗出性胸膜炎是指当机体处于高度变态反应状态时，结核分枝杆菌及其代谢产物侵入胸膜，引发炎性反应产生胸腔积液，即为结核性胸腔积液。结核性胸腔积液是干性胸膜炎的进一步发展，如炎性反应轻微，没有积液即为干性胸膜炎。如果积液同时伴有大量的结核杆菌在胸膜腔内生长繁殖并产生脓性积液称为结核性脓胸。

一、病因学和发病机制

结核菌属放线菌目，分枝杆菌科的分枝杆菌属，其中引起人类结核病的主要为人型结核菌，牛型感染少见。结核菌为需氧菌，不易染色，经品红加热染色后，即使用酸性酒精冲洗亦不能脱色，故称为抗酸杆菌；结核菌菌壁为含有高分子量的脂肪酸、脂质、蛋白质及多糖类组成的复合成分，与其致病力、免疫反应有关。在人体内，脂质能引起单核细胞、上皮样细胞及淋巴细胞浸润而形成结核结节；蛋白质可引起过敏反应，中性粒细胞及单核细胞浸润；多糖类则参与某些免疫反应（如凝集反应）。结核病的免疫主要是细胞免疫，表现为淋巴细胞的致敏与吞噬细胞功能的增强。结核菌侵入人体后 4～8 周，身体组织对结核菌及其代谢产物所发生的敏感反应称为变态反应，人体对结核菌及其代谢产物的此种细胞免疫反应，属于第Ⅳ型（迟发型）变态反应。

结核性胸腔积液是由结核杆菌或其代谢产物进入胸膜腔中所引起的胸膜炎症。在胸膜感染结核杆菌后产生变态反应，病理上表现为胸膜充血水肿，白细胞浸润，免疫细胞分泌细胞因子，炎性反应使胸膜毛细血管扩张通透性增加，胸膜渗出蛋白质和水分增加；同时结核蛋白进入胸腔，引起迟发性过敏反应，增加了毛细血管对蛋白的通透性，胸水中蛋白增加，导致胸水大量蓄积；另外炎症反应阻塞壁层胸膜上的淋巴微孔，降低了胸腔内蛋白的清除能力，蛋白在胸腔内蓄积；这些导致渗出性胸腔积液。如果同时伴有大量的结核杆菌在胸膜腔内生长繁殖并产生脓性积液即为结核性脓胸。

二、临床表现

结核性胸腔积液一年四季均发病，但冬春季节发病较多。患者以青壮年为主，男多于女，农村多于城镇，冬春季发病较多，积液部位右侧多于左侧。结核性胸腔积液常为急性或亚急性起病，常缺乏结核接触史。

胸膜受结核菌的感染，易引起渗液；出现发热、畏寒、出汗、乏力、全身不适、脉搏增快；积液不多时胸痛可较明显，积液增多时，胸痛即消失；但可出现干咳、气急，甚至端坐呼吸。结核性胸腔积液长期不吸收，有一部分可逐渐发展成结核性脓胸；出现结核毒性症状，慢性者多不发热，但贫血及消瘦较明显。

此外结核性脓胸多由于肺结核空洞或胸膜下干酪样病灶破裂、感染胸膜引起或由脊椎结核的椎旁脓肿直接蔓延所致，肺结核外科手术并发支气管胸膜瘘或胸膜腔感染可引起脓胸。伴有支气管瘘时，咳出大量的脓痰，有时呈血性。

体征与积液产生的速度和量有关，积液较多时出现患侧胸廓饱满，气管向健侧移位，肺实变明显，患侧胸壁有压痛，轻度水肿，叩诊实音，听诊呼吸音减低。

三、辅助检查

（一）结核菌素皮肤试验：

目前我国常用的结核菌素为结核菌的纯蛋白衍生物，简称 PPD。人体感染结核菌一段时间后，结核菌素试验即可显示阳性反应。其中自然感染的结核菌素反应甚至可保持终生阳性，而未感染过结核菌的人即使多次试验也不出现阳性反应。结核菌素阳性，只说明已经感染了结核菌，是否得了结核病，还需要临床表现、痰液细菌学检验和 X 线检查等进行分析，作出最后判断。我国是结核病高流行国家，儿童普种卡介苗，PPD 阳性对诊断结核病意义不大，但对未种卡介苗儿童则提示已受结核分枝杆菌（简称结核菌）感染或体内有活动性结核病。当呈现强阳性时表示机体处于超过敏状态，发病几率高，可作为临床诊断结核病的参考指征。

（二）胸水常规检查、化学分析和细菌培养

结核性胸水一般呈草黄色，透明，但也可为淡红色或深褐色的血性，含大量纤维蛋白；放置后形成胶冻样凝块，比重 1.018 以上，有核细胞数 100～10000/mm^3，分类淋巴细胞 20%～90%，随着治疗，白细胞总数逐渐下降，淋巴细胞逐渐增高。

蛋白定量 > 30g/L，；李凡他试验（+）；结核性胸腔积液腺苷脱氨酶（ADA）测定诊断界限值定为 45U/L，即 ≥45U/L 为结核性，< 45U/L 为非结核性。

胸水离心沉淀后作涂片检查结核菌阳性率不高，有时结核菌培养可获阳性结果，阳性率约为 30%。

四、诊断和鉴别诊断

结核性胸腔积液诊断标准：(1)存在胸腔积液体征并经影像学检查证实；(2)胸水为渗出液，符合结核性病变特征；(3)胸膜活检证实为结核性改变；(4)胸水和(或)痰涂片，培养结核菌阳性；(5)抗结核药物治疗有效；

结核性胸腔积液系胸膜受结核菌感染所致。确诊需要在胸水中找到结核杆菌，但检出阳性率较低。因此，临床符合胸膜腔积液，胸水检出为渗出液，排除其他原因所致的青壮年病人，即可诊断。病史、临床表现结合胸水常规检查、化学分析和细菌培养是诊断的重要依据。其他检查如白细胞计数多正常或略高，红细胞沉降率常加速，结核菌素实验多数阳性反应。

B 超、胸片虽然可作出胸腔积液的诊断，但病因诊断有一定的难度。任何一种影像学改变都不能确诊结核菌引起的胸膜炎，但某些特征性的影像学改变有一定的参考意义。胸片检查有时可发现近期或陈旧性结核病灶。B 超只能提示有胸腔积液，作出定位、定量的诊断。总之，由于结核性胸腔积液的临床表现和影像学检查结果多数不能做出病因诊断，综合分析临床表现、结核菌素实验和或胸水分析、胸片、B 超检查是早期诊断结核性胸腔积液的有效方法。

临床上最有必要的鉴别诊断是良恶性的鉴别，具体标准如下

恶性胸水和结核性胸水的鉴别

	恶性胸水	结核性胸水
年龄	中老年多见	青少年多见
胸液细胞类型	大量间皮细胞、红细胞	淋巴细胞为主，间皮细胞 < 5%
病理细胞学检查	可找到肿瘤细胞	无肿瘤细胞
PH	> 7.40	< 7.30（< 7.3 化脓性）
透明质酸酶	> 0.8g/L(间皮细胞瘤)	< 0.8g/L
乳酸脱氢酶(LDH)	胸水 LDH/血清 LDH > 2.0	胸水 LDH/血清 LDH < 2.0
胸液溶菌酶活力(LZM)	< 65ug/L，胸水 LZM/血清 LZM < 1.0	> 65 ug/L，胸水 LZM/血清 LZM > 1.0
癌胚抗原(CEA)	> 20ug/L，胸水 CEA/血清 CEA > 1	< 20ug/L，胸水 CEA/血清 CEA < 1
PPD 皮试	多阴性	多阳性

五、治疗

结核性胸腔积液的治疗应达到迅速减轻临床症状、缩短疗程、防止胸膜增厚以免影响肺功能、防止日后肺结核的发生及发展。结核性胸腔积液患者的治疗，除加强营养、卧床休息外，应按全国抗结核标准化疗方案进行治疗，治疗原则是早期、联合、规则、足量、全程，其中以联合和规则用药最为重要；并根据需要决定胸腔积液的局部治疗方法。

（一）全身抗结核治疗

抗结核药物治疗：原则上应参照肺结核的治疗。部分病例由于是血行播散所致，因此总疗程以 1 年为宜。

（二）胸腔穿刺抽液治疗

引流排液是最重要的治疗措施之一，排除胸液中的细菌及其代谢产物、炎性渗出物和致热源，迅速缓解症状，防止胸膜增厚，胸穿抽液是最重要的治疗措施之一。主要治疗机制是可以排除胸液中细菌及其代谢产物、炎性渗出物和致热源，减轻中毒症状；可尽快清除胸液，能尽快解除胸液对心、肺及大血管的压迫，使受压肺脏复张，从而改善了呼吸困难等诸多临床症状；缩短了胸水在胸腔积留时间，减轻或缓解了胸水中的纤维蛋白等物质沉积胸膜导致胸膜增厚、粘连，避免肺不张和实变的发生；减少脓胸发生的可能。

发病后未能及时抽液是导致胸膜表面纤维素沉着肺不张的主要原因。尽可能在一次内将胸液抽净可减少病员因反复抽胸液的痛苦和可能导致的胸腔

感染。要防止抽胸液速度过快,使胸腔压力骤减,致纵隔移位等严重反应。术后嘱病人平卧休息 1～2h,以防止因抽胸液过多引发的不良反应。

胸腔留置中心静脉导管闭式引流治疗结核性胸腔积液是一种简单方便、安全有效的方法。采用中心静脉导管胸腔内置管引流,仅需一次胸腔穿刺,可以一次性彻底排尽胸腔积液,引流的全过程保持连续、缓慢、匀速,使胸腔积液逐渐减少,防止纵隔摆动,并且操作简单方便,安全可靠,损伤小,痛苦小;常规穿刺方法不易将胸水抽尽,且反复穿刺患者痛苦大,并增加血胸、气胸、继发性胸腔内感染机会。中心静脉导管留置可反复、多次排液。

(三)激素对治疗的影响

激素不宜作为常规治疗,应该有应用指征。结核性胸腔积液伴有明显结核中毒症状或大量胸腔积液是糖皮质激素治疗的适应证,糖皮质激素的作用无法用其他药物代替,有时是必不可少的,甚至是非常重要的治疗措施之一。但同时应强调:加用激素治疗结核性胸腔积液必须在可靠的抗结核治疗的前提下加用激素,且激素剂量不宜过大、时间不宜过长。

糖皮质激素用于治疗结核,主要是利用其非特异的抗炎、抗毒作用,减少病变区毛细血管扩张,降低血管壁及细胞膜通透性,减少渗出和炎性细胞浸润,同时可稳定细胞内溶酶体膜,保护线粒体,提高人体细胞抗病毒能力,起到抗炎、抗过敏、抗病毒作用,因而可减轻胸膜的炎症反应,缓解临床症状。使用糖皮质激素治疗者,症状缓解、胸水吸收均明显早于未使用激素者。糖皮质激素还可促进蛋白分解,减轻结缔组织的病理性增生,从而促使炎症修复,减少胸膜粘连,使用激素治疗者较未使用激素者胸膜粘连也明显减少。尽管激素在治疗结核性胸腔积液中有以上优点,但也有抑制免疫反应的作用,使吞噬细胞的吞噬能力降低、机体抵抗力下降,病灶加重并播散,所以加用激素时一定要在可靠的抗结核治疗基础上。

(四)手术治疗

许多结核性胸腔积液由于治疗不及时或治疗不当,胸膜表面纤维素沉着导致肺不张或发展成为结核性脓胸,则需要外科手术,具体内容见本书相关章节。

附 1999 年中华人民共和国结核病分类标准

1.原发型肺结核:为原发结核感染所致的临床病症,包括原发综合征及胸内淋巴结结核。

2.血行播散型肺结核:包括急性血行播散型肺结核(急性粟粒型肺结核)及亚急性、慢性血行播散型肺结核。

3.继发型肺结核:是肺结核中的一个主要类型,包括浸润性、纤维空洞及干酪性肺炎等。

4.结核性胸腔积液:临床上已排除其他原因引起的胸膜炎。包括结核性干性胸膜炎、结核性渗出性胸膜炎、结核性脓胸。

5.其他肺外结核:按部位及脏器命名,如骨关节结核、结核性脑膜炎、肾结核、肠结核等。

(吴 山 李蔼建 金 健)

第二十章　气胸

第一节　概述

由于各种原因造成脏层胸膜破裂，或由于外伤壁层胸膜破裂，肺内或大气中的气体进入胸膜腔内形成胸膜腔内积气的状态称为气胸（pneumothorax）。胸膜腔内有气体往往提示胸膜腔与外界之间（通过颈部或胸壁），或胸膜腔与邻近空腔脏器（如肺、气管、支气管、食管或膈下空腔脏器）间有异常通道。在1803年Itard引入“气胸”（pneumothorax）这个术语，1826年Laennec首先作了临床描述。

一、气胸的分类

1.按病因分类

（1）创伤性气胸（traumatic pneumothorax）：就是由于胸部外伤及医疗诊断和治疗操作过程中的外伤引起的气胸。医源性损伤引起的气胸也属于创伤性气胸，如经胸壁肺活检、胸腔穿刺和中心静脉置管等。

（2）自发性气胸（spontaneous pneumothorax）：是指在无外伤或人为因素的情况下，肺组织和脏层胸膜原有某种病变或缺陷而突然发生破裂引起胸膜腔积气。自发性气胸根据肺部有无原发疾病分为原发性气胸和继发性气胸。原发自发性气胸（primary spontaneous pneumothorax）是指患者没有已知的肺部疾病，自发形成气胸。多见于青少年，体形瘦高，X线胸片上甚至开胸手术直视下，在脏层胸膜表面往往见不到明确的病灶。继发自发性气胸（secondary spontaneous pneumothorax）指临床或X线证据表明患者有肺部疾病，往往是肺内原有的病灶破裂所致的气胸，如肺大疱、COPD、肺结核、肺脓肿、肺癌等，多见于中老年人。

2.按胸膜破裂情况不同引起胸膜腔内压力的变化来进行分类，用于指导治疗。

（1）闭合性气胸（closed pneumothorax），也称单纯性气胸，由于胸膜破裂口较小，随着肺脏萎陷而关闭，空气停止继续进入胸膜腔。胸膜腔内压接近或稍超过大气压，即胸膜腔内压测压可为正压也可为负压，视气体量多少而定。抽气后，胸膜腔内压下降，留针2～3min，压力不再上升。病程中气体逐渐吸收。

（2）开放性气胸（open pneumothorax）：裂口较大，或因胸膜粘连妨碍肺脏回缩而使裂口常开，气体经裂口随呼吸而自由出入胸膜腔。胸膜腔测压在0上下波动，抽气后压力不变。

（3）张力性气胸（tension pneumothorax）：又称单向活瓣性或高压性气胸，由于裂口呈单向活瓣作用，吸气时胸廓扩大，胸膜腔内压变小，活瓣开放，空气进入胸膜腔；而在呼气时，胸廓变小，胸膜腔内压升高，压迫活瓣使之闭合。每次呼吸运动都有空气进入胸膜腔而不能排出，致胸膜腔内空气越积越多，胸膜腔内压也持续升高，使肺脏受压，纵隔向健侧偏移，甚至影响心脏血液回流。此种气胸测压时压力常超过9.8kPa（10cmH_2O），甚至高达19.6kPa（20cmH_2O），抽气后胸膜腔内压可下降，但留针2～3min，压力又迅速升高。这种气胸引起病理生理改变最大，最需积极抢救，否则导致死亡。

胸膜裂口可随病情而变化，故气胸类型也可相互转换。气胸发病后超过3个月，长时间肺未能复张者称为慢性气胸。多由于裂口未闭，胸膜增厚或气道被分泌物堵塞，阻碍了肺的复张。

二、气胸对呼吸和循环功能的影响

1.气胸对呼吸功能的影响决定于3个基本因素：①气胸发生前，肺部原来疾病和肺功能状态；②气胸发生的速度；③胸膜腔内积气量及其压力。假如原来肺病损严重，气胸出现快、气量大、胸膜腔内压高，则对呼吸和循环的影响大。临床上某些严重的肺气肿患者发生气胸时，即使积气量不多，甚至肺仅被压缩10%，也会引起显著的呼吸困难和紫绀。反之，如果原来肺功能良好者，气胸发生速度缓慢，一例肺几乎全被压缩，患者仍然自觉无呼吸功能障碍。

2.气胸对心、肺功能影响的主要表现

（1）肺容量缩小、通气功能降低：肺脏被压缩在20%以上时，可影响通气功能。气胸对通气功能的影响，是由于胸腔内气体占位，胸腔内压变大（负压变小或转变为正压），失去负压对肺的牵引作用，甚至因正压而压迫肺脏，致肺脏失去膨胀能力。因此肺功能上表现为肺容量缩小，肺活量减少，最大通气量降低的限制性通气功能障碍。

(2)血液气体发生变化:众所周知,急性气胸时由于肺脏容积缩小,压缩的肺萎缩,肺泡通气量减少。但最初时缩小的肺脏血流量并不减少,因而发生通气血流比例变小,导致动静脉分流(即肺动脉内混合的静脉血不经气体交换流入肺静脉氧合的血液)。表现为动脉血氧饱和度和氧分压降低。但动脉血二氧化碳分压($PaCO_2$)变化不大,甚至低于正常。可能是由于肺动脉血二氧化碳分压($PaCO_2$)与肺静脉血 $PaCO_2$ 相差很小(相差 0.8kPa)。在肺动脉血流入肺静脉血后,使全身动脉血 $PaCO_2$ 变化不大;且气胸患者常呼吸增快对侧肺通气增加,排出二氧化碳更多。故可使 $PaCO_2$ 反而降低。当气胸发生 10 多小时后,由于肺泡通气量小,被压缩肺泡的小血管因缺氧引起痉挛性收缩,便通过肺脏的血流减少,重新调整了通气/血流比例,使之恢复或接近正常比值。且由于对侧肺的功能代偿增强,故动脉血氧分压(PaO_2)和 $PaCO_2$ 可恢复正常,患者缺氧现象可能缓解。

(3)循环功能降低:少量气胸时对循环功能影响不大或无影响。大量气胸,尤其是张力性气胸时,由于失去胸腔负压吸引静脉血回心,甚至胸腔内正压压迫血管和心脏,阻碍静脉血回心,使心脏充盈减慢,回心血量减少,心脏搏出量降低,可引起心率加快,血压降低,甚至发生休克。在大量或张力性气胸时,可引起纵隔移位或摆动,导致心律失常、休克,或突然窒息死亡。

慢性气胸患者由于肺脏长期被压缩,通气/血流比例已自动调整而适应,故在一般活动时没有不适感觉,但在剧烈活动时则有气急症状。肺功能测定主要表现为肺容量降低和通气功能受限制。此种患者由于胸膜上纤维蛋白沉积和胸膜粘连增厚,横膈活动受限,以及肺长期被压缩而失去膨胀性,故肺功能受损害,表现为限制性通气功能降碍。

三、病理学变化

随着科学技术的发展,尤其是光学技术和微型摄像系统及高洁晰度显像系统的进一步完善和进展。VATS 在临床上得到广泛的应用。由于胸腔镜能彻底、仔细地检查整个肺表面病变,并可在高清晰度内窥镜和电视显示器下加以放大观察细微的肺胸膜病变。Vanderscheren 根据胸腔镜下肺泡病变与胸膜粘连的情况,将自发性气胸在临床上分为 4 级:Ⅰ级为特发性气胸,内窥镜下观察肺组织无明显异常。有 30% ~ 40% 的自发性气胸患者属于此级。Ⅱ级为气胸伴有脏层、壁层胸膜粘连,但没有肺大泡。表明以往发生过气胸。有 12% ~ 15% 的患者属于此类。Ⅲ级为脏层胸膜下有直径 < 2cm 的肺大疱;28% ~ 41% 的患者属于此级。Ⅳ级有多个直径 > 2cm 的肺大疱。此类占自发性气胸患者的 17% ~ 29%.肺大泡的大小往往与年龄有关,大部分Ⅳ级患者年龄大于 40 岁。本分级方法对指导选择合理的治疗方法有临床实用价值。

有些学者根据肺大疱或合并自发性气胸患者作开胸手术及组织学检查,将肺大疱分成 3 型:Ⅰ型:为薄壁囊肿,与支气管几乎不相通,基本位于肺外性质,单腔、腔内无小梁,直径一般为数厘米,有时可达 15 ~ 25cm,普通 X 线胸片上显而易见。并形成张力性大疱性肺气肿。对本型作手术切除大疱,治疗效果最好。Ⅱ型:大疱为中等直径大小,纤维化厚壁,位于肺实质深部,属于肺内大疱。大疱内被许多间隔分开。胸腔镜下仅可见其表面部分。一叶肺内可见数个Ⅱ型肺大疱。患者可无症状。X 线胸片亦可无表现。但大疱破裂时即引起自发性气胸。破裂的大疱在胸腔镜下一般可见。Ⅲ型:为大的肺大疱,且不只存在于一个肺叶内,疱内具有多个小梁,并与支气管广泛交通。本型是弥漫性大疱性肺气肿最常见的原因,一旦破裂即形成自发性气胸,本型发病率和死亡率均高。

第二节 原发自发性气胸

原发自发性气胸是指患者没有已知的肺部疾病,自发形成气胸。大多数发生于青少年健康人,体形瘦高,X 线胸片上甚至开胸手术直视下,在脏层胸膜表面往往见不到明确的病灶。目前普遍认为起因是胸膜下的肺大泡破裂,常位于肺尖部及下叶背段的尖部。是常见的急诊之一。男性多发于女性,男性发病率为 18 ~ 28/10 万人口,女性为 1.2 ~ 6/10 万人口。右侧多见,并且易于复发(30% 见于同侧,10% 见于对侧)。吸烟可增加原发性自发性气胸的危险度。

【病因和发病机制】

原发自发性气胸多见于瘦高体型男性青壮年,常规 X 线检查肺部无显著病变,但可见胸膜下大疱(pleural bleb),多位于肺尖部及下叶背段尖部,此种胸膜下肺大疱的原因尚不清楚,与吸烟、身高和小气道炎症可能有关,也可能与非特异性炎症瘢痕或弹性纤维先天性发育不良有关。过去认为本病原因不明故称为特发性气胸。近几年经胸腔镜检查、开胸探查发现这类患者在肺尖部脏层胸膜下可有许多气肿性肺大疱。有些人认为肺大疱的形成是以胸膜下非特异性炎症性瘢痕为基础，细支气管周围的非特异性炎症引起纤维性增生，以及细支气管本身炎症形成活瓣机制，使肺泡或间质产生气肿性改变形成肺大疱。有人认为在肺大疱形成过程中，由于弹力纤维先天性发育不良、萎缩、弹性降低，肺泡壁易于扩张形成肺大疱。发生肺大疱的部位胸膜变薄，其表面的间皮细胞分布稀疏.某些区域甚至缺乏，可见数微米大小的小孔和裂隙。因此有些作者认为自发性气胸的形成并非一定要以肺大疱破裂为前提。由于某些部位胸膜间皮细胞稀疏，甚或缺乏，在大疱的基底部出现散在的小孔，当肺内压力增高时空气通过这些小孔进入胸膜腔即可形成气胸。

【临床表现】

症状　气胸的症状轻重与有无肺基础疾病及肺功能状态、气胸的发生速度、胸膜腔内积气量及其压力大小三个因素有关。若原已存在严重的肺功能减退，即使气胸量少，也可有明显的呼吸困难上加难；年轻人即使肺压缩 80%以上，有的症状亦可以很轻。

原发自发性气胸的主要症状是胸痛和呼吸困难。二者兼有者约占 64%，既无胸痛也无呼吸困难者较少见。胸痛常在发生气胸的同时出现突然尖锐性刺痛和刀割痛，与肺大疱突然破裂和肺被压缩的程度无关，可能与胸膜腔内压力增高、壁层胸膜受牵张有关。疼痛部位不肯定，可局限在胸部，亦可向肩、背、上腹部放射。明显纵隔气肿存在时，可出现持续的胸骨后疼痛。疼痛是与胸病人最常见的生诉，而且在轻度气胸，可能是惟一症状。气胸发作时病人均有呼吸困难，其严重程度与发作的过程、与胸的类型、肺被压缩的程度和原有的肺功能状态有关。张力性气胸的病人可有明显的呼吸困难。单侧闭合性气胸，在年轻的呼吸功能正常的病人，可无明显的呼吸困难，即使肺被压缩 > 80%，亦仅在活动时稍感胸闷，而患有慢性阻塞性肺气肿的老年病人，肺被轻度压缩就有明显的呼吸困难。急性发作的气胸，症状可能更明显，而慢性发作的气胸，健侧肺可以代偿性膨胀，临床症状可能会较轻。

有报道自发性气胸并发 Horner 综合征，系纵隔移位，交感神经受牵拉而引起。原发自发性气胸通常发生于休息时，有文献报道 219 例气胸，在紧张锻炼中发病者仅占 13%。气胸时间过长，肺膨胀时复张性肺水肿发病率将有所升高。

体征　原发自发性气胸患者的生命体征一般正常，但可有心动过速。胸部体征取决于积气量的多少和是否伴有胸腔积液。少量气胸的体征不明显，尤其在肺气肿患者更难确定，听诊呼吸音减弱具有重要意义。大量气胸时，气管向健侧移位，患侧胸廓饱满，呼吸运动与触觉语颤减弱，叩诊呈过清音或鼓音，心或肝浊音界缩小或消失，听诊呼吸音减弱或消失。左侧少量气胸或纵隔气肿时，有时可在左心缘处听到与心跳一致的气泡破裂音，称 Hamman 征。液气胸时，胸内有振水声。血气胸如失血量过多，可使血压下降，甚至发生失血性休克。了便于临床观察和处理，根据临床表现把自发性气胸分成稳定型和不稳定型，符合下列所有表现者为稳定型，否则为不稳定型：呼吸频率 < 24 次/分；心率为 60 ~ 120 次/分；血压正常；呼吸室内空气时 $SaO_2 > 90\%$；两次呼吸间说话成句。

【影像学检查】

X 线胸片是确诊气胸的最重要的手段，不仅借此手段可以明确有无气胸，还可了解肺萎陷程度，肺内病变情况，有无胸膜粘连和胸腔积液，以及心脏纵隔有无移位。气胸典型表现为向外凸出的气胸线，即受压肺组织与胸膜腔内气体的鲜明分界线。气胸线以外胸腔内透光度增加，无肺纹理。大量气胸时肺脏向肺门回缩，呈圆球形阴影。肺叶边缘呈弧形，或因肺叶萎缩程度不同而形成分叶状。张力性气胸或大量气胸时纵隔及心脏移向健侧。合并纵隔气肿时在纵隔旁可见透光带。发生在下胸部的气胸 X 线胸片上肋膈角特别锐利，伴有胸腔积液（液气胸）时可见液气界面。限局性气胸在后前位胸片上有时不易发现，透视下缓慢地转动患者，交换方向，多轴透视可发现气胸。呼气相摄片有助于发现少量气胸，这是因为呼气时肺体积变小，而气胸量不变，因此气胸占胸腔的比例相对变大。另外呼气时肺密度增高，而气胸的密度不变，两者对比度更加明显。

胸部 CT 表面为胸膜腔内出现极低密度的气体影，伴有肺组织不同程度的萎缩改变。CT 对于小量气胸、局限性气胸以及肺大疱与气胸的鉴别，比 X 线胸片更敏感和准确。更能发现肺内有无肺大泡以及大泡的多少和大小，预测气胸的复发情况。

气胸容量的大小可依据后前位 X 线胸片判断。由于气胸容量近似肺直径立方与单侧胸腔直径立方的比率[（单侧胸腔直径^3 - 肺直径^3）/单侧胸腔直径^3]，侧胸壁至肺边缘的距离为 1cm 时约占单曲侧胸腔容量的 25%左右，2cm 时约 50%。故从侧胸壁至肺边缘的距离 ≥ 2cm 为大量气胸，< 2cm 为小量气

胸。如从肺尖气胸线至胸腔顶部估计气胸的大小,距离≥3cm 为大量气胸,<3cm 为小量气胸。

【心电图】

部分患者心电图检查发现额而 QRS 电轴右移,胸前导联 R 波电压减低,T 波倒置,有时会误诊为急性心内膜下心肌梗死。

【胸膜腔内压力测定】

用气胸箱测定胸膜控内压力可了解气胸类型,以指导治疗。

1.闭合性(单纯性)气胸:胸膜脏层裂口较小,可随肺萎缩而闭合,空气不再继续进入胸膜腔,胸膜腔内气量不多,早期胸膜腔内压力接近或稍高于大气压,抽气后胸膜腔内压力很快变为负压,并不再升高。病程中胸膜腔内气体逐渐被吸收。

2.开放性(交通性)气胸:由于破口较大,或因胸膜粘连、牵拉妨碍肺脏回缩.使裂口难以闭合,胸膜腔与支气管腔相通,呼吸时气体可经裂口自由进出,胸膜腔内压力在 0 点上下,抽气后压力无变化。

3.张力性(高压性)气胸;脏层胸膜破口形成单向活瓣。吸气时或剧烈咳嗽、屏气时空气经裂口进入胸膜腔内,但呼气时此口关闭,进入胸膜腔内的空气难以逸出,致使胸膜腔内压力不断升高,甚至可达 2.0kPa 以上。抽气后胸膜腔内压力虽然暂时下降,但不久又迅速升高。

【肺功能测定和动脉血气分析】

气胸急性期一般不宜进行肺功能测定。慢性气脑患者主要表现为限制性通气功能障碍,肺顺应性下降。急性气胸患者如果肺压缩>20%以上,由于患侧肺不能有效地进行气体交换,形成肺内分流,PaO_2 下降,A-a DO_2 增高。

【诊断及鉴别诊断】

气胸的诊断分为以下三个步骤

第一步首先明确有无气胸:根据患者突然出现剧烈胸痛或胸闷、呼吸困难,患者出现气胸体征,可以做出自发性气胸的初步诊断,但确诊需做胸部 X 线检查包括胸片及多角度胸部透视,以明确有无气胸。

第二步根据 X 线胸片估计肺压缩程度。

第三步根据病史和体征,特别是测压结果对气胸类型做出判断并且判断是否伴有并发症。

由于自发性气胸临床表现有时酷似其它疾病,所以诊断自发性气胸时应注意与以下疾病相鉴别:

一、支气管哮喘急性发作

哮喘急性发作时可有呼吸困难,叩诊时可有过度充气体征,易与自发性气胸相混淆。但经详细询问病史,仔细体检,及 X 线检查可以鉴别两种疾病。但有时严重哮喘思考可并发自发性气胸。

二、阻塞性肺气肿

患者有活动后气短加剧的病史,急性感染后呼吸困难可进一步加重,易与自发性气胸相混淆。仔细地了解病史,认真体检,特别是 X 线检查,有助于鉴别。必须注意如肺气肿患者呼吸困难突然加重,伴胸痛时应考虑可能发生自发性气胸。

三、肺大疱

位于肺周边的肺大疱,尤其是巨型肺大疱易被误认为气胸。肺大疱通常起病缓慢,呼吸困难并不严重,而气胸症状多突然发生。影像学上肺大疱气腔呈圆形或卵圆形,疱内有细小的条纹理,为肺小叶或血管的残遗物。肺大疱向周围膨胀,将肺压向肺尖区、肋膈角及心膈角。而气胸则呈胸外侧的透光带,其中无肺纹理可见。从不同角度作胸部透视,可见肺大疱为圆形透光区,在大疱的边缘看不到发丝状气胸线,肺大疱内压力与大气压相仿,抽气后大疱容积无明显改变。如误对肺大疱抽气测压,甚至引起气胸,须认真鉴别。

四、急性心肌梗死

患者可有急性发作的剧烈胸骨后胸痛,呼吸困难,循环衰竭,与自发性气胸颇为相似。但急性心肌梗死患者常有高血压、动脉粥样硬化、冠心病史,心电图、胸部 X 线、酶学检查有助于鉴别诊断。

五、肺栓塞

可有胸痛、呼吸困难、发绀等类似自发性气胸的临床表现,但患难与患者可有低热或下肢或盆腔栓塞性静脉炎、骨折、心脏病特别是心房纤颤和亚急性细菌性心内膜炎。根据病史、体检,X 线胸片、肺通气/灌注扫描有助于鉴别。

六、其他

消化性溃疡穿孔、膈疝、胸膜炎,有时因急性胸痛,呼吸困难,也应与自发性气胸相鉴别。另外,自发性气胸在 X 线检查时还应注意与肺大疱、支气管囊肿、肺内巨大空洞相鉴别。

【并发症】

一、皮下气肿和纵隔气肿

肺泡破裂逸出的气体进入肺间质,形成间质性肺气肿。肺间质中的气体可沿血管鞘进入纵隔形成纵隔气肿。纵隔内的气体也可沿着筋膜进入颈部、甚至胸部、腹部皮下组织形成皮下气肿。并发纵隔气肿时患者感到胸骨后疼痛、气短。其体征除紫绀、血压下降外。心浊音界变小,心音遥远,可在心脏收缩期听到特殊的破裂音(Hamman 氏征),X 线检查时在纵隔和左心缘可见透明带。皮下气肿者病变处触之有握雪感。

二、血气胸

发生机制是胸膜下气肿泡或肺大疱破裂形成气胸,壁层胸膜血管破裂或胸膜粘连带中的新生血管被撕裂发生出血。由于壁层胸膜血管起于体循环,压力较高,胸膜粘连带中新生血管缺乏肌层,不能正常收缩,所以出血不易停止,一旦血管破裂,则可造成胸膜腔内大出血。血气胸患者除有显著呼吸困难外,还有明显胸痛,向肩部和上腹部放射。有时酷似急性心肌梗死、肺栓塞、溃疡穿孔和急性胰腺炎。胸膜腔内大量出血(1 升以上)或出血速度快者可出现休克征象。大量出血导致血容量不足,加之胸膜腔内压力升高,静脉回流受阻、心排血量减少.更易发生休克。体征包括面色苍白、脉搏细数、血压下降。坐位叩诊时病变上部鼓音下部浊音.摇动患者胸部可听到震水声。x 线检查呈液气胸表现,胸膜腔穿刺可抽出气体和血性液体。

三、脓气胸

常因化脓性坏死性肺炎,肺脓肿组织坏死面形成。易出现局限性包裹性液气胸。患者可有发热,血白细胞数升高,胸水外观呈脓性,胸水中白细胞数高于 $10 \times 10^6/L(0.01 \times 10^9/L)$。

四、呼吸循环衰竭

多见于张力性气胸。表现为呼吸困难、发绀、脉搏细数、血压下降、面色苍白等。

【治疗】

原发性自发性气胸治疗的目的在于以下三个方面:

排除气体,促使患肺复张;预防和治疗并发症;防止和减少复发。治疗具体措施有单纯观察、吸氧、胸腔穿刺、胸腔闭式引流或和撒入胸膜固定剂、内科胸腔镜喷入滑石粉、电视胸腔镜手术或开胸手术等。应根据气胸类型与病因、发生频次、肺压缩程度、病情状态及有无并发症等造当选择。英国胸科协会(BTS)和美国胸科医师协会(ACCP)均制定了自发性气胸的临床实践指南。在下文中我们将介绍原发性自发性气胸治疗的各种方法(胸腔穿刺术、胸腔闭式引流术、胸腔镜术或开胸手术的具体见本书的相应章节)。并在最后给出推荐的治疗方案。

一、保守治疗

包括卧床休息,注意给予镇静、止痛、镇咳药物,并密切注意观察病情变化。有胸腔积液或怀疑有感染时,应用抗生素。如果肺泡与胸膜腔没有交通,胸腔内气体将逐渐被吸收。Kircher 和 Swartzel 对于胸内气体的吸收度进行评估,认为胸膜腔内的气体可以按每日 1.25% 的速度吸收,因此占一侧胸腔 15% 容积的气胸将需要 12 天才能完全吸收。有人推荐小于一侧胸腔容积 15% 的气胸应保守治疗,必要时可以吸氧,这能提高气体吸收速度。这在动物实验和临床上都得到印证。Chernick 和 Avery 给予人工造成气胸的兔子完全湿化的氧气后发现能氧气能增加气体的重吸收。Northfield 报道气胸患者经给予面罩高流量吸氧可以提高气体的吸收速度。结合作者的工作经验,我们推荐没有行胸腔穿刺或胸腔闭式引流及手术的住院气胸患者都给予高浓度的吸氧。

二、排气治疗

1.胸腔穿刺

肺压缩 >15% 的可采用胸腔穿刺抽气,经调查约 14% 的美国医师首先采用这种治疗,英国胸科协会极力主张对原发性和继发性气胸采用胸穿治疗。抽气可加速肺复张,迅速缓解症状。

操作方法:通常穿刺点在患侧锁骨中线第 2 肋间,也可在患侧腋前线、4~5 肋间交点处,局限性包裹性气胸应当在胸片的指导下定位,在积气最多的部位抽气。皮肤消毒局麻后用细穿刺管或气胸针直接刺入胸膜腔,随后用 50ml 或 100ml 注射器或三通抽出胸膜腔气体,直到突发咳嗽或呼吸困难缓减为止,然后拔除导管。一次抽气量不宜超过 1000ml,每天或隔天抽气 1 次。张力性气胸病情危急,应迅速解除胸腔内正压经避免发生严重的并发症,紧急时亦需立即胸腔穿刺排气,无其他抽气设备时,为了抢救生命,可用粗针头刺入胸膜腔以达到暂时减压的目的。亦可用粗注射针头,在其尾部扎上橡皮指套,指套末端剪去一小裂缝,插入胸腔做临时排气,高压气体从小裂缝排出,待胸腔内减至负压时套囊即行塌陷,小裂缝关闭,外界空气即不能进入胸膜腔。如果置留穿刺管,实际上就等于中转成胸管治疗,此类治疗不在穿刺术中讨论。

胸腔穿刺术存在两个主要的缺点:不能预防复发和治疗成功率有限。把完全或近乎完全的肺复张定义为治疗成功,总结文献报道的总成功率约为 55%,其中原发性自发气胸约为 75%,而继发性自发性气胸较低,约为 37%。由于穿刺抽气治疗继发性气胸的高失败率及治疗原发性气胸时,不能预知对哪些病人有效,并且不能预防气胸的复发,故期望改进这一治疗方法。在 Andrivet 等的研究中,采用随机对照的方法，比较了立即胸腔引流与多次胸腔穿刺抽气治疗自发性气胸的成功率，结果前者的成功率为93%，后者为67%，但两种治疗方法的气胸近期复发率（3个月以内）无显著差异。

基于以上情况，目前多数学者采用细导管抽气的方法，其导管待抽气后保留于胸腔内，并连接一单向活瓣（heimlicvalve），待肺复张后拔除，如气胸持续存在，则连接引流瓶持续引流。

2.胸腔闭式引流

我国大多数学者认为适用于不稳定型气胸、呼吸困难明显、肺压缩程度较重、交通性或张力性气胸、反复发生的气胸的患者。无论其气胸容量多少，均应早行胸腔闭式引流。在国外：认为适用于胸腔穿刺失败的原发性自发性气胸和继发性自发性气胸，对于首次发作的原发性自发性气胸近1/3的美国医师同意以上治疗方案，对于首次的继发性气胸，有超过半数的美国医师同意这一治疗方案。放置胸管的部位同胸腔穿刺部位。插管前，在选定部位先用气胸箱测压以了解气胸的类型，然后在局麻下沿肋骨上缘平行作1.5～2cm的皮肤切口，用套管针穿刺入胸膜腔，拨去针芯，通过套管将灭菌胶管插入胸腔。亦可在切开皮肤后，经钝性分离肋间组织达胸膜，再突破胸膜将导管直接送入胸腔。

单纯的胸管治疗不能减少预后复发的可能性。随诊7年，预后复发率：原发性气胸约为34%，继发性气胸为30～40%。

有关胸腔闭式引流的具体内容见“胸腔闭式引流章”。在此我们谈谈医师在安置胸引管前必须考虑的几点问题：胸引管口径的选用、监测漏气的时限、拔管指征、胸管负压吸引的应用。

胸引管口径选择问题

一般选用胸腔引流专用的硅胶管，或外科胸腔引流管。其口径大小是置胸引管前值得认真考虑的一个问题。尽管早期的研究表明小的胸引管（13F）对自发性气胸的治疗有效性较低，但进一步的研究表明小胸引管对大多数的气胸患者有效。Minami等人用连接有Heimlich单向活瓣的小口径导管（NO.5.5或7.0F）行胸腔闭式引流治疗71例自发性气胸患者，他们报道有效率为84.5%（60/71），有11人无效，其中仅有6人换粗口径胸引管后有效。Liu等人对102例自发性气胸患者用8～10F猪尾样导管或普通胸管行胸腔闭式引流术的结果进行系统性回顾研究，结果两者方法的治疗效果相近。目前多数学者认为，对于无明显并发症而需胸腔引流的气胸患者，可首先考虑细管引流（8～14F），因其创伤小、痛苦小、患者易于接受等，而对于胸膜破口较大（如ARDS和机械通气的患者），或有易导致引流管阻塞的因素、引流时间较长的患者（如胸腔积液、脓胸等），则应选用较大口径的引流管。

监测漏气的时限问题

关于监测漏气的时限，Schoenenberger等对115例自发性气胸的病人进行了回顾性研究，所有这些病人的气胸均大于20%，并经胸腔置管术治疗。因持续漏气而中转手术者，均在置管术后10天以内。置管术后48小时内停止漏气者，原发自发性气胸占82%，继发自发性气胸占60%。Schoenenberger等认为，置管48小时以上，不管是原发还是继发性气胸，如仍有漏气者，延长胸管引流的时间不会显著增加短期内愈合的机会，且胸管留置时间过长，可能增加感染的机会，并且由于肺长时间不能复张，在萎陷的肺表面会有纤维性包裹形成，有可能给以后的肺复张和进一步治疗带来困难。目前认为，置管术后观察漏气5～7天，美国接受调查的医师中，75%观察5～10天，如仍有持续漏气，则中转更有效治疗方法。但Schoenenbergerr等认为，这会不必要的延长患者的住院时间。

负压吸引的应用问题

目前大多数学者认为对于原发自发性气胸行胸腔闭式引流术不需要应用负压吸引。胸引管一端置入胸腔固定后，另一端则置于水封瓶的水面下1～2cm，或连接于Heimlich单向活瓣。有研究表明是否应用负压吸引肺的复张率是没有统计学差异的。另外有研究表明应用负压吸引的胸腔闭式引流产生复张性肺水肿的风险要高于没有应用的。基于上述两点，不推荐胸腔闭式引流术应用负压吸引。但如果用水封瓶或Heimlich单向活瓣引流24小时，患侧肺仍未复张者仍得接负压吸引。

拔除胸引管的指征

如果肺停止漏气且复张24小时后就可以拔除胸引管。如果拔管时间过快，则有可能导致较高的早期复发率。Shamra等人报道20例行胸腔闭式引流的气胸患者，在肺复张6小时内拔除的胸引管，肺萎陷的复发率为25%，但是他们也同样报道48小时后拔除的复发率为0%。关于肺复张和没有漏气时是否需要夹闭胸引管仍存在争议。先闭管的理论是如果仍存在不明显的小漏气闭管后则可以形成小量气胸，那么就不能拔除胸引管。但据我所知没有研究评价有多少气胸通过这种方法发现。如果仍存在肺漏气就闭胸引管，那么就可能导致张力性气胸，因此在有漏气时肯定不能闭合胸引管。

近些年,有人应用某些设备如胸膜泵(pleupump)来定量胸腔的气体量可经缩短胸引管的放置时间。如果胸腔无残气 24 小时,可以夹闭胸引管,如果肺仍保持膨胀状态就可以拔除胸引管。据 Engdahl 和 Boe 报道应用此法,胸引管的平均放置时间从 8.4 天缩短到 4.8 天。但是由于这设备比较昂贵目前很难广泛应用。

三、化学性胸膜固定术

自发性气胸有较高的复发率,因此预防气胸的复发,是临床医师经常面临的问题。经过胸腔引流管注入胸膜硬化剂,产生无菌性胸膜炎症,使脏层和壁层胸膜粘连,从而消灭胸膜腔间隙。化学性胸膜固定是预防气胸的复发的一种简便有效的方法。主要用于拒绝手术的下列患者:①持续性或复发性气胸;②双侧气胸;③合并肺疱;④肺功能不全,不能耐受手术者。常用的硬化剂有四环素、滑石粉等,用生理盐水 60~100ml 稀释后经胸腔管注入胸腔,夹管 1~2 小时后引流;或经胸腔镜直视下喷洒粉剂。胸腔注入硬化剂前,尽可能使肺完全复张。为避免药物引起的局部剧痛,先注入适量利多卡因,让患者转动体位,充分麻醉胸膜,15~20 分钟后注入硬化剂。若一次无效,可重复注按药。观察 1~3 天,经 X 线透视或摄片证实气胸已吸收,可拔除引流管。此法成功率高,主要不良反应为胸痛、发热,滑石粉可引起急性呼吸窘迫综合征,应用是应予注意。在一个前瞻性的研究中,Alfageme 等对照研究常用的治疗方法对预防气胸复发的影响,结果发现,经胸腔引流管注入四环素硬化剂组患者的复发率为 9%(6/66),观察治疗组为 36%(10/28),单纯胸腔插管引流组为 35%(18/51),而开胸手术组为 0%(0/26)。并且还发现四环素预防气胸的复发在 SSP 组较 PSP 组更有效,两组患者的复发率分别为 4%(1/27)和 13%(5/39)。由于目前市场已无四环素供应,四环素的衍生物强力霉素和二甲胺四环素作为胸膜硬化剂,其有效性和安全性,无论是在动物模型还是在临床上均得到了证实。滑石粉是一种非常有效的胸膜硬化剂,动物试验发现其注入胸膜腔内可产生与四环素同样的胸膜反应,文献报告其预防气胸复发的有效率在 90% 以上。但滑石粉的副作用也不容忽视,发热是最常见的反应,其发生率均为 69%,其次是中至重度胸痛。最近多个关于胸腔内注入滑石粉引起呼吸衰竭及 ARDS 的报道,引起人们的关注,经研究认为可能与滑石粉的剂量过大有关,故目前推荐滑石粉的剂量以 <5g 为宜,此外,亦有滑石粉引起胸膜间皮瘤的远期毒性报道,使用纯化的滑石粉可明显降低这一危险性。

附:胸膜固定术

采用物理、化学或生物性胸膜刺激剂经人工方法导入胸膜腔,诱发无菌性炎症,促使脏层和壁层胸膜粘连,称胸膜固定术。临床常用来治疗恶性胸液、慢性持续性胸腔积液、顽固性气胸等胸膜疾病,证实本手术是治疗胸膜疾病的有效措施,对某些良性持续性胸腔积液或顽固性气胸患者可为根治性的,而对恶性胸液患者可提高生存质量。早在 1935 年 Bethune 首先介绍将碘化滑石粉喷入胸膜腔诱使胸膜粘连获得成功,此后各国学者通过胸腔穿刺术、胸腔插管引流术、胸腔镜检术或剖胸术将滑石粉等导入胸膜腔达到胸膜固定作用。至今,刺激胸膜粘连固定的材料多种多样,如干纱布摩擦胸膜、激光胸膜凝固、胸膜剥脱等物理法;或四环素、滑石粉、氰基丙烯酸胶(cyanoacrylate)等药物硬化剂;或卡介苗细胞壁骨架、短小棒状杆菌疫苗等生物硬化剂。

目前常见粘连剂分类:

(1)单纯理化刺激剂:滑石粉、四环素、白陶土、葡萄糖、干纱布摩擦胸膜、激光胸膜凝固、胸膜剥脱等。

(2)生物刺激剂:支气管炎菌苗、链球菌激酶。

(3)免疫激活剂:卡介苗、卡介苗细胞壁骨架、短小棒状杆菌等。

(4)纤维蛋白类;属直接补充的有自体血、血浆,纤维蛋白胶等;属间接补充的有纤维蛋白原加凝血酶;属稳定纤维蛋白的有凝血因子珊,对抗纤维蛋白溶解的有氨甲环酸(止血环酸)等。其作用是增加纤维蛋白对胸膜破裂口的覆盖而阻止漏气。

(5)直接粘合剂:医用胶粘合剂氰基丙烯酸醋(cyanoacrylate),直接粘合胸膜裂口。

胸膜固定术的适应证:恶性胸液、慢性持续性胸腔积液、顽固性气胸等胸膜疾病。

胸胸膜固定术的禁忌证:包括:①张力性气胸持续负压吸引无效者;②血气胸或同时双侧性气胸患者;③创伤性气胸者;④有显著的胸膜增厚,经胸腔引流肺不能完全复张者。

本方法的缺点是:①刺激性较大,易引起感染;②肺原发病灶仍保留,遗有后患;③部分刺激剂效果不肯定,部分牢固粘连,给今后开胸手术带来极大困难。

方法

①胸腔引流管注入法

通常用硅胶管或橡胶管插入病变部位,连接持续负压吸引使肺完全复张,随后经引流管注入勃合剂如:2~4g 滑石粉混悬液,或 1g 四环素液,或纤维蛋白原 1g,多西环素 30~50 mg 或凝血酶 500 U 的混合物等。注药毕,须夹管 2~6 小时,嘱患者不断变动体位,使药液分布均匀,尤其须使药液流至好发肺大泡的肺尖部。最后再持续负压吸引,证实肺复张后拔管。若经 1 次无效者,可重复注药 2~3 次,可望有效。本法优点:操作简便、安全,不增加患者痛苦。缺点:胸膜腔注入药物是盲目的,因此药物分布不均匀,完全性粘连的成功率低。

②经胸腔套管喷粉法

先在患者前上及后下胸部各插进一根胸腔套管,将四环素粉或碘化滑石粉从一套管口喷入胸腔,至粉末从另一套管口冒出为止。随后按反方向再做 1 次。术毕分别置人两根引流管让肺完全复张。本法优、缺点同上。但与上述方法比较,用药量减少,药粉分布相对较均匀。

③经胸腔镜用药法

在局部麻醉下插入单插孔式胸腔镜。在直视下可用二氧化碳激光或钦:忆一铝石榴子激光器烧灼烙断粘连带,烧灼凝固肺大疱漏气口。或直接将氰基丙烯酸醋约 0. 5 ml 喷在漏气口上,随后在肉眼控制下将粘连剂均匀地喷洒在胸膜上。术毕留置胸腔导管,持续负压吸引至肺复张后拔管。本法优点:诊断准确,撒药均匀,用药少,治疗效果好。缺点:需用价格较昂贵的胸腔镜器械,对操作人员的熟练程度要求高。

四.手术治疗

手术目的是控制肺漏气、处理肺病变、使脏层和壁层胸膜粘连以预防气胸复发。近年来随着胸腔外科手术方式的改进及手术器械的完善,尤其是电视胸腔镜器械和技术的进步,手术处理自发性气胸已成为安全可靠的方法。手术治疗包括切除破裂的肺大疱、已经形成的肺大疱以及引起肺大疱的基础病变,摩擦壁层胸膜或胸腔内喷撒滑石粉使脏壁层胸膜之间产生粘连,从而闭台胸膜腔,解除纤维素包裹或纤维板对肺的束缚,促使肺膨胀等。适当的外科治疗能促进气胸治愈,利于肺尽早复张,同时亦可确切了解引起自发性气胸的基础病变,采取可靠的根治性治疗措施,防止复发。虽然手术预防自发性气胸的复发具有良好的效果,但是较其他治疗方法有更多的术中和术后并发症,所以英国胸科协会发表的自发性气胸治疗指南中建议对于以下情况应选择手术治疗:同侧肺第二次气胸;对侧肺气胸;双侧自发性气胸;持续性气胸;自发性血气胸;从事危险性职业(如飞行员,潜水员等)。

手术适应证:同侧肺第二次气胸;对侧肺气胸;双侧自发性气胸;持续性气胸;自发性血气胸;从事危险性职业(如飞行员,潜水员等)。

手术途径

1.电视胸腔镜(VATS)下手术:VATS 目前已经在临床上广泛应用。VATS 创伤小、不损伤胸壁的肌肉和神经。胸腔镜技术用来治疗自发性气胸的主要方法:①钛夹夹闭破裂的肺大疱,②用直线切割缝合器切除肺大疱及其肺实质内的基础病变,③电灼或用激光烧闭胸膜下肺小泡,④滑石粉胸内喷撒促使胸膜腔粘连。

目前,多用直线切割缝合器切除肺大疱及其引起肺大疱的基础病变,直线切割缝合器在切除肺大疱的同时闭合肺残面,避免切面漏气。应用缝合打结器,在切除肺大疱后,缝合断面。亦可用喷胶的方法粘堵肺大疱的破口或切除肺大疱后的肺残面。在 VATS 切除肺大疱完成后,将机械摩擦胸膜顶产生胸膜粘连有助于预防自发性气胸的复发。

Van de Brekel 等回顾性地分析 710 例自发性气胸病人,其中 622 例经胸腔镜治疗(88%),在胸腔镜下发现肺大疱 247 例,胸膜下肺小泡 92 例,其他原因引起气胸 22 例。VATS 手术成功率 88 %。

2.开胸直视手术可以在直视下探查肺大疱及其基底部的肺内病变,能全面探查脏层胸膜,发现已经形成但尚未破裂的肺大疱、肺小疱。手术的具体方法是肺大疱切除、折叠缝合、淤痕切除、肺内病变切除等,术中可用干纱布擦拭壁层胸膜表画,促进术后胸膜粘连融合。经典的手术途径是经患侧后外侧切口,经肋间进入胸腔;亦有经腋下横行或纵行小切口,经肋间进入胸腔,小切口对病人损伤小,术后恢复快,并发症少,对呼吸功能的影响小;双侧同时发生的气胸,1 期行双侧手术时,可选择胸骨正中切口。手术方式的选择:①肺大疱缝扎术,适用于肺脏边缘的肺大疱,直径 $<$ 2cm 在大疱的基底部用血管钳夹肺组织,并行全层贯穿缝合结扎,全层间断褥式或重叠贯穿缝合结扎,可不切除肺大疱;②肺大疱切开缝合术,适用于基底部较深、直径 $>$ 2cm 的肺大疱,一般均有一支或两支小的支与管与肺大疱相通,切除部分肺大疱,在其基底部缝扎,然后将肺大疱壁折叠,全层褥式重叠贯穿缝合大疱基底部和脏层胸膜③肺切除术,适用于肺组织广泛破坏并已失夫功能,而健侧肺功能良好者④壁层胸膜摩擦,对于广泛、多发肺大疱或在探查中未发现明确肺大疱的病人,可用干纱布摩擦壁层胸膜,使其充血，促进术后形成脏、壁层胸膜粘连，从而闭合胸膜腔⑤脏层胸膜剥脱或切开，慢性气胸病人肺脏由于长期处于不张或膨胀不全状态，其表面形成纤维素包裹及纤维板，使肺脏复张困难。手术中可剥除纤维板，如果纤维板与脏层胸膜粘连紧密，不能剥除者，可考虑在肺脏表面放射状切开纤维板甚至脏层胸膜，破坏肺表面纤维板的整体性，有可能使肺复张。

Light RW 推荐原发性自发气胸的治疗方案

1．小量气　<15%一侧胸腔容　且无症状患者应保守治疗。

2．气胸量>15%，应行胸腔穿刺排气，如果不成功，则应收入院，有条件应尽快地行胸腔镜检查，于内科胸腔镜和 VATS 两者中；优选 VATS，因为它不仅可以诊断还可以治疗。如果没有胸腔镜则行胸腔闭式引流术并同时注入硬化剂行胸膜固定。

3．复发的气胸应行胸腔镜术（内科胸腔镜或 VATS）。

4．特殊高风险的职业如潜水员或飞行员等应行胸腔镜术（内科胸腔镜或 VATS）。

第三节　继发自发性气胸

继发自发性气胸（secondary spontaneous pneumothorax）指临床或 X 线证据表明患者有肺部疾病，往往是肺内原有的病灶破裂所致的气胸。如结核、硅沉着病（矽肺）、肺纤维化、肺脓肿、伴有支气管阻塞的原发性肺泡癌和转移性胸膜疾病、Marfan 综合征等；甚至还有报道，自发性气胸可以成为艾滋病（AIDS）的首发临床症状。但其中以慢性阻塞性肺疾病（COPD）及肺囊性纤维化最为常见。继发自发性气胸常使已有损害的肺功能降低更为严重，多见于中老年人。在一明尼苏达州，Olmsted County 的居民研究中，男性和女性的发病率分别为 6.3 和 2.0/100,000/年．近期英邦联众国的研究报道的 55 岁以上的男、女性发病率为 32.4 和 10.9/100,000/年．男性的发病率随着年龄的增长而增加。国内缺乏相应的统计数据。继发自发性气胸比原发性自发性气胸有较高的复发率，Videm 等人对 303 例继发性自发气胸患者经相关治疗好后平均 5.5 年进行了随访，并报道 COPD 的患者复发率为 44%（24/44），非 COPD 的患者复发率为 39%（96/249）。

一、临床特征

继发自发性气胸由于肺脏存在疾病，临床症状远比原发性自发气胸严重得多。绝大多数继发自发性气胸均有呼吸困难，而所见到的 X 线变化往往与呼吸困难的严重程度并不一致。

继发自发性气胸多原有肺过度膨胀，叩诊呈过清音，触诊震颤及肺呼吸音均明显减低，当气胸发生时，体格检查双侧往往无明显差别。确立继发自发性气胸的诊断是胸部 X 线片。但慢性阻塞性肺疾患发生气胸时，X 线片可表现为局限性气胸或病肺萎陷不完全。有时还需要与大的肺大疱鉴别。CT 扫描检查，有助于判别肺内的原发性病灶。

二、治疗

继发自发性气胸的最初处理几乎都是先行胸腔闭式引流术。即使气胸减轻，排出气体后症状也常可以很快好转，通常在胸管引流 24 小时以内，动脉血气即已得到改善。如果已有呼吸衰竭而需要机械通气，放置胸腔闭式引流管则更是必要，甚至有资料表明，29%～35%继发于慢性阻塞性肺疾病的气胸常需要一根以上的胸管引流。安放胸管的位置须通过 X 线和（或）CT 仔细检查并定位，选用大号蕈状乳胶管，在胸膜腔尽可能高的部位置管。置管以后若有持续漏气，应给予持续低负压（18～20 cmH_20）吸引，使胸腔的积气尽快排出，并在 24 小时以内复查 X 线胸片。放置胸管引流以后，继发性气胸的恢复远比原发性气胸困难。原发性气胸，一般肺腑胀后，漏气多在 3 天内停止；而继发性气胸，由于慢性阻塞性肺疾患，肺膨胀的平均时间约为 5 天，20%继发自发性气胸 7 天以后仍有持续漏气。

对于气胸明确起因于肺内局限性病灶者，在行胸腔闭式引流的同时，经过短期准备后应考虑电视胸腔镜辅助下或开胸探查切除肺内局限性病灶，并且做胸膜摩擦或加部分性壁层胸膜切除，使肺重新膨胀后造成“胸膜粘连”。慢性阻塞性肺疾病及肺褒性纤维化患者，急诊开胸探查手术死亡率约为 10%。因此，对于继发自发性气胸病例，无论是早期或是延期安排手术治疗，手术前、后的内科强化治疗不容忽视。

第四节　继发于 AIDS 的自发性气胸

近 10 年来，许多临床医生观察到部分 AIDS 患者在患病晚期出现气胸，严重者甚至同时或先后出现双侧气胸，而且治疗困难，死亡率明显高于无气胸患者，往往多见于合并卡式肺囊虫肺炎、肺部结核和其他肺部基础疾病的 AIDS 患者。随着发病率不断增加，AIDS 患者的气胸问题得到了传染病和肺科专家的重视，美国和英国胸科协会最新制定的"自发性气胸处理指南"中也专门提到了这个问题，但是目前对于这种气胸的处理，仍需要进一步的观察和研究。下面我们将做些介绍。

一、AIDS 患者继发气胸的临床特征

AIDS 患者发生自发性气胸的概率是一般人群的 450 倍。2001 年 Afessa 的文章认为住院 AIDS 患者中气胸的发病率为 1% ~ 2%，死亡率约为 34%。如何解释 AIDS 患者如此高的发病率呢？有人认为这是由于 HIV 感染人体后特异性地攻击辅助性 T 淋巴细胞（T 细胞，特别是 CDT4 细胞），造成人体细胞免疫功能的严重缺陷.在导致顽固的机会感染、恶性肿瘤等多系统、多器官损害的同时。会使肺巨噬细胞产生中毒效应，在肺脏反复产生炎症反应，使脏层胸膜下的肺组织发生多发的坏死，导致胸膜下存在多发的腔隙，发生破溃时就产生了气胸。胸部影像学检查发现囊肿、肺膨出或肺大疱。认为发生气胸的危险因子主要是卡式肺囊虫肺炎。

二、AIDS 患者继发气胸的治疗

由于肺脏破坏形成空腔周围的肺组织大都已经坏死，合并有 AIDS、卡式肺囊虫肺炎的自发性气胸治疗非常棘手。其发生多与 PCP 和其他肺部并发症及基础疾病有关。由于 AIDS 患者本身疾病的特点，治疗困难，死亡率高，一般单独应用胸腔闭式引流治疗较难成功，最好使用 Heimlich 活瓣或者肺大疱切除术和胸膜固定术。目前对于 AIDS 合并气胸的患者治疗仍然处于探索阶段，虽然一些方法取得一些成果，但是目前无法判断优劣，所以至今仍然没有形成有循证医学证据支持的治疗方法。还需要进一步深入研究 AIDS 本病与并发症和气胸发生、发展的关系，轻重预后的判断，以及治疗方法的改进，期望能够延长 AIDS 患者的生命，改善生活质量。

第五节　月经期气胸

月经期气胸（catamenial pneumothorax 或 menstrual pneumothorax），即与月经周期有关的反复发作的气胸。本病于 1958 年首先由 Maurer 报道，并于 1972 年由 Lillington 正式命名为月经性气胸。到 1996 年之前，仅有 80 例报道，但近年来有关报道似有所增多，已引起较为广泛的关注。其发生率仅占女性自发性气胸的 0.9%，约占 50 岁以下女性气胸患者的 5.6%。

一、发病机制

其发生原因主要与肺、胸膜或膈的子宫内膜异位（endometriosis）有关。确切的发病机制至今未明。但人们提出一些理论试图解释本病的发生机制：①胸腔内子宫内膜异位学说：其理由是气胸发作和月经周期密切有关；许多病例发现在胸腔内有子宫内膜异位，本病右侧多见且和胸腔内子宫内膜异位位置是一致；发病年龄在两者也是相同的。因胸腔有子宫内膜异位的存在，细支气管内子宫内膜病灶在经期时充血、肿胀，使管腔部分阻塞而形成"活瓣"作用，致使远端局限性充气过度导致胸膜破裂。但是也有不能解释的现象，因本病而开胸手术的病例未发现子宫内膜异位病灶考约 75%；胸部子宫内膜异位症的患者常有胸腔积液，月经性咯血，而月经性气胸并不伴有咯血和胸腔积液，因此子宫内膜异位引起的月经性气胸只代表部分气胸的病因。②膈肌通道裂孔学说：从膈肌的胚胎发育和解剖生理来看，气体自腹腔进入胸腔的途径：膈肌的先天性缺陷，如 Morgagni 孔和 Bochdalek 孔等到；膈肌上正常的食管，主动脉及下腔静脉裂孔；膈肌先天性破裂。如膈肌异位子宫内膜脱落后可形成裂孔。Meigs 综合征及肺结核患者气腹治疗后出现的气胸已经证实胸腹腔之间存在通路。但在男性中没有见到单因膈肌缺陷而发生自发性气胸者：尽管樱井等曾发现 1 例男性自发性气胸伴气腹者，并试图通过放射性核素显像法来证明其胸腹间有交通，但结果不支持。上述资料进一步证实了女性特定的发病机制。在月经期间因有不均匀的子宫收缩可能使空气进入官腔，并经输卵管到达腹腔。此时恰逢闭塞膈肌小孔的异位于宫内膜组织脱落，膈肌通道临时开放在胸腔负压吸引泵的作用下将气体从膈肌裂孔吸入胸膜腔而发病而非月经期时因黏液栓子封闭宫颈，阻断气体由生殖道进入胸腔。这种理论可解释本病许多临床征象，如做诊断性人工气腹者可诱发气胸；作物卵管结扎或子宫切除后气胸可治愈。然而具有膈肌于宫内膜异位症和缺损者少见，仅占 19%，且不少病例经手术阻断膈肌通道后仍有复发，因此不能单用本理论作全面合理的解释。②Kovarik 等理论：认为盆腔内的子宫内膜组织可能通过膈肌缺损或血流、淋巴途径播散到肺胸膜下形成病灶，并在月经期脱落造成肺内气体外漏而产生气胸。见上光平等报道 1 例经开胸探查未见膈肌异常，而在破裂的肺大疱周围发现了子宫内膜组织，更加支持了本理论。④前列腺素

(主要为前列腺素 F2α)水平升高与月经性气胸有关:前列腺素可调节肺血管和支气管平滑肌的舒缩功能。Rossi 认为本病是患者在月经期间血中前列腺素 F2α 水平上升,使支气管平滑肌收缩,气道内压力升高,促使肺泡及胸膜破裂形成气胸。且前列腺素 F2α 可引起子宫内膜坏死。但目前尚缺乏充足的证据。

二、临床特征

①气胸仅在月经期发生;②每月连续或间歇多次出现;③以 30~40 岁者最为多见;④几乎都在右侧;⑤多数呼吸困难症状较轻;⑧常合并胸腔、膈肌子宫内膜异位症(25%~37%),⑦常伴有微小的膜肌缺损(微孔)(17%~47%);⑧妊娠或应用卵巢功能抑制剂可使其不发病等。此外,月经期气胸的症状、体征及肺萎陷的程度与其发病原因有关。轻者可无症状,重者有严重呼吸困难,低氧血症甚至休克。胸痛可以很明显亦可无胸痛感觉,胸部 X 线片可以明确气胸诊断。

三、诊断标准

自发性气胸发生在月经来潮前 3 天至来潮后 5 天内,连续发作超过 3 个月者即可诊断。亦有入主张结合其他临床特点,可把发病时间放宽至月经来潮后 10 天内。

四、治疗原则

①激素疗法,常用药物有雄激素、孕激素或达那唑,月经来潮后 1~3 天 口服,主要抑制排卵及异位的子宫内膜组织,总有效率为 63%。用于症状轻,不能耐受手术及手术后复发者;②化学性胸膜粘连术,在胸腔闭式引流的同时,胸膜腔内注入高渗葡萄糖、滑石粉等,实施化学性胸膜粘连,甚至反复给予,通常亦有较好的治疗效果;③妇科或剖胸手术,包括输卵管结扎,部分性卵巢切除,双侧附件切除,子宫全切以及膈肌缺损“微孔”修补,部分膈肌切除缝合。为提高疗效,剖胸者可在关胸前用干纱布擦拭壁层胸膜,造成粘连、固定。

第六节　新生儿气胸

新生儿气胸(neonatal pneumothorax)即新生儿时期发生的气胸。自发性气胸在新生儿阶段发病率最高,一个放射学的调查结果是新生儿出生后不久的气胸发病率为 1%~2%。没有症状的气胸大约有 0.5%。男婴发病率是女婴的 2 倍,患儿往往是足月产或超过预产期后娩出者。多数患儿出生时不顺利或有胎儿窒息复苏、难产史或伴有胎粪、血液或就液误吸。气胸是新生儿危重急诊,发病急、进展快,处理不及时可危及生命。

一、发病机制

新生儿气胸发病的机制与肺初次膨胀的力学有关。Karlberg 已证实,出生后肺泡迅速开放,通过肺的压力平均为 3.92kPa($40cmH_20$)。但如果支气管由于吸入血液、胎粪或黏液发生阻塞,经过肺的高压就有可能导致肺泡破裂,(压力达 5.88kPa 可以引起成人肺泡破裂,而压力超过 4.46kPa 就可能致使新生儿肺泡破裂。伴有呼吸窘迫综合征(IRDS)的婴儿气胸发病率较高,而且越严重者其发生的可能性越大,高压通气治疗是发生气胸的重要原因。一组 295 例 IRDS 患儿中,气胸的发生率为 19%,其中;连续气道正压呼吸的发生率为 11%;间歇正压伴呼气末正压通气者为 2%;而无辅助呼吸的婴儿气胸发生率仅为 3.5%。

二、临床特征

根据气胸量的多少,临床上可无症状或呈严重的急性呼吸窘迫综合征(IRDS)。小量气胸,可无症状或仅有烦躁不安;大量气胸又可引起 IRDS,在严重的患儿可有明显的呼吸急促(>120/min)、喉鸣、呼吸三凹征和发绀。体格检查较难发现异常,心尖搏动向健侧移位常常是更为可靠的体征。由于新生儿的呼吸音在胸廓广泛传导,患侧呼吸音是否消失不易判断。

IRDS 患儿发生气胸当时生命体征就有明显的改变。在 Ogata 研究一个 49 例 IRDS 并发气胸的病例中,心脏骤停的占 24%(12/49)其他大部分的患儿脉搏降了 10~90/min,血压降了 8~22mmHg,尽管 PaO_2 随着气胸的发展也下降,可 PH 和 $PaCO_2$ 没有相应的改变。对于任何有 IRDS 的新生儿或任何 IRDS 病情恶化的婴儿都应考虑到气胸。胸部 X 线片是气胸与下列疾病鉴别的基础,包括:纵隔积气,肺透明膜性疾病,吸入性肺炎,先天性肺囊肿及膈疝等。高质量的后前位胸部 x 线片即可明确诊断。

三、治疗

无症状或仅有轻微症状的气胸,可能加重或发展成为张力性气胸。因此,要进行严密观察。大多数患儿数日后气胸可以吸收而康复。供给氧气可加快气胸的吸收,故吸氧疗法可用于治疗早产儿的少量气胸。症状重的新生儿则应该放置闭式胸腔引流管,漏气多能在 24h 内停止。停止漏气后 24~48h 拔除胸引管。并发于 IRDS 的婴儿气胸使已降低的通气状况更加危险.故几乎都要进行胸腔闭式引流并且给予机械辅助呼吸。通常间歇性正压通气即可维持足够的气体交换,但在有些患儿,使用呼吸机以后通过细支气管、肺泡—胸膜瘘使气体大量逸漏,采用保持自主呼吸条件下的高频正压通气(HFPPV)可能是维持足够气体交换量的有效方法。

第七节 创伤性气胸

穿透性胸部创伤,如刀、子弹、弹片等由皮肤向内累及胸膜、肺、支气管、气管、食管;钝性胸部创伤时,肋骨骨折断端刺破肺或撕裂肺,空气通过各种途径进入胸膜腔,称为气胸。医源性因素越来越多见。如胸腔穿刺,针刺治疗,经皮胸膜、肺活组织活检,经支气管肺活组织检查,锁骨下静脉或颈内静脉插管,胸外心脏按压,正压呼吸机应用等均可引起气胸。根据胸部创伤的伤口是否为开放性抑或闭合性,以及胸膜腔内压力的改变,将气胸分为闭合性、开放性及张力性气胸三大类。

一、闭合性气胸

多见于闭合性损伤,空气经肺的破裂口进入,也可经胸壁小伤口进入胸膜腔随之伤口迅速闭合,胸膜腔与外界大气不通,空气不再进入胸膜腔,胸膜腔压力仍低于大气压。

(一)病理生理

空气进入胸膜腔后,伤侧肺脏萎陷,故肺的气体交换面积减少。胸内负压减少限制静脉血回流到心脏。除通气功能减低外,被压缩肺动脉血可产生功能性的右向左分流,造成缺氧,但其程度有限,因为被压缩的肺内血管阻力增加,流经该侧肺的血液也大为减少,故缺氧仍可代偿。

(二)临床表现及诊断

根据肺萎缩程度可分为小量、中量及大量气胸。

小量气胸指肺萎陷在 1/3 以下,患者可无明显的呼吸、循环功能紊乱;中量气胸指肺萎陷 1/3 ~ 2/3;而大量气胸则肺萎陷 > 2/3。中量或大量闭合性气胸的最常见症状为胸痛及呼吸困难,重者有发绀。体检见气管向健侧偏移,伤侧呼吸音明显减弱或消失,且呼吸运动减退,叩诊呈鼓音,有的患者可出现皮下气肿。X 线胸部检查是诊断气胸的重要手段。中量或大量气胸可见萎缩的肺,诊断无困难。但小量气胸易漏诊。若患者情况允许,于站立位行后前位呼气相和吸气相,或伤侧的侧卧位摄胸片,更易显示气胸的程度。胸腔穿刺测压及抽气,不仅有助于诊断,也是治疗的手段。大量气胸置胸腔闭式引流后,肺仍不能膨胀者,则应行纤维支气管镜检查,注意有无支气管损伤及管腔阻塞。必要时可行急诊胸膜腔镜检查。

(三)治疗

视气胸的量、肺萎缩的程度,呼吸困难的严重性和有无合并伤而定。少量气响只需观察,一般无需特别处理。如无继续漏气,气胸可在数天内被吸收,腔内压力亦逐渐恢复正常,萎缩的肺随之复张。中量及大量气胸应特别注意,随时警惕张力性气胸的发生,老年患者尤应注意。最佳治疗措施应在锁骨中线第2、第 3 肋间放置胸腔引流管。而用胸腔穿刺法抽气很难将气体完全排净,大的肺实质或支气管漏气,一时难以闭合创口,频繁摄胸片复查亦不方便,况且当肺复张时,穿刺针头可再造成新的损伤。胸腔闭式引流管持续吸引可使肺复张。如无效,在考虑可能因胸腔引流管位置不佳,肺裂口过大,或有支气管、气管破裂等情况。若置胸腔引流管后肺仍膨胀不全,还残留有气胸时,可改变患者体位。再无效时,可放置第 2 根胸腔引流管于残腔内,并加用负压吸引,一般为 2.45kPa。若胸腔引流管内有持续气体排出,而肺仍不复张,可加大负压吸引。仍无效别,应考虑有支气管破裂可能,若病情逐渐加望而尚不需要紧急开胸手术的患者,可先行纤维支气管镜检查或胸腔镜检查加以确诊。肺复张几乎都会引起暂时性的胸膜剧痛,可用适量止痛剂。肺复张后有可能发生伤侧的急性肺水肿。其机制可能是肺的持久萎纸缺氧使被压缩的肺泡壁渗透性改变,肺泡表面活性物质丧失,胸腔引流时较强的负压吸引后,使肺毛细血管压降低,血流量亦增多,从而促使发生间质性肺水肿。肺复张后急性肺水肿,多见于自发性气胸。而创伤性气胸多因处理及时,肺复张得早,故很少见。如果发生急性严重的肺水肿,应使用呼吸机作呼气末正压(PEEP)通气。由于肺含水量过多,间质水肿,故应将肺内水分移除,且应保持有效循环血容量。一般在兼顾维持血压情况下,应使患者保持轻度脱水状况因而应在连续监测中心静脉压、动脉血压,以及尿量、血细胞压积等不断对比的情况下,适当进行利尿及补液。通常每日入水量以 1500ml 为宜,也可适当补充胶体液,如 20% 的人体白蛋白,以提高血浆胶体渗透压。

二、开放性气胸

多见于战伤,由枪弹、爆炸物等火器伤引起,平时则多由锐器刺伤所致。开放性创伤使胸膜腔与外界大气相通,呼吸时空气可自由进出胸膜腔,引起伤员的呼吸与循环功能迅速发生严重的紊乱。

（一）病理生理

伤侧胸腔与外界交通，负压消失，肺受压萎缩。吸气时，空气从胸壁伤口进入胸腔，加重伤侧肺的受压萎缩，使纵隔移向健侧，健侧肺亦受一定压缩，使通气量明显减少。呼气时，空气从伤口迅速逸出体外，而健侧肺从呼吸道排出空气则需要克服一定阻力，于是纵闲又向伤侧移位。纵隔在每次呼吸运动中的左右摆动称为纵隔摆动，可刺激纵隔及肺门神经丛，引起或加重胸膜肺休克。纵隔摆动也影响心脏功能及静脉回流，导致循环功能紊乱。患者吸气时，健侧肺扩张，伤侧肺进一步萎缩，伤侧肺排出的含氧量低的气体同呼吸道吸入的新鲜空气混合一起进入健侧肺；呼气时，一部分从健侧肺排出的气体又进入伤侧肺这样残气的对流使呼吸无效腔增大，残气量增多，可造成严重的缺氧。伤侧肺萎缩，该侧肺动脉血未能充分氧合，起着大量右向左分流的效果，使动脉血氧分压及氧饱和度下降，亦加重了缺氧。创口面积大于气管的截面积。如不及时处理，可因呼吸时空气首先从阻力低的胸壁伤口进入而不是正常的从气道进入肺，使肺内换气显著减少，患者不能维持满意的胸膜腔内压力以维持必要的气体交换；还可因咳嗽无力，不能排出支气管内分泌物，引起呼吸道堵塞而导致死亡。

（二）临床表现和诊断

患者表现有烦躁不安、呼吸困难、脉搏细弱频速、紫绀、血压降低，甚至休克，检查时可见胸壁上有明显的伤口，与胸腔相通。小伤口可听到空气随呼吸进入刨口所引起的“嘶嘶”声，体检发现气管偏移，伤侧呼吸音减弱或消失，有时可听到纵隔摆动声。X线检查证实有气胸。

（三）治疗

所有开放性气胸患者，均需立即急救处理。临床上有两种行之有效的方法。

1.立即封闭胸膜腔伤口　在患者用力呼气末，立即用大块凡士林纱布或无菌厚敷料覆盖包扎封闭伤口。当创口内缘出血严重时则用填塞止血法。使开放性气胸转变为闭合性气胸，但必须注意有形成张力性气胸的危险。伤后6h以内的小型伤口，无呼吸功能损害者，仅需清洁伤口，无需包扎或行简单的清创缝合术。

2.立即气管内插管进行机械呼吸　全身麻醉下施行清创术，切除无生机的胸壁软组织，清除胸内异物和肋骨碎片，修整肋骨残端或切除已粉碎的肋骨。探查并处理胸内创伤，清洗胸腔，放置胸腔闭式引流管，分层缝合创口。术后给予破伤风抗毒素及抗生素控制感染。

三、张力性气胸

多见于胸壁闭合伤。空气经肺或支气管的破口进入胸膜腔，但由于伤处的活96作用，气体不能排出，使胸腔压力大于大气压，便可产生张力性气胸。开放性气胸如胸壁创口封闭不严密，亦可产生。由于目前呼吸机应用日益普及，其造成的张力性气胸比自主呼吸产生的危险性更大，应多加注意。

（一）病理生理

由于空气进入胸膜腔的通道形成活瓣，每次呼吸时空气易进入胸腔而难于排出，或进多出少，使胸腔内压力不断升高，肺进行性被压缩，纵隔推向健侧，并使健侧肺亦受压，呼吸通气面积减少，但血流仍灌注不张的肺组织而产生分流，引起严重的呼吸功能不全、低氧血症。另外，纵隔移位使心脏大血管偏移，循环功能亦受干扰。张力性气胸最主要的变化为进行性缺氧。而应用人工呼吸机时，存在肺或支气管损伤，则由于短期内产生胸腔正压，将大大提高中心静脉压。这时由于胸膜腔内压力高，静脉回心血量减少，再加上纵隔移位，将造成严重呼吸和循环功能障碍。

（二）临床表现及诊断

呼吸极度困难、烦躁不安，严重者可昏迷。紫绀明显，大汗淋漓，脉搏细弱，血压降低。所有颈胸呼吸肌均参与剧烈运动，常伴有纵隔及颈部和胸部的皮下气肿。若有胸壁创口，吸气时可听到“吸吮声”。体检发现胸壁饱满，肋间隙增宽，呼吸运动明显减弱，气管显著移向健侧。叩诊伤侧胸部呈鼓音，呼吸音消失。胸腔穿刺测压，腔内压力为正压，>0.98kPa。排除胸腔内气体后，压力降低，但不久因胸膜腔内气体增多，压力又升高。判断的简易方法，对用2ml注射器于第2、第3肋间刺入，针芯可被空气弹顶出。一旦出现上述情况应立即处理，不应拖延或拍摄胸部X线片。若因张力性气胸已出现血压下降，则数分钟后心跳将停止。X线片可见整侧肺压缩，纵隔移向对侧，横膈平坦且圆顶消失。应用机械呼吸可并发张力性气胸。当潮气量正常，而通气压增加伴有中心静脉压升高时，表示存在张力性气胸。

（三）治疗

急救：正确的治疗在于及时减压，在前胸锁骨中线第2肋间放置胸腔引流管，使大量气体得以排出。如一时无相应设备，在紧急情况下可在第2、第3肋间用粗针穿刺后接橡皮管，水封瓶以排气减压；或用任何干净的锐器在前胸第2肋间刺破胸腔以排气减压。胸腔闭式引流发现有持续漏气，肺不能复张，疑有严重肺裂伤或文气管断裂应开胸探查，施行相应手术。

第八节　医源性气胸

医源性气胸(Iatrogenic pneumothorax)由于侵入性检查及治疗的广泛应用，医源性气胸的发病率呈增高趋势。目前，大多数医源性气胸的原因为：经支气管活检、经皮肺穿刺活检、较高压力的呼气末正压通气和锁骨下静脉插管损伤等。气胸的发生率大致是：经皮肺穿刺活检为24%、胸膜活检为3%、经支气管肺活检为5.5%，以及胸腔穿刺为2%；另一组机械辅助通气的553例病例中，发生气胸22例(4%)，其中：有吸入性肺炎者占37%、慢性阻塞性肺疾病患者占8%、正压通气治疗者占15%。此外，医源性气胸也常并发于心肺复苏的抢救过程之中。医源性气胸的临床表现取决于患者的状况和相关的诊疗操作过程。如果气胸是机械通气的并发症，患者则可能在使用机械通气治疗中突然发生症状恶化，呼吸短促，呼吸机峰值压和稳定压力突然升高，或有人—机械分离，很难再行机械通气。明确诊断有赖于胸部X线片。医源性气胸发生于正压通气时，如果有呼吸或心血管功能恶化，而立即停止辅助通气又不可能，应立即置入胸腔闭式引流管，否则可能会发生张力性气胸。引流管至少保留48小时，待漏气完全停止后再考虑拔除。有时支气管或肺泡—胸膜瘘较大，以致气体未经交换而大部分由引流管排出，使用高频通气则可能是保持足够供氧的有效方法。但若患者没有自主呼吸，应警惕发生CO_2积蓄。医源性气胸，症状可以从无到严重的呼吸窘迫。一般而言，如果无症状或仅有轻微症状，气胸占据单侧胸腔容量小于30%，可予密切观察并给予氧气吸入；但如果症状较重，气胸占据单侧胸腔容量超过30%或有继续加重，就必须行胸腔闭式引流，排出胸腔气体。当气胸继发于经皮肺穿刺活检或经支气管肺活检，通常应进行胸腔闭式引流，但应注意有无较大的支气管阻塞。有阻塞者置人引流管以后，肺不能膨胀充满患侧胸腔，却很可能会引发脓胸。所以，在胸膜腔置入引流管以前应进行支气管镜检查。如无阻塞，用引流管引流后肺将很快再膨胀，48小时内漏气停止，肺膨胀和漏气停止24小时后即可拔除引流管。

参考文献

1.张敦华．实用胸膜疾病学．上海：上海医科大学出版社，1997.243－258

2.林滔．胸外科临床禁忌手册．北京：中国协和医科大学出版社，2002

3.Richard W.Light .Pleural Diseases. the fifth edition LIPPINCOTT &WILKINS 2007,306－339

4.叶任高，陆再英．内科学．北京：人民卫生出版社，2007.110－115

5.Vail WJ, Always AE, England NJ. Spontaneous pneumothorax. Dis Chest 1960;38:512－515

6.Maeda A, Ishioka S. Yoshihara M, et al .Primary spontaneous pneumothorax detected during a medical check up. Chest 1999;116:847－848

7.Kircher LT Jr, Swartzel RL. Spontaneous pneumthorax and its treatment. JAMA1954;155:24－29

8.Chernick V, Avery ME, Spontaneous alveolar rupture at birth. Pediatrics 1963;32:816－824

9.Northfield TC. Oxygen therapy for spontaneous pneumothorax. Br Med J1971;4:86－88

10.Noppen M, Alexander P, Driesen P, et al. Manual aspiration versus chest tube drainage in first episodes of primary spontaneous pneumothorax: a multicenter, prospective randomized pilot study .Am J Respir Crit Care Med 2002; 165:1240－1244

11.Minami H ,Saka H, Senda K, et al .Small caliber catheter drainage for spontaneous pneumothorax. Am J Med Sci 1992;404:345－347

12.Liu CM, Hang LW, Chen WK, et al Pigtail tube drainage in the treatment of spontaneous pneumothorax .Am J Emerg Med 2003;21:241－244

13.Sharma TN, Agnihorri SP, Jain NK, et al .Intercostal tube thoracostomy in pneumothorax: factors influencing re－expansion of lung. Indian J Chest Dis Allied Sci 1988;30:32－35

14.Engdahl O, Boe J. Quantification of aspirated air volume reduces treatment time in pneumothorax .Eur Resp J 1990;3:649－652

15.Videm V, Pillgram－Larsen J, Ellingsen O, et al , Spontaneous pneumothorax in chronic disease: complications, treatment, treatment, and recurrences Eur J Respir Dis 1987;71:365－371

16.Afessa B. Pleural effusions and pneumothoraces in AIDS J Curr Opin Pulm Med, 2001, 7(4):202－209

17.Chernick V, Reed MH. Pneumothorax and chylothorax in the neonatal perod J Pediatr 1970;76:624－632

（崔有斌　符显明　许力军）

第二十一章　血胸

胸膜腔间隙内积聚着血液称之为血胸(hemothrorax)。真正的血胸,积血的血细胞比容或红细胞计数应该等于或大于末梢血的50%,不足50%的称之为血性胸腔积液(bloody pleural effusions)。胸膜腔积液的血细胞比容达5%时肉眼看上去就如同积血一样。

根据血胸发生的原因和机制的不同,可将血胸分为创伤性血胸(traumatic hemothorax)和非创伤性血胸(nontraumatic hemothorax)。绝大多数血胸是由于穿透性或钝性胸部创伤所引起。非创伤性血胸少见,可继发于某些胸部或全身性疾病,极少数病人难以找到明确的引起出血的原因。

第一节　创伤性血胸

胸壁、肺、胸内大血管或心脏的穿透伤或钝性伤均可引起胸膜腔内积血称为创伤性血胸。同时存在气胸时称为创伤性血气胸。血胸是胸部创伤严重并发症之一,胸内大出血是胸部外伤的早期死亡的重要原因。

一、病因和发病机制

胸部刀伤、枪弹伤等穿透性损伤或肋骨骨折、胸部挤压伤等钝性损伤是引起血胸最常见的原因。在胸部创伤中血胸的发生率很高,特别是血气胸。医源性血胸(iatreogenic hemothorax)是医师给病人作诊断和治疗性操作所引起,如胸腔穿刺,胸膜、肺组织活检,中心静脉插管,主动脉造影,胸腔镜或纵隔镜检查,心肺复苏等引起胸壁、肺、胸内大血管或心脏的穿透伤或撕裂伤,创道通入胸膜腔,造成血液在胸腔内积聚,也应归类于创伤性血胸。

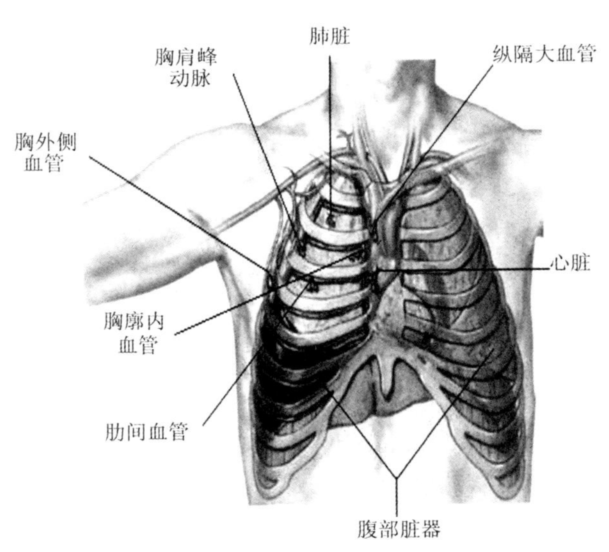

图 21-1　创伤性血胸的来源示意图

胸膜腔积血的来源有:①心脏或大血管出血:包括主动脉及其分支,上、下腔静脉和肺动、静脉破裂,出血量多而急,病人常在短时间内因大失血而死于现现场;② 体循环出血:多来自肋间血管或模膈血管破裂出血,如累及动脉,由于压力高出血不易自行停止,因而出血量较多常需开胸止血;③肺循环出血:常为肋骨骨折断端或刀刃刺破胸膜及肺边缘所致,因肺循环压力低,出血处常能被血块封闭而自行停止,一般出血量不多，大多数不需要开胸止血。

血胸发生后，不仅因丢失血容量而出现内出血征象，并随着胸膜腔内血液的积累而压迫肺使入萎陷，并将纵隔推向健侧，同时心脏受压，因而严重地影响呼吸和循环功能。胸膜腔内的积血，由于肺、心、和膈肌运动起着去纤维蛋白作用，多不凝固。但如出血速度快，去纤维蛋白作用将不完善，则在胸内凝固成块，形成凝固性血胸（coagulating hemothorax），血块机化后形成纤维组织束缚肺和胸壁，限制胸壁活动幅度，压迫肺组织，损害气体交换功能，胸膜纤维组织板的厚度可达数毫米，这种情况称之为纤维胸。积聚的血液是细菌的良好培养基，血胸未经及时处理而滞留在胸膜腔内，从胸壁或胸内器官创口进入的细菌，易引起胸膜腔感染而形成脓血胸（pyohemothrorax）。

胸部外伤后2天后发生的血胸称为迟发性血胸（delayed hemothorax），应引起临床的高度重视。其原因可能为：①肋骨骨折端刺破肺组织或胸部壁血管出血；②胸腔内压力骤变导致肺裂伤；③创面的血凝块脱落、感染或异物残留等原因。其中以多发性肋骨骨折发生的概率较高，因此，有人主张这些患者至少在3周内定期进行胸部X线检查。

二、临床表现

创伤性血胸的临床表现，取决于损伤部位的出血量和速度，以及并发伤的程度，需要强调的是患者损伤后，血管出血如为持续性，伤后在几小时或几天后可以发展为中量或大量血胸，所以临床处理中对少量血胸患得甚至早期无血胸表现但有可能出现血胸的患者应严密观察。临床上根据胸腔内积血量多少可分为：①少量血胸：指积血量在500ml以下，X线检查仅见肋膈角变钝或消失，液面不超过膈顶平面，合并液气胸时可见肋膈角区有液平面。如患者体质较好、出血速度不快、常无明显症状和体征。②中量血胸：指积血量为500～1000ml，X线胸片可见积液达肩胛角平面或上界达肺门平面，伤员可表现为内出血症状，如面色苍白、躁动不安、呼吸困难、脉搏细弱、血压下降等，查体可发现伤侧呼吸运动减弱，下胸部叩诊呈浊音，听诊呼吸音明显减弱，积血部位上方可闻及支气管、肺泡呼吸音。患者可有休克前表现。③大量血胸：指积血量在>1000ml，X线胸片检查可发现胸腔积液量超过肺门平面，甚至全血胸，导致一侧胸部呈现一片致密而均匀的阴影及纵隔移位征象。患者因失血量大，出现严重的呼吸与循环紊乱症状。休克症状严重，有躁动不安、皮肤湿冷、脉搏细弱而快、呼吸急促、血压下降等。体检发现患侧呼吸运动减弱、肋间隙饱满、气管向健侧移位、叩诊呈浊音、呼吸音明显减弱或消失。患者可处于休克状态。有血气胸者上胸部叩诊呈鼓音，下胸部呈浊音。因肺部裂伤引起的血胸患者常伴有咯血。开放性血气胸病人可直接观察到血液随呼吸自创口涌出的情况，并可据此估计胸内出血的严重程度。中等量以上的血胸，X线检查示大片浓密的积液阴影和纵隔移位征象。血气胸时可见液平面，肺萎缩更清楚。临床所谓大、中、小三种不同程度的出血，只是相对而言，其临床表现还取决于患者受伤前的体质情况、伤势情况，处理患者时应进行综合判断，切不可拘泥于几百毫升出血量的差异。

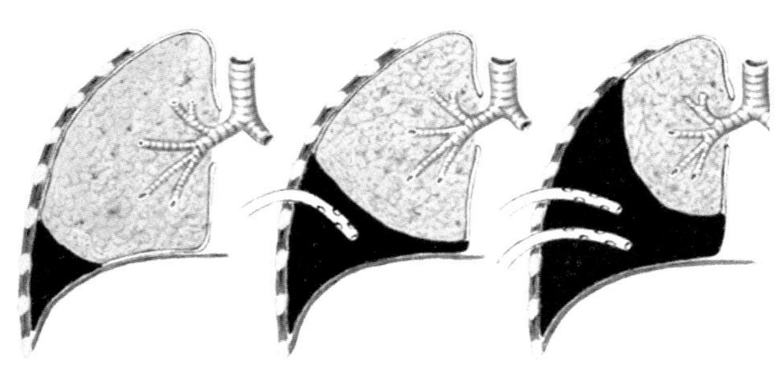

图21－2　创伤性血胸

1.少量血胸　2.中量血胸　3.大量血胸

超声波检查可发现液性暗区，对估计积血的多少、胸部穿刺部位的选择，尤其是少量出血的判断有重要价值。

三、诊断和鉴别诊断

根据外伤史、临床表现、辅助检查及特殊检查，可以得到临床的初步印象。胸腔穿刺抽得不凝固血液时则可确定诊断。在凝固性血胸时不易抽得血液或抽出和量很少,但内出血症状加重,X 线胸片示积液增多。另外,在临床症状严重时,可以根据物理诊断检查,直接先作胸腔穿刺来确立诊断,而不必等待或根据不能先作 X 线胸片检查。

进行性血胸的判断:有下列情况者提示出血仍在继续:①持续脉搏加快、血压下降、或虽经补充血容量血压仍不稳定;②闭式胸腔引流每小时超过 200ml,持续 3 小时或 24 小时超过 1000ml;③重复测定血红蛋白量、红细胞计数和红细胞比容进行性降低,引流胸腔积血的血红蛋白量和红细胞计数与周围血相近,温度较高;且迅速凝固。由于存在迟发性血胸的可能,因此在外伤后 3 周内应定期进行 X 线检查随访胸内情况。

感染性血胸的判断:①有畏寒、高热等全身感染表现;②抽出胸腔积血 1ml,加入 5ml 蒸馏水,无感染呈淡红透明状,出现混浊或絮状物提示感染;③胸腔积血无感染者红细胞计数白细胞计数比例与周围血相似即 500:1,感染时白细胞计数明显增加,比例达 100:1 可确定为感染性血胸;④积血涂片和细菌培养发现致病菌有助于诊断,并可依据此选择有效的抗生素。对医源性创伤性血胸,诊断一般不难,通常发生于医疗操作后几个小时之内病人出现出血征象及呼吸循环症状。胸片及 B 超有助于诊断,胸腔穿刺是简便的诊断方法。

血胸应与胸膜的原发性或转移发生性恶性肿瘤、结核、肺栓塞等引起的血性胸腔积液相鉴别。后者除血红蛋白含量明显不同及没有外伤病史外,均有疾病本身的特征,因此,与血胸鉴别多无困难。

四、治疗

根据伤后出血的持续时间和血量多少以及全身状况选择不同的治疗方案。创伤性血胸治疗的目的是防止休克,对活动性出血进行止血,清除胸腔积液,防止感染,保护肺功能,使肺尽早复张。

(一)非进行性血胸

估计胸腔内积血少于 200ml 时可自行吸收,不需要穿刺抽血。积血量超过 200ml 时应尽早进行胸腔穿刺,尽量抽净积血,促使肺复张,改善呼吸功能。对于 500ml 以上的血胸,应早期放置胸腔闭式引流,尽快排出积血和积气,使肺及时复张,既可预防脓胸的发生,也可起到监测漏气和活动性出血作用。因为长期的胸膜腔引流可导致脓胸,明显增加死亡率,因此我们主张要早期拔除胸腔闭式引流管。在排出积血,促使肺脏复张,改善呼吸功能的同时,应使用抗生素预防感染。

(二)进行性血胸

在进行输血、输液及抗休克治疗的同时及时地进行开胸探查或行电视胸腔镜探查手术(VATS)。目前尚未有准确多少出血量就需要手术的标准,因为个体之间具有较大的差异性。一般认为如果有进行性血胸表现时如胸腔闭式胸腔引流每小时超过 200ml,持续 3 小时等式时就需要手术,大约有 10% ~ 20% 的血胸患者需要开胸手术或 VATS。电视辅助胸腔镜外科(VATS)对血胸既有诊断价值,又有治疗作用。用电视胸腔镜处理经过认真选择的胸部外伤病人时,具有安全、微创、准确、有效的特点,可部分代替开胸探查术,但对心脏大血管损伤大出血伴休克者,胸腔镜仍有局限性,应选择紧急开胸以免贻误抢救时机。

(三)凝固性血胸

小的凝固性血胸,早期可在胸腔内注入链激酶,24h 后将已溶解的积血抽出,可反复多次。尚可以进行理疗,多数可以吸收而不需手术。中等以上的凝固性血胸,除继发感染外,还由于血胸机化影响肺功能,因而待伤员情况稳定后,应争取早期行凝固性血胸清除术。一般在 2 周左右手术比较简单。随着电视胸腔镜的发展,许多常规开胸手术均可用 VATS 完成。采可以采用 VATS 治疗凝固性血胸,其具有手术时间短、出血量少、创伤小、恢复快、住院时间短、并发症少等优点。若时间较久,血肿机化,成为纤维胸,手术较困难,常需行肺纤维板剥脱术。

(四)感染性血胸

若已继发感染形成脓胸时,应及时放置闭式引流,排除积脓,并保持引流通畅。同时全身应用大剂量敏感的抗生素,避免形成慢性脓胸。

(五)自体输血在创伤性血胸抢救中的应用

创伤性血胸病人的抢救治疗中,输血是一种重要的紧急治疗手段,尤其对失血性休克者,通常对病人进行同型异体输血治疗。近年来国内外研究认为创伤性血胸病人在进行急诊床边胸腔闭式引流的同时,将引流回收的胸血及时自体输血来抢救治疗病人,获得满意临床效果。一般认为血胸患者自体胸血回输适应证为:①闭合性血胸是绝对适应证;②同时也适用于血气胸及锐器引起的瞬间开放性血气胸,正常人支气管末梢、肺泡处于无菌状态,污染机会很少,因此一般血气胸病人可以进行胸血回输。胸血回输前必须排除食道、气管的伤,否则应放弃胸血。对于血量少于 400ml,又无失血性休克表现的,作者不主张自血回输,可以通过输液补充治疗。

第二节 非创伤性血胸

非创伤性血胸又称自发性血胸（spontaneus hemothorax）。此类病人均无外伤史.但有时可有咳嗽、腹压增加、负重、疲劳、运动、突然变换体位等诱因。尽管自发性血胸临床少见，但病因多种多样，若对其缺乏了解和认识，常常造成临床漏诊和误诊，导致不正确处理.产生严重后果。非创伤性血胸除无外伤史外，临床表现与创伤性血胸相似，主要也表现为内出血和胸腔内器官受压的征象。

一、恶性肿瘤（malignancy）

（一）病因和发病机制

自发性血胸最常见的原因是原发性或转移性恶性胸膜疾病。肺癌或其他转移瘤侵犯胸膜时经常引起血性胸腔积液，极少数情况下可引起大量胸膜腔积血。肿瘤引起血胸的机制可能是：肿瘤细胞分泌的促血管形成因子使肿瘤周围侧支血管密集血流丰富，当肿瘤继续增大压迫自身回流静脉时.造成肿瘤周围血管内淤血，形成严重的静脉曲张，曲张血管内张力过大时可造成血管破裂，形成难以自止的出血。

（二）诊断和治疗

胸腔穿刺后测定胸腔积液的血细胞比容可以确定是血性胸腔积液还是真正的血胸。此类病人预后不良，无手术根治的可能性，故应尽可能采用保守治疗措施。如果出现明显胸内器官受压征象对，可考虑安置胸管引流。出血量大，引起血流动力学改变时，若全身状况允许仍可考虑开胸探查止血，并可考虑肿瘤病灶的姑息切除。

二、医源性凝血紊乱（iatrogenic coagulopathy）

（一）病因和发病机制

这是引起非创伤性血胸最常见的原因之一。常发生于应用肝素或华福林治疗肺梗塞、深层静脉拴塞、人工心脏瓣膜置换术后的抗凝治疗开始后的4～7天，个别病人发生于抗凝治疗开始后的60天和150天。男女比例相等。进行抗凝治疗的肺梗塞病人发生胸腔积液者高达51%，其中70%以上为血性胸腔积液，发生血胸者很为罕见，血胸几乎都发生在病侧，然而手术证实出血来源于胸膜表面，而不是梗塞的肺组织。以往的研究认为抗凝治疗过程中发生自发性血胸与凝血时间延长过度、超出治疗规定范围关系密切。但最近Fenado收集的13例这类病人中仅5例凝血时间延长超出治疗参数，8例均在治疗要求量之内。这可能是由于各人对抗凝药物的敏感性差异颇为悬殊，人们对肝素化监测难以制定出一个精确敏感简便易行的方案。一般认为凝血酶原时间延长一倍时则会产生自发性出血倾向。给予一定总量肝素时，间断的冲击剂量给药法比持续缓慢点滴络药有更大的出血倾向，育人报告抗凝治疗继发血胸12例中10例是采用了间断冲击法给药。

（二）诊断和治疗

胸腔穿刺抽得血性积液后作血红蛋白和血细胞比容测定可以鉴别协助诊断。发生血胸后应立即停止使用抗凝药物，安置胸管引流，以便监测出血速度、缓解积血填塞所引起的呼吸困难，并预防后期可能发生的纤维胸。

三、凝血障碍相关疾病（coagulopathy—related desease）

（一）病因和发病机制

全身出凝血障碍相关疾病引起的血胸临床极为少见，仅见于零散的个案报告。凝血因子缺乏、血小板减少或毛细血管功能不正常均可造成出凝血障碍，造成自发性血胸或在轻微外伤的诱因后发生血脚。收集到的有关疾病包括血友病、血小板减少症等，其中以血友病比较常见，大多为青年男性。发生率约为1.5%。

（二）诊断和治疗

出凝血疾病引起的自发性血胸病人，常伴有皮下及肌肉出血、关节腔积血、胃肠道出血、泌尿生殖系统出血。追问病史、做凝血因子的化验室检查有助于诊断。胸腔穿刺是确定诊断的必须手段。鉴于这类病人有出血倾向，胸腔穿刺最好在X线胸片和B超指导下，由具有相当经验的医师操作，减少再损伤的发生机会。诊断血胸后应安置适当的胸管引流积血，预防出血性填塞，避免纤维胸形成，监测血液丧失情况。当然，同时给予输注新鲜血及相应的凝血因子才能有效地控制出血。

四、原发性血管病变（primary vascuLar event）

（一）病因和发病机制

原发性体循环系统血管疾病中胸主动脉瘤和主动脉夹层动脉瘤破裂是非创伤性血胸员常见的原因之一。正常入主动脉壁可耐受约70千帕压力，不易发生破裂。先天发育不良或老年退行性变或粥样硬化使动脉空中层失去弹性，病变段逐渐膨大.形成主动脉瘤或内膜层断裂后，血液进人中层形成夹层动脉瘤，动脉瘤破裂则引起大量出血。破裂发生在升主动脉时，出血易进人心包、纵隔和胸腔。破裂可在轻微外伤、胸腹压增加或情绪波动血压升高等诱因下发生。破裂发生后绝大多数病例在数小时内死亡，极少数主动脉瘤或主动脉夹层动脉瘤破裂引起血胸后可拖延几天到几个月。这是因为主动脉裂口小或和纵隔胸膜无破口，血块及胸膜下血肿暂时堵塞主动脉瘤裂口，出血暂时停止或很缓慢。一旦又复破裂则造成严重后果。早期识别主动脉瘤破裂给予及时积极处理，可以降低死亡率。体循环血管病变引起血胸的少见报道有：动脉导管末闭、乳内动脉瘤破裂、脾动脉瘤破裂并穿透膈阴肌、老年性肋间动脉自发破裂等。肺循环系统血管病变也是自发性血胸较常见的原因。其中以遗传性毛细血管扩张症（Osler 病）和肺动静脉瘘最常见。破裂发生前可有感冒、咳嗽、疲劳、用力过度等诱因，也可无任何诱因。

（二）临床表现、诊断和治疗

主动脉瘤或夹层动脉瘤破裂引起的血胸常发生于左侧，是右侧的四倍，绝大多数病人表现为突发的、剧烈的、刀割样或撕裂样胸痛，可放射至前胸、后背、颈部或腹部。呈现焦虑不安、大汗淋漓、面色苍白、心率加速等休克表现，但常有血压增高，有高血压病史者此时血压更高。有时可出现主动脉瓣关闭不全和两侧颈、肤、被动脉搏动不对称的临床体征。X 线胸片示上纵隔或主动脉弓影增宽，且短时间内有进行性扩大。

B 超检查可协助诊断。主动脉造影可明确诊断。诊断明确后应及早开胸手术探查做主动脉病变段置换或姑息性破裂处修补术。如果临床症状严重，胸片示胸腔积液，胸穿抽得全血，即可诊断为进行性血胸，因其病情严重，不能等待主动脉造影，而应立即开胸手术探查。引起自发性血胸的罕见的体循环血管病变明确诊断一般都在开胸探查后才能得到。osler 病和肺动静脉瘘破裂穿入支气管内比穿入胸腔内常见得多，大约 25% 病人有咯血症状。妊娠期容易发生病情的发作，可能与妊娠期新陈代谢旺盛，动静脉瘦的血流通量增加有关。自发性血胸同时伴有咯血症状时应首先想到肺血管畸形的可能。肺血管造影可以明确诊断。

以往对肺血管畸形均主张积极手术治疗切除被累及的肺叶，其存活率明显高于保守治疗组。但最近介入放射学的兴起改变了这种看法，有人报告作肺动静脉畸形的栓塞治疗可以获得满意的效果。妊娠期也不禁忌这种栓塞疗法。当然，栓塞疗法的同时必须早期安置阄腔闭式引流，以排除积血并有利于出血速度的观察。如果病人的血液动力学不稳定、出血速度较快或造影证实动静脉瘘较大时，仍应考虑开胸手术切除被累及的肺叶。

五、特发性血胸（idiopathic spontaneous hemothorax）

特发性血胸是自发性血胸最常见原因之一，常见于青年男性。1900 年 Pitt，ROlland 三人分别报告了他们各自发现的第一个病例。

（一）病因和发病机制

：特发性血胸多系胸膜顶部粘连带断裂所致。并发气胸时又称自发性血气胸（spontaneous hemopneumothorax），粘连带内的新生血管没有肌肉成分，不能收缩．其血液供应又来自锁骨下动脉，压力高，出血量大，加之胸腔负压的作用，出血不易停止而造成胸腔内大量出血。个别情况可能由于肺下韧带撕裂、锁骨下动脉分支破裂、上腔静脉破裂等引起。肺尖与胸膜顶之间的粘连带大多是在肺尖部多发小型肺大疱的基础上，慢性炎症性刺激，与血运丰富的胸膜顶之间形成的纤维结纳组织粘连，大量的病例报告证明这种疾病与结核无明确关系，仅极少数病人在纤维结缔组织内含局灶性结核。一些肺结核病人采用人工气胸治疗后，胸膜顶粘连带形成。粘连带血管撕裂引起出血，但出血处并无明确结核病史。粘连带断裂常见的诱因依次为咳嗽、负重、疲乏、运动、突然变换体位等，还有极少数自发性血胸的病例，即使在开胸探查后也找不到出血部位。

（二）临床表现和诊断

除无外伤史外，持发性血胸的症状和体征与创伤性血胸相似，取决于出血量、出血速度、肺压缩程度及病人体质。通常有持续性患侧胸痛、咳嗽、呼吸困难、严重者有休克症状。查体可发现气胸和胸腔积液体征。化验室检查显示贫血、血红蛋白和血细胞比容下降。X 经胸片显示液气平面。胸腔穿刺抽得血液可以确诊。少数病人以急性腹痛为主要表现，故导致诊断为急腹症的错误判断，但病人常常伴有的咳嗽、呼吸困难、贫血等症状．有助于鉴别诊断。临床诊断为持发性血胸者，出血多较为严重，一般失血量均在 1 升以上．伴休克者约占 70% 左右。自发性气胸患者亦可伴有胸腔积液和少量出血，但常常发生于发病三天之后，并且预示肺已接近完全膨胀。如果发病仅数小时或 1—2 天的自发性气胸患者同时发现胸内有液体迅速积聚。X 线胸片出现较大液平时，即应考虑为特发性血胸。也有个别自发性气胸病人于肺复张后并发出血，也可诊断为持发性血胸。

（三）治疗

特发性血胸一旦确诊即应安置粗口径的胸腔闭式引流，同时补充血容量：复张的肺组织可以贴补胸膜壁层血管达到止血目的。但治愈后有复发之可能。特发性血胸的手术指征与创伤性血胸相似，即有进行性血胸证据者，应立即开胸探查寻找出血的血管，予以结扎，必要时作肺楔形切除，对胸膜顶部出血点予以缝扎。电灼止血可以获得一定效果，但有复发出血的可能。胸管引流不能有效排出胸腔内积血时也应及早开胸手术，清除血凝块，并制止出血。可以预防胸膜腔内的纤维化。近来，一些作者采用电视胸腔镜，吸净积血电灼或置钛夹止血取得良好结果。

六、胸腔子宫内膜异位

(一)病因和发病机制

子宫内膜异位也可引起血胸，但临床少见，而且作者们从未作血细胞比容测定。1992 年 Fernando 收集了 17 例个案报告，平均年龄 31 岁(24～47 岁)，17 例中 8 例是未生育妇女，所有病人都有广泛的盆腔子宫内膜异位，11 例有血性的或巧克力色的胸水。对于胸腔子宫内膜异位症引起血胸的发病机制尚存在着争论：一种看法是子宫内膜细胞迁居到横膈上部；另一种看法是血性腹水流注到胸腔。支持后一种理论的理由是：①所有病人都有广泛的盆腔子宫内膜异位和大部分病例都有血性腹水②17 例中所有血胸都在右侧，有人报告右侧横膈有窃隙的比左侧多得多；③其他腹内出血或血性腹水也可能穿过横膈流注到胸腔，呈现为血胸或血性胸水。如脾动脉瘤破裂、腹主动脉瘤破裂、腹内妊娠、输卵管妊娠、颗粒细胞瘤、慢性胰腺炎、胰腺假性囊肿破裂等引起右侧血胸 6 例、左侧血胸 4 例、双侧血胸 2 例。

(二)诊断和治疗

青年女性右侧血胸病人伴有盆腔子宫内膜异位时可考虑为胸腔子宫内膜异位。一般的诊断明确后需要开胸探查清除异位子宫内膜并辅助激素治疗。

七、其他原因引起的血胸

良性肿物侵入血管也可造成血胸。外生性肋骨压迫横膈或胸膜，造成局部血管破裂出血。神经纤维瘤病、良性神经鞘瘤造成肋间动脉撕裂出血。以上情况一般均需手术治疗。自发性血胸病因多种多样.为了更好更快地找出引起血胸的原因，首先应该测定胸腔积血的血红蛋白和血细胞比容。当然，也应该考虑胸腔积血的血红蛋白和血细胞比容在 6 小时内即会发生稀释。有研究证明二天后胸腔积血的血红蛋白从 80% 下降到 20%。恶性肿瘤、结核和肺梗死的血性胸腔积液非常相似。迟发性自发性血胸、血管疾病、凝血功能障碍等引起的血胸是真正的全血，对于未生育的女性右侧血胸应考虑胸腔子宫内膜异位症的可能。如果自发性血胸发生在青年男性，伴有严重的胸痛，进行性呼吸困难，则应考虑为持发性血胸。

自发性血胸的治疗原则除与创伤性血胸相似外，应针对原发疾病进行病因治疗。应该早期安置胸管引流，以排除积血，监测出血速度。如果血流动力学不稳定或胸管引流量超过每小时 200ml 并持续 2 小时以上时，应进行开胸探查止血。

参考文献

1. 穆魁津. 胸膜疾病.北京：北京医科大学中国协和医科大学联合出版社，1995 159－166

2. Richard W. Light . Pleural Diseases. the fifth edition LIPPINCOTT &WILKINS 2007，340－346

(雷跃昌　许力军　崔有斌)

第二十二章 乳糜胸与假性乳糜胸

乳糜胸(Chylothorax)是指由于各种原因造成的胸导管或其他淋巴管损伤或梗阻,导致的乳糜性胸腔积液。其病因可为创伤性、自发性、先天性等。早在1663年,Longelot就对乳糜样胸腔积液进行了描述,18世纪末,Mascagni首次在文章中详细地介绍了胸导管的解剖。在20世纪中叶之前,几乎所有的乳糜胸病例均为自发性,而极少数的创伤性乳糜胸死亡率极高,治疗也仅仅限于反复胸腔穿刺、乳糜液静脉回输、胸膜硬化等内科治疗。随着胸外科手术的进步尤其是食管手术的大量开展,医源性创伤性乳糜胸的病例大量增加。1948年Lampson开创了胸导管结扎术治疗乳糜胸的先河,从此外科治疗在乳糜胸的治疗中扮演了重要的角色,往往被作为最终的治疗手段。近10余年来,电视胸腔镜技术的问世,又为乳糜胸的外科治疗增加了一种微创伤的途径,一部分选择性病例能达到与传统开胸相同的治疗效果。

另外,有一些长期胸腔积液的病例,其胸腔积液从外观看混浊,实验室检查也可发现胆固醇与磷脂蛋白成分,我们称其为假性乳糜胸(pseudochylothorax),其发病机制与治疗原则和乳糜胸有着根本的不同,故应将两者鉴别开来,在此章一并简述。

一、乳糜胸

(一)胸导管的解剖

全身的淋巴系统由淋巴管道、淋巴结和淋巴组织构成。人体的淋巴管道系统分为左右两部分。全身各部分的浅、深淋巴管经过一系列的淋巴结群后,其最后一群淋巴结的输出管汇合成较大的淋巴干。由腹腔不成对器官的淋巴管汇合而成的一条淋巴干称为肠淋巴干。下肢、盆部、腹腔成对器官及部分腹壁的淋巴管汇合成左、右两条腰淋巴干。左、右腰干和肠干在第1腰椎前面汇合,形成胸导管(Thoracic Duct)。其起始部常呈膨大,称乳糜池。

胸导管是人体最大的淋巴管。它引流大部分腹部、左上肢、左胸部和头部及左肺上叶的淋巴液(约占全身3/4)汇入静脉。胸导管全长约36－45cm,直径约2－4mm,管壁与中等静脉相似,但较静脉管壁薄。在左偏斜处和颈部注入静脉角附近,管壁内膜常形成瓣膜。胸导管走行全程以膈的主动脉裂孔和胸廓上口为界,可人为将其分为腹段、胸段和颈段(图22－1)。

1.腹段　通常位于第12胸椎至第1腰椎的前面,由左、右腰干和肠干汇合而成。胸导管起始后向上经主动脉裂孔入胸腔移行为胸段。

2.胸段　位于后纵隔内、紧贴椎前筋膜上行。从主动脉裂孔至第5胸椎高度为胸下段。此段位于脊柱的右前方,奇静脉与胸主动脉之间,食管之后。当胸导管沿脊柱的右前方向上至第4至第6胸椎平面时,逐渐从食管的后方越过中线至脊柱的左前方,移行为胸上段。上行至主动脉弓上方时,位于食管的左侧,左锁骨下动脉的右侧。胸段接受纵隔后淋巴结的部分输出管和上位第6～7肋间淋巴结的输出管。食管的部分淋巴管直接汇入胸导管。

3.颈段　胸导管出胸廓上口进入左侧颈根部,然后经左侧颈动脉鞘之后,左椎动脉、左侧前斜角肌及左膈神经之前,注入左静脉角。在左静脉角附近接纳左锁骨下干、左颈干以及左支气管纵隔干的淋巴液。

4.右淋巴导管(Right Lymphatic Duct)　又称右胸导管。位于右颈根部,为一短干,长1－1.5cm,管径约2mm。由右锁骨下干、右颈干和右支气管纵隔干汇合而成,注入右静脉角。有时3条淋巴干可分别注入颈内静脉或锁骨下静脉。右淋巴导管收集右上肢、右半头颈部和右肺、右半心、右半胸壁、肝右叶上面和部分膈的淋巴。

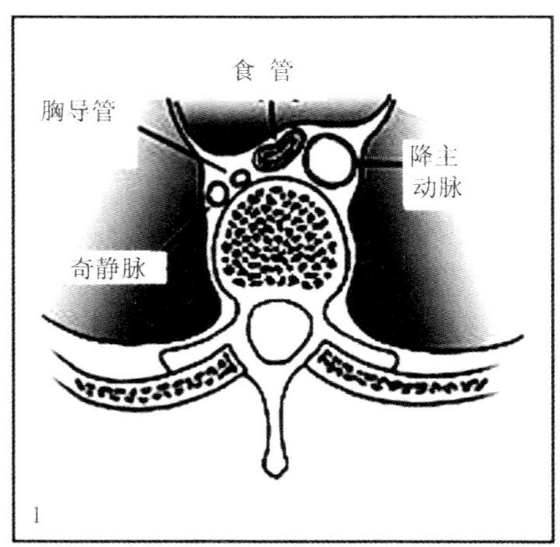

1. 胸导管的横断解剖：横断面上，胸导管位于膈肌上方，锥体前方，在主动脉与奇静脉之间，和食毗临。

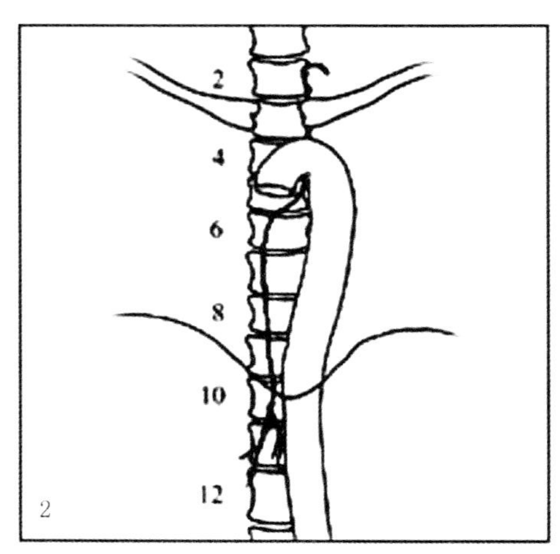

2. 胸导管的正常走行：穿过膈肌主动脉裂孔，沿脊柱右侧上行，在大约第5胸椎水平转向左侧继续沿脊柱上行

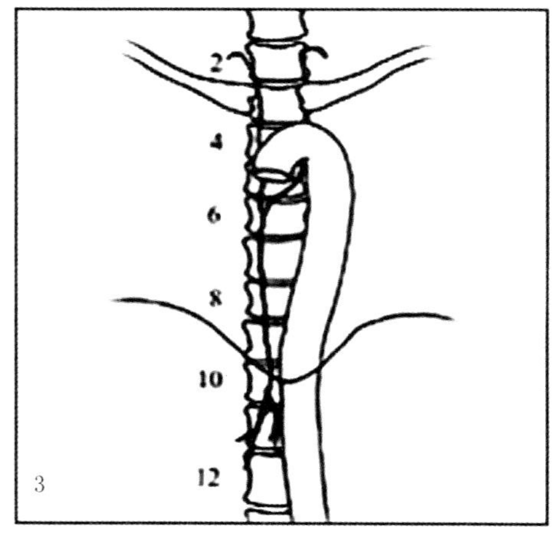

3. 胸导管的正常变异：包括右淋巴导管。

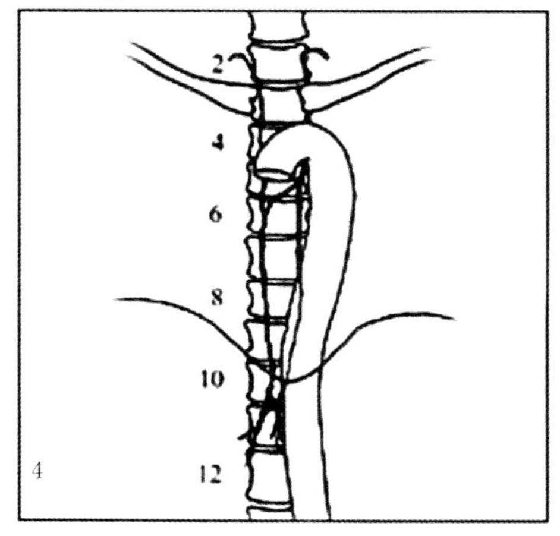

4. 固有左淋巴导管与右淋巴导管并行。

图 22－1 胸导管解剖

(二)胸导管的生理功能

肠道形成的淋巴液进入胸导管汇同其中的其他成分就称乳糜。乳糜富含甘油三酯和乳糜微粒，呈乳白色，碱性、无味、无菌。乳糜微粒是由外源性的甘油三酯和脂蛋白在空肠黏膜合成，可携带饮食中的脂肪，通过胸导管进入血流，当乳糜微粒到达胸导管时，几乎完全由甘油三酯组成。当乳糜微粒进入体循环后，通过脂蛋白的水解作用，分解形成富含胆固醇的颗粒。乳糜是由大量蛋白质、淋巴细胞、电解质以及腰、肠干的淋巴汇合而成。乳糜微粒和脂蛋白仅占胸导管内乳糜含量的一小部分。乳糜的组成及其与血清的实验室检查比较见表 22－1。

表 22－1 乳糜与血清的实验室检查特征比较

组成成分	乳糜	血清
总蛋白(gm/dl)	2.2～6.0	6.5～7.9
白蛋白	1.2～4.2	3.2～5.0
球蛋白	1.1～3.1	2.2～3.1
纤维蛋白原	0.16～0.24	0.26～0.33
总脂肪(mg/dl)	400～6000	450～750
胆固醇	65～220	140～220
胆固醇酯	20～180	30～100
甘油三酯	100～2200	50～220
葡萄糖(mg/dl)	48～200	70～110
尿素氮(mg/dl)	8～18	14～40
非蛋白氮(mg/dl)	6～14	15～31
pH 值	7.4～7.8	7.35～7.45
比重	1.012～1.025	1.024～1.028
电解质(mEq/L)		
钠	104～108	135～145
钾	3.8～5.0	3.5～5.5
氯	85～130	98～106
钙	3.4～6.0	4.6～5.2
酶(U/ml)		
天门冬酸氨基转移酶	22～40	8～40
丙氨酸氨基转移酶	5～21	8～40
淀粉酶	50～83	40～180
细胞计数(/μl)		
淋巴细胞	400～6800	800～4000
红细胞	50～600	350～550 万

因每日摄取脂肪量的不同，胸导管内液体流量的变化范围较大，由 14 至 110ml/小时或 500 至 2500ml/天。流量还取决于诸如运动、邻近血管搏动、胸腹腔内压差、呼吸周期等外源性因素。控制胸导管液流动的较为重要的内在因素是胸导管平滑肌的自主收缩蠕动和胸导管管壁的透壁压。

(三)乳糜胸的病因

可分为和非创伤性两大类，详见表 22－2。

1.创伤性乳糜胸　最常见的原因是胸部手术中误伤胸导管所至的术后乳糜胸。术后乳糜胸总的发生率约在 0.2%～0.5%之间，其中发生率最高的是食管切除术，约为 3%～4%，全肺切除术后发生率约为0.3%～1.8%。其他医源性损伤还包括胸廓成形术、肺叶切除术、迷走神经切除术、颈部淋巴结清扫术、经腰动脉造影术、盆腔淋巴结清扫术等。

钝伤与穿透伤常直接或间接导致胸导管破裂造成乳糜胸，右侧多于左侧。常见于颈、胸部的刀刺伤、脊柱骨折、脊柱过度伸张、剧烈呕吐或咳嗽以及分娩用力等情况。

2.非创伤性乳糜胸　最常见的原因为恶性肿瘤，约占成人乳糜胸病例总数的一半左右。其中恶性淋巴瘤又是最主要的引起乳糜胸的恶性肿瘤。近年来与获得性免疫缺陷综合征(AIDS)相关的 Kaposi 氏肉瘤导致乳糜胸的病例不断增多，有报道近 20%患者可有胸导管受侵。肿瘤引起乳糜胸的机制多为压迫胸导管或其胸内主要分支，也有的为直接侵蚀穿透胸导管或胸内大淋巴管所造成。

表 22－2 乳糜胸的病因

先天性	Kaposi 氏肉瘤
胸导管缺如或闭锁	其他恶性肿瘤
淋巴管扩张症	特发性
气管食管瘘	其他少见病因
Noonan 氏综合征	肺淋巴管肌瘤病
Down 氏综合征	淋巴结增生症
创伤性	胸导管淋巴管炎
手术后损伤	胸导管囊肿
食管切除术后	淀粉样变性
肺切除术后	肝硬化
其他手术	心力衰竭
其他医源性损伤	胸主动脉瘤
钝伤	间质淋巴管扩张症
穿透伤	网状结缔组织增生症
阻塞性	肾病综合征
良性病变	甲状腺机能低下
结核病	胰腺炎
结节病	肠淋巴管扩张
纵隔纤维化	蛋白丢失性肠病
丝虫病	阶段性回肠炎
恶性病变	纵隔放射治疗后
淋巴瘤	

先天性乳糜胸病例多伴有胸导管或整个淋巴导管系统的解剖发育异常，也有极少数病例系淋巴瘤、母体羊水过多、产伤等造成。

一些原因不明的非创伤性乳糜胸，其发生机制尚不明了，推测部分系轻微外伤所致，但无明确的外伤史，被列为特发性乳糜胸。

（四）乳糜胸的诊断

乳糜胸的诊断并不困难，但需与结核性、类风湿性胸腔积液造成的假性乳糜胸及慢性脓胸相鉴别。结合病人胸部手术史、外伤史等病史加之引流、胸穿为乳糜样液体，均能考虑到本病。值得注意的是有部分乳糜胸病人的胸液并不是乳白色牛奶样液体，有文献报告约 12% 的乳糜胸病例为浆液或血性液体。所以有作者主张不论胸液外观如何，如果诊断不明，均应做甘油三酯的测定，如果甘油三酯高于 110mg/dl 则应高度疑似乳糜胸，如果甘油三酯低于 50mg/dl 则基本上可以排除乳糜胸的诊断。如果甘油三酯水平在 50～110mg/dl 之间，仍不能明确，则应做脂蛋白电泳分析，发现乳糜微粒一般可以确诊。乳糜胸的实验室诊断特征见表 22－3。

表 22－3 乳糜胸胸液实验室诊断特征

外观	一般为乳白色牛奶状 也可为浆液性或血性
味道	无味
离心后表面悬浮物	混浊、云雾状
细胞计数	淋巴细胞为主
细菌培养	阴性
甘油三酯	常 > 110mg/dl
胆固醇	相对较低
苏丹Ⅲ试验	阳性
脂蛋白电泳分析	发现乳糜微粒
摄入脂类物质后	变混浊

乳糜胸胸液是无味、无菌、以淋巴细胞为主的渗出液，对胸膜刺激小，故病人起病时大多仅有胸水压迫所产生的症状而无发热、胸痛等症状。在反复穿刺或闭式引流后，由于丢失大量脂肪、蛋白质、电解质及淋巴细胞，可引起体质下降、免疫功能抑制，容易继发各种感染。

诊断明确后还需明确胸导管破裂或阻塞的部位。常规 B 超、X 线胸片、CT 及 MRI 能够发现积液的部位、量以及胸内原发病的大小毗邻等，但对明确胸导管病变部位无帮助。淋巴管造影、CT 淋巴管造影和淋巴核素显像能够提示胸导管破口及梗阻的大致部位，对准备手术治疗的病人特别是创伤性乳糜胸的病例有指导治疗的意义。

（五）乳糜胸的治疗

1.一般治疗　包括治疗原发病、禁食、肠外高营养、胸腔穿刺术、胸腔闭式引流术等，近年来发现生长抑素（奥曲肽，Octreotide）对治疗部分乳糜胸有效，但其机制尚未明了，目前的报道多为个案，但已经治愈包括先天性乳糜胸、自发性乳糜胸、创伤性乳糜胸、黄甲综合征、非何杰金氏淋巴瘤等诸多病因引起的乳糜胸病例。有研究发现患者应用奥曲肽之后，乳糜即不再进入胸导管，其主要原因可能是因为用药后内脏的血液循环及胃肠蠕动受抑制，另外淋巴管可能存在生长抑素受体，在这些因素作用下使甘油三酯等物质在淋巴回流中大大减少。奥曲肽的成人起始剂量为 3.5μg/kg/h，可增加到 10μg/kg/h，一般成人使用剂量为 50mg，q8h，儿童剂量为 0.3～1.0μg/kg/h。由于应用尚不广泛，目前发现的奥曲肽的副作用最严重的包括一例坏死性小肠炎，一例甲状腺功能减低，其余均较轻微，主要是抑制胃肠蠕动引起的稀便、吸收不良、恶心、肠胀气等。

2.开胸手术治疗

（1）适应证：需要开胸手术治疗的乳糜胸病例主要是食管癌术后的医源性乳糜胸。近年来随着肺癌系统性淋巴结清扫开展的增加，肺癌术后乳糜胸的报道也逐渐增多，但肺癌术后乳糜胸主要因为胸腔内细小淋巴管的分支损伤所产生，并非胸导管损伤所致，故一般无需再次手术处理。当然，无论什么原因引起的乳糜胸，保守治疗无效，也不适宜行微创手术治疗的均可考虑行开胸胸导管结扎术。对于食管癌术后的医源性乳糜胸，目前许多作者认为应尽早再次手术，因为保守治疗效果不理想，且乳糜漏量较大，拖延手术时间会使患者丢失过多营养物质，造成患者免疫功能下降。一般认为每天引流乳糜液量超过 800ml，连续 4～5 天不见缓解应立即手术治疗，且尽量不要进行胸腔内硬化剂或胸导管硬化等治疗，因为此类病例这样的治疗大多无效且会拖延手术时间，并给再次手术带来困难。

（2）手术步骤：术前准备：留置硬膜外导管、留置胃管、术前 1 小时胃管内或空肠造瘘管内注入油脂。

手术切口：一般采用与前次手术相同的切口，但也有作者认为无论前次手术是左侧还是右侧，结扎胸导管均应从右侧进胸，这样利于行胸导管膈上结扎。

手术步骤：此手术关键在于胸导管的显露，所以手术一般采用双腔气管插管控制通气，进胸后对侧单肺通气，将胸腔内的液体吸引干净，有分隔、包裹的予以打开，存在粘连的将粘连带用电灼切断，游离食管，将食管牵开，在膈肌上方奇静脉与食管之间结扎或缝扎胸导管，有作者认为如胸导管分辨不清可将奇静脉与其周围大块组织一并缝扎，也可以使用带垫片的缝线将胸导管缝合，图 22－2。

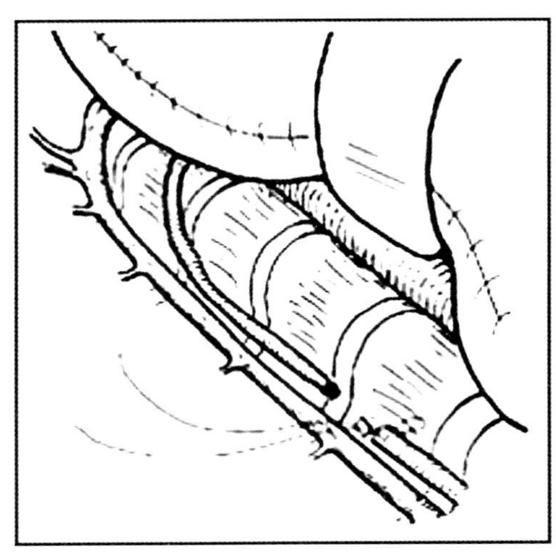

图 22－2　使用带垫片缝线缝合胸导管

3.电视胸腔镜外科治疗　电视胸腔镜手术治疗乳糜胸近年来国外文献时有报道，根据我们自己的实践，这种方法是可行的。一般胸腔镜可施行两种手术来治疗乳糜胸，一是胸导管结扎术，二是胸膜固定术，为确保手术成功率，有些作者主张两种术式同时进行。

（1）胸膜固定术：利用化学药物刺激胸膜腔产生无菌性炎症，使脏、壁层胸膜紧密粘连，消灭胸膜腔，控制胸腔积液。

适应证：多用于非创伤性乳糜胸的治疗。保守治疗2周效果不明显者,在控制原发病的基础上利用电视胸腔镜施行胸膜固定术可以有效地治疗乳糜胸,文献报道成功率一般在80%左右。

禁忌证:对于不适于行双腔插管全麻的病例、不适宜行胸腔镜手术的病人、新生儿乳糜胸,以及原发病不能控制的病人均应视为手术禁忌。

手术方法:双腔气管插管全麻,选择性单肺通气,患侧进胸。取常规胸腔镜手术两切口或三切口,在胸腔镜指引下吸除胸液,钝性分离或电灼分离胸内所有粘连,使肺完全游离。乳糜性胸液一般对机体组织刺激较小,所以肺表面很少形成纤维膜或形成“陷闭肺”,如果肺组织表面有纤维素样沉着,可使用抓钳或吸引器钝头予以清除。用大量生理盐水冲洗胸腔,在肺表面均匀喷洒无菌干滑石粉或碘化滑石粉4-6g,放置1~2根胸腔引流管。

术后处理:胸腔持续闭式引流,继续禁食、补液,鼓励病人咳嗽、深呼吸,使肺组织充分膨胀。密切观察引流量及引流液的颜色,一般在引流量少于50ml时令病人进食低脂、半流质饮食,继续引流如果引流量不增加且X线示肺野清晰,拔除引流管。

(2)胸导管结扎术:电视胸腔镜胸导管结扎术近年国内外均有报导,虽对其评价还不完全一致且尚缺少大量的对比观察,但其微创的特点决定了此手术的前景,对于一些选择性病例确有价值。

适应证:创伤性乳糜胸、手术后乳糜胸最为适合。

禁忌证:不适于行双腔插管全麻的病例、不适宜行胸腔镜手术的病人、新生儿乳糜胸及阻塞性乳糜胸病例。

手术入路:一般认为,一侧乳糜胸由患侧进胸,双侧乳糜胸一般右侧进胸。也有作者主张无论哪一侧乳糜胸均由右侧进胸,原因是容易进行膈上胸导管结扎。食管癌术后乳糜胸由于左侧有胸腔胃不易显露,建议右侧进胸。

如果术前淋巴管造影或淋巴核素显像明确漏口位置,则按常规行3切口或4切口。如果拟行膈上结扎,一般取腋中线第6肋间切口放置胸腔镜,然后在胸腔镜指引下,在其上、下一至两肋间各做一切口,放置器械。

手术方法:在胸腔镜指引下,吸除胸液,分离所有粘连,游离肺组织,冲洗胸腔,沿奇静脉剪开纵隔胸膜,寻找漏口,如果术前给予病人高脂饮品如牛奶100ml,则容易发现有乳白色液体从漏口溢出,在漏口上、下用钛钉钳闭,下方应钳闭两道,也可用打结器结扎或行缝合结扎。如果漏口不好寻找或不确切,则应行膈上胸导管结扎,方法为:电切切开下肺韧带,剪开纵隔胸膜,在膈肌上方用内镜拉钩推开肺组织,悬吊带牵起食管,暴露其下方的胸导管,如果不好辨认可在相当于胸导管的位置进行大块组织缝合结扎,如果能找到胸导管也不必将其解剖得十分干净。因胸导管壁薄,结扎时用力应适度,不要使丝线将其切割断。不论何种方法,结扎完成后均应将胸腔清洗干净,吸处全部液体,仔细观察十至二十分钟,确定无液体溢出后方可关胸,关胸前可行化学或机械法胸膜固定,以增强疗效,术后放置胸管一根。拔管指征同胸膜固定。

4.胸腹腔分流术　这是近几年来发展的又一治疗乳糜胸的微创技术,对于某些选择性病例,胸腹腔分流术不失为一种安全、有效的方法,故在此做一简要介绍。胸腹腔分流术是由Milsom在1982年首先应用于临床,起初用来治疗恶性胸腔积液,虽后即发现本方法对乳糜胸也有较好的疗效。

(1)原理:利用胸腹腔分流装置将胸腔内的乳糜性胸液引流入腹腔,由于腹腔内的大网膜及肠系膜血运丰富,吸收面积远远大于胸腔,乳糜液中的营养物质、免疫细胞等被吸收入血。此方法既避免了手术及全麻带来的风险和并发症,又能使病人的症状明显得到改善,也利于胸导管破口的愈合。

(2)分流装置:一只胸腔导管与一只腹腔导管中间连接以一个囊袋样微型泵(图22-3),泵中有单向活瓣,使液体只能从胸腔被压入腹腔,泵的容积大约2ml,每按压一次约能泵出1.5ml液体。

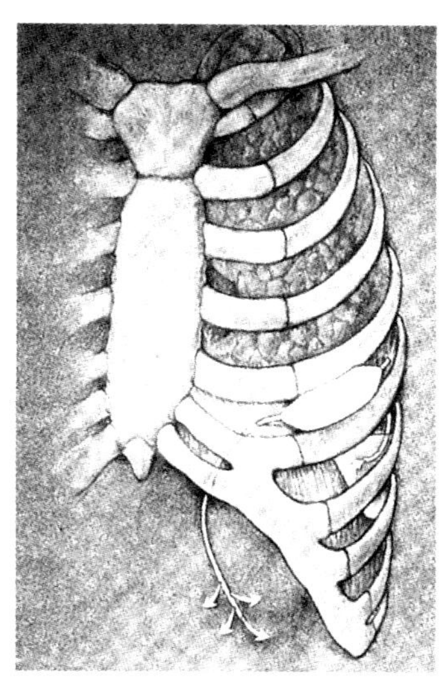

图22-3

(3)方法:手术操作简单,一些一般情况好的病例门诊即可完成手术。局麻或静脉麻醉,一般不需机械通气。行胸腔穿刺术,确认穿刺针在胸腔内,用Seldinger技术将胸腔导管置入胸膜腔,外接微型泵,将泵固定在皮下骨性胸廓表面,然后在腹上部做2cm小切口,送入腹腔导管,缝合固定于筋膜(图22-4)。

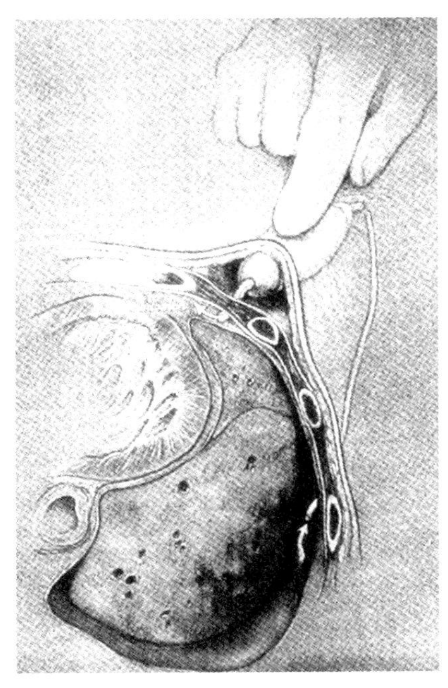

图22-4

(4)术后处理:嘱病人或病人的看护人员每隔约6小时用手指按压皮下泵5~10分钟。这样每天可以有约1500ml乳糜液由胸腔引流入腹腔被回吸收入血。术后观察1~2天,如果装置运转正常,则可进一般饮食。个别情况下可能出现纤维渗出物结块导致的导管阻塞,大多是由于病人不能按时或恰当地按压皮下泵所至,因此应强调医生向病人清楚地交代此装置的使用方法,严格照医嘱执行。

当确认胸导管破口愈合,没有乳糜液漏出后,可观察数日后,在局麻下拆除此引流装置。如果为恶性疾病导致的难以控制的乳糜胸病例,此装置可终生放置。

二、假性乳糜胸

非胸导管破裂引起的混浊或乳状胸腔积液,依其中是否存在胆固醇结晶,存在胆固醇结晶的称为假性乳糜胸,不含胆固醇结晶的称为乳糜样胸腔积液。

假性乳糜胸的发病机制尚不完全明了,有些此类患者为平均超过5年的长期胸腔积液者,有些已经存在胸膜增厚和胸膜钙化。大多数假性乳糜胸病人胸液中所含胆固醇为高密度脂蛋白,而不同于急性渗出时胸液中所含胆固醇以低密度脂蛋白为主,由此可以假设胆固醇进入胸膜腔经较长时间后由低密度脂蛋白结合转变为高密度脂蛋白。胆固醇与其他脂类的来源尚不明确,有观点认为是来源于胸腔积液中蜕变的红细胞与白细胞,且大部分患者血清胆固醇正常,并不影响其脂代谢状态。如果胸腔积液中的胆固醇浓度低于150mg/dl,则会出现胆固醇结晶,当胸液中胆固醇浓度高于800mg/dl时则不可能出现胆固醇结晶。胆固醇结晶可以被自动血球计数仪误认为白细胞,而给出胸液白细胞升高的错误结果,临床上应予以注意。

假性乳糜胸的诊断一般并不困难。凡长时间胸腔积液病史,胸液呈混浊或乳样者,除外脓胸和乳糜胸,均应考虑假性乳糜胸。脓胸的胸液经离心后上清液澄清;而乳糜胸与假性乳糜胸鉴别也并不困难,乳糜胸患者多为急性胸腔积液过程,且胸膜多正常,而假性乳糜胸患者的胸膜往往呈慢性病理改变,存在增厚和钙化,这些改变常常在CT扫描中可以显示,较典型的征象为脂肪-液体或脂肪-钙化界面。

对于胸腔积液的实验室检查,也可以有助于鉴别乳糜胸和假性乳糜胸。如果在镜下涂片可以见到典型的胆固醇结晶,则假性乳糜胸可以确诊。胆固醇结晶可使胸液呈现典型的光泽,在镜下为典型的菱形结构的结晶体,如图22-5。假性乳糜胸的胸液的胆固醇含量也明显升高,如果胸液胆固醇含量>200mg/dL,则强烈支持假性乳糜胸的诊断。胸液的脂蛋白电泳如果发现乳糜微粒则可以确诊为乳糜胸,但一些假性乳糜胸胸液中的甘油三酯含量也较高,>300mg/dL,所以甘油三酯不能作为两者鉴别的指标。

对于假性乳糜胸的治疗,由于其往往继发于其他疾病,如结核、类风湿等,必须对原发疾病进行治疗,如抗结核等。对于使呼吸功能受限的胸腔积液,则可行治疗性胸腔穿刺治疗,抽取积液。如果脏层胸膜增厚,使肺组织活动受限,肺压缩明显,可以考虑在患者全身情况允许的状态下行胸膜剥脱手术,取出增厚的胸膜,使肺复张,改善肺功能。

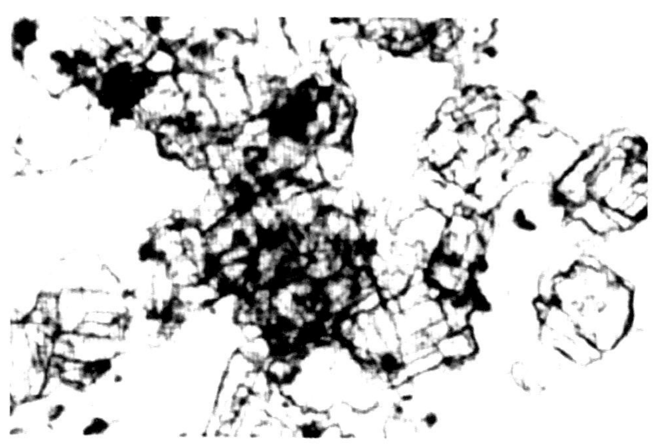

图 22-5 胸液涂片可见典型的胆固醇结晶

参考文献

1. Cerfolio RJ, Allen MS. Postoperative chylothorax. J Thorac Cardiovasc Surg 1996;112:1361-6

Miller JI Jr. Diagnosis and management of chylothorax. Chest Surg Clin N Am 1996;6:139-48

2. Hillerdal G. Chylothorax and pseudochylothorax. Eur Respir J 1997;10:1157-62

3. Mohlala ML, Burrows RC, Mokoena TR. Early operative management of chylothorax by thoracic duct ligation. S Afr J Surg 1989;27:11-2

4. Vallieres E, Shamji FM, Todd TR. Postpneumonectomy chylothorax. Ann Thorac Surg 1993;55:1006-8

5. Paes ML, Powell H. Chylothorax: an update. Br J Hosp Med 1994;51:482-90

6. Johnstone DW, Feins RH. Chylothorax. Chest Surg Clin N Am 1994;4:617-28

7. Sieczka EM, Harvey JC. Early thoracic duct ligation for postoperative chylothorax. J Surg Oncol 1996;61:56-60

8. Romero S. Nontraumatic chylothorax. Curr Opin Pulm Med 2000;6:287-291

9. Miller JI Jr. Diagnosis and management of chylothorax. Chest Surg Clin North Am 1996;6:139-148

10. Hillerdal G. Chylothorax and pseudochylothorax. Eur Respir J 1997;10:1157-1162

11. Merrigan BA, Winter DC, O'Sullivan GC. Chylothorax. Br J Surg 1997;84:15-20

12. Lampson RS. Traumatic chylothorax: a review of the literature and report of a case treated by mediastinal ligation of the thoracic duct. J Thorac Surg 1948;17:778-791

13. Bower GC. Chylothorax: observations in 20 cases. Dis Chest 1964;46:464-468

14. Diaz - Guzman E, Culver DA, Stoller JK. Transudative chylothorax: report of two cases and review of the literature. Lung 2005;183:169-175

15. Rosti L, De Battisti F, Butera G, et al. Octreotide in the management of postoperative chylothorax. Pediatr Cardiol 2005;26:440-443

16. Hamdan MA, Gaeta ML. Octreotide and low - fat breast milk in postoperative chylothorax. Ann Thorac Surg 2004;77:2215-2217

17. Hamm H, Pfalzer B, Fabel H. Lipoprotein analysis in a chyliform pleural effusion: implications for pathogenesis and diagnosis. Respiration 1991;58:294-300

18. Shen PU, Blair JL. Cholesterol crystals causing falsely elevated automated cell count. Am J Clin Pathol 2006;125:358-363

19. Johnson RJ, Johnson JR. Paragonimiasis in Indo - chinese refugees: roentgenographic findings with clinical correlations. Am Rev Respir Dis 1983;128:534-538

20. Song JW, Im JG, Goo JM, et al. Pseudochylous pleural effusion with fat - fluid levels: report of six cases. Radiology 2000;216:478-480

21. Goldman A, Burford TH. Cholesterol pleural effusion: a report of three cases with a cure by decortication. Dis Chest 1950;18:586-594

(张　捷　刘　蓉)

第二十三章　食管穿孔

第一节　食管穿孔概述

食管穿孔在消化道穿孔中后果最为严重，其预后取决于引起穿孔的原因、穿孔的部位、诊断和治疗的时间，早期的诊断和治疗十分关键。

一、病因分类

1.医源性食管穿孔：医疗器械治疗检查、手术吻合口、手术意外损伤

2.异物性食管穿孔：鸡骨、鱼骨、儿童玩具、老年假牙等，年龄不同异物种类不同。

3.创伤性食管穿孔：刀刺伤、弹道伤、胸腹挤压伤、

4.自发性食管穿孔：剧烈呕吐、用力过度、剧烈咳嗽、喷嚏可诱发此病。

5.食管腐蚀性及肿瘤性食管穿孔：误食强酸强碱、食管癌等。

部位分类：

颈段、胸段、腹段。

病因与发病机制：

常见病因为医疗器械治疗检查、手术吻合口、手术意外损伤、鸡骨、鱼骨、儿童玩具、老年义齿、刀刺伤、弹道伤、食管腐蚀性及肿瘤性等，国外报道以器械损伤居首、国内报道异物性多见。胸部创伤引起者多为严重复合伤，且常因症状复杂而误诊误治，创伤性食管穿孔多因刀刺伤，气浪或高压气体喷射伤造成高速气流强行压人食管产生高压而发生破裂。自发性者多有食管炎和溃疡等病变为基础，加之剧烈呕吐所致。放射性灼伤和腐蚀性穿孔多为迟发性，易形成广泛的深部糜烂与溃疡，损伤程度难估计，可波及周围大血管与脏器，一旦穿孔，危及生命。

各种原因引起食管穿孔后，使纵隔、胸膜腔与消化道、外界相通，空气、食物、口腔内的唾液、细菌随吞咽活动可进入周围疏松的组织间隙，可使细菌和消化液很容易进入纵隔，导致严重的纵隔炎、脓胸、脓毒血症，最后多器官衰竭。胃液亦可返流经食管穿孔入纵隔、胸膜腔，可迅速引起纵隔、胸膜腔的感染，由于纵隔障间隙为疏松的结缔组织，炎症可迅速在纵隔内扩散，且纵隔引流不畅常加重感染，引起中毒性休克，如不能及时治疗，病死机会极高。

二、临床表现与诊断

食管穿孔的临床表现与食管穿孔的原因、部位、范围、诊断治疗的时间有关，穿孔部位不同症状亦不同。早期主诉以疼痛为主，颈部食管穿孔由于位置表浅易于发现，早期主要表现为颈部疼痛，吞咽及颈部运动时加重，颈部皮肤红肿，也可有皮下气肿；胸部食管穿孔并破入胸腔可有胸闷胸痛，腹部食管穿孔可引起上腹痛。如果未及时治疗，感染加重，发生脓胸，会出现全身感染症状，发热、无力、白细胞计数升高。腹段食管穿孔可出现腹膜炎表现。

临床表现与诊断食管穿孔的早期诊断之所以会延误，往往是由于没有意识到其发生的可能性。诊断除根据有可能使食管穿孔的病史外，临床表现和体征也很重要。本病的典型表现是有创伤、医源性诊疗、异物、食管内压增高史或食管壁慢性疾病史及呕吐、胸痛、皮下气肿三联征。在有较严重多发伤的情况下，食管穿孔常易被忽略，如果在胸部颈部发现皮下气肿应高度怀疑食管穿孔。X线检查常有助于诊断，食管造影可见造影剂外溢，不过阴性结果也不排除破裂的可能性，必要时做重复食管对比造影。早期食管造影检查未发现食管裂口，但在几天后复查就有出现裂口。造影剂宜选择泛影葡胺。钡剂有不吸收弊端，但如确定手术，用之无妨，术中可清除残钡。至于应用食管镜诊断食管穿孔，在黏膜炎性水肿时，镜检很难看清穿孔部位。但如果使用上述食管造影检查仍不能确诊时，内腔镜仍是确定穿孔的好方法，但强调应仔细操作，对呕血者慎用。由于食管穿孔的部位不同、大小不一及纵隔胸膜破损与否，其临床表现与诊断方法也不尽相同如颈段食管穿孔主要表现为颈根部肿胀、疼痛并出现皮下气肿。皮下气肿对颈段食管穿孔的诊断具有重要意义。胸段食管穿孔多引起剧烈胸痛或上腹剧痛，有的也可出现颈胸部甚至头面部皮下气肿。吞咽困难亦往往是食管穿孔的常见症状。X线胸片显示纵隔气肿或纵隔影增宽，胸腔可见液气

胸改变。胸穿或胸腔闭式引流后如有污浊伴有特殊异味的脓汁，淀粉酶升高，降低者需高度怀疑食管穿孔，口服亚甲蓝后胸液蓝染或食管碘油造影显示造影剂分流人纵隔或胸腔即可确诊。

三、治疗及预后

食管穿孔如在破裂后及时采取积极治疗措施，病死率可下降，若延误治疗，病死率极高。

争取早期诊断和早期治疗是提高治愈率和降低病死率的关键。

食管破裂的预后因年龄、破裂原因及破裂至治疗间隔时间不同而有很大差别。因此应强调早期诊断。食管破裂的治疗应根据破裂的部位、原因、诊断时间及患者一般情况而定。

第二节　医源性穿孔

一、病因及临床表现

临床上医源性食管穿孔最常见，如胃镜检查、食管狭窄扩张术、贲门失弛缓症肌层切开术、硬化剂治疗、内镜下食管良性病变切除，气管套管的长期压迫引起的气管食管瘘，气管插管误伤，邻近食管的手术可伤及食管引起穿孔。

除有明确的病史外，与手术、器械检查治疗相关的胸痛、胸闷、气短及颈前区皮下气肿。由于是在医院发生的穿孔，多能及时发现，及时处理，所以病人的症状体征不多，以疼痛为主。以颈段最常见。

二、诊断

颈部侧位线片显示食管后间隙增宽、气肿或出现气液平面。腹腔可见膈下游离气体。通过食管造影检查获得确诊，造影剂宜选择泛影葡胺。胸部平片上发现纵隔气肿或增宽，如透视下口服造影剂可明确穿孔位置。CT检查更易发现穿孔位置，可发现食管裂口周围有气体或口服造影剂流到食管外，如纵隔胸膜未破时或破口周围已形成包裹时造影剂会局限并可见液平面，如纵隔胸膜已破则造影剂会流入胸膜腔。纤维胃镜可弥补食管造影的不足，可了解穿孔位置及局部的损伤情况。

三、治疗：

处理食管穿孔的成功的关键在于迅速诊断和治疗，多数情况下，医源性食管穿孔发现及时，且受伤前常有食管准备、禁食等，所以污染会比其他穿孔轻。

穿孔发生后首先给予禁食、胃肠减压，预防感染，补液，营养支持等保守治疗。如食管穿孔较小、纵隔胸膜未破时或破口周围形成包裹时可先保守治疗，可密切观察病情变化、保守治疗。局部污染不重或积液较少局限时，食管穿孔可以自行愈合。

如果食管穿孔范围较大、已破入胸腔者，应积极手术。找到穿孔处后，酌情行清创缝合术。并保持胸腔引流畅通。

四、预防

医源性食管穿孔的发生与操作技术不熟练、动作粗暴、不清楚解剖结构有关，所以医务人员操作检查应注意提高技术水平、要对易发生的损伤有给予充分重视。

第三节　异物性食管穿孔

食管异物较常见，异物性食管穿孔发病率相对较低，但病情凶险，是一种严重的外科急症，若治疗不及时或处理不当，易造成严重感染或出血，预后差。进食习惯不好、儿童误食、自杀者及精神病人吞食异物等都可导致食管异物，如不及时处理或处理不当可发生异物性食管穿孔。

一、病因与发病特点

异物种类：食管异物放射诊断学中将异物分为不透X线类及透X线类异物。年龄不同异物种类不同。儿童多见钱币、玩具、文具等异物，老年患者中义齿、食物类较多见。食物类尤多见于中青年患者，由于进食过快或注意力不集中所致。自杀者常吞服金属或非金属锐器如铁钉、刀片等。临床常见的异物有义齿、动物骨头或鱼刺、食物中混入的玻璃碎片或金属异物。食管异物并发穿孔，国内外报道穿孔的发生率为2%～5%，穿孔的发生多与异物较为锐利、患者强力吞咽其他食物或内镜取异物不当有关，其中义齿易导致穿孔且后果较为严重。如果发生异物性穿孔，则病情危重、预后差、病死率高，需及时处理。不同部位的穿孔在发病特点、治疗上有不同的特点。食管异物最易嵌顿在咽食管连接处(第一狭窄处)，一旦通过，就有可能进入胃内。胸段食管异物发病率低于颈段。食管异物大多为颈段食管异物。异物一旦嵌顿于胸段食管，可能因穿孔造成纵隔或胸腔感染、败血症、致死性大出血等并发症，处理困难，预后很差。

二、临床表现

患者可提供进食后出现吞咽困难或不适并多次以干硬食物强行下咽的经过。病变位置不同症状也不同，少部分病人除有明确异物史，可无明显的不适主诉;大多数病人最初自觉颈部、胸部及腹部的剧烈疼痛、吞咽时疼痛加重、胸闷、咳嗽;后期可伴发热、心动过速、呼吸急促、触摸颈部皮肤时有捻发音伴有压痛;患者畏寒发热,测量体温在 38 ℃以上,是穿孔引发颈部、纵隔或胸腔感染的反应。Chiari 三联征(胸骨后疼痛、信号性呕血、无症状期后大出血)再行手术治疗多为时已晚。

三、诊断

由异物引起的食管穿孔患者来就医时多数异物仍然嵌顿食管内,少数还未引起穿孔,是在取异物的操作过程时发生的穿孔。所以诊断应首先搞清异物是否存在、是否已发生穿孔,再确定穿孔的位置。胸部 X 线片、行食管吞钡造影、食管镜检查及胸部 CT 检查有助于食管异物的诊断。食管金属异物确诊较简单,非金属异物诊断较困难。食管造影检查时,金属异物经透视或拍片可确诊异物大小、部位、形态。非金属异物较大时采用可采用钡剂检查或钡棉检查,怀疑食管穿孔时禁用钡剂,可改用泛影葡胺造影检查。造影诊断食管非金属异物的一般征象为直接看到异物影,局部造影剂通过受阻,造影剂走行移位,造影剂局部残留等,可结合具体病例进行分析。透视下口服造影剂可明确穿孔位置,CT 检查更易发现异物及穿孔位置,可发现口服造影剂流到食管外。

四、治疗方法

食管异物穿孔是严重的外科急症,必须及时正确地处理。颈段穿孔大部分可以保守治疗,如果异物不能取出可手术;胸段穿孔以手术治疗为宜,应根据术中对感染和食管壁水肿程度的判断与穿孔的部位决定手术的方式。

1.保守治疗　禁食、胃肠减压、静脉营养或鼻饲,全身应用抗生素。

2.异物的处理　食管异物损伤未发生食管穿孔,造成损伤的异物通常不大,绝大多数可经食管镜取出或将异物推入胃内而获治愈。仅少数病例合并食管损伤或在食管镜取出异物的过程中损伤食管。如果异物取出后经食管造影明确食管穿孔周围形成较小的包裹可先采取保守治疗,并注意病情变化。

3.手术治疗　食管异物未能取出,或造成穿孔并引起严重并发症时需要手术治疗。食管异物发生穿孔后多能较早来就医,因此局部的感染较轻,轻度感染可直接修补食管,食管穿透性损伤合并食管周围炎或纵隔炎,发病时间通常在 24 小时内,炎症局限在食管旁、颈部、纵隔内且较轻,大多经单纯食管修补一期缝合食管即可治愈。食管穿孔修补术成功的关键是清除感染病灶和所有炎性组织,控制感染,保持病灶区引流通畅,有效的胃肠减压和营养支持。

(1)颈段食管穿孔:颈部食管穿孔手术取异物同时修补食管结合禁食、颈部引流等均可治愈。其经验是未形成脓肿者不做引流,穿孔后已形成脓肿者,引流后二期修补,若感染扩散至纵隔或胸腔再做相应处理。

颈部感染较容易控制,经引流后食管穿孔可以愈合。部分患者即使异物穿孔时间较长,取出异物后也进行食管一期修补。颈部严重的食管周围感染可通过咽后间隙扩散到纵隔,也有向下扩散进入胸腔的可能,如果出现上述情况,需进行纵隔或胸腔引流。

(2)胸段食管穿孔:异物一旦嵌顿于胸段食管,可能因穿孔造成纵隔或胸腔感染、败血症、致死性大出血等并发症,处理困难,预后很差。早期常规采用保守治疗加胸腔闭式引流或纵隔引流。空肠造瘘,放置十二指肠营养管进行肠内营养。所有患者均全身应用抗生素。

对胸段食管异物穿孔多采用手术治疗。手术方法:根据胸部食管损伤情况的不同术式包括:经胸食管切开异物摘除,食管破口修补、带蒂大网膜填塞包绕、胸膜或膈肌瓣加固,切除穿孔段食管、食管远端缝闭、食管近端颈部外置,二期结肠代食管术、食管部分切除胃或结肠代食管、纵隔廓清引流等。

经胸食管切开异物摘取术适用于异物嵌顿、内窥镜摘取异物失败或疑有食管穿孔者。行食管切开取出异物时,食管切口宜在异物远心端 1 ~ 2 cm 处,因为异物切割、压迫食管致使梗阻部位食管黏膜水肿、破损,在该处切开食管易发生感染而形成瘘。应用纵隔胸膜覆盖食管损伤部位及切口可减少食管胸膜瘘的发生。

轻度感染可直接修补食管,手术时穿孔已超过 24 h、术中取出异物后发现食管损伤严重范围广泛、重度感染需切除部分食管或旷置后二期处理,濒危出血者应在体外循环下手术,但病死率极高。手术距穿孔的时间越早越好,但术中对感染和食管壁水肿程度的判断与穿孔的部位更为重要。如果术中认为局部感染和食管壁水肿不严重,一般可以直接修补,同时用胸膜肋间肌瓣或膈肌瓣加强。穿孔部位主要注意是否在主动脉弓水平,此处是食管第二生理狭窄,异物易于在此嵌顿并穿孔。主动脉弓水平的食管穿孔最为凶险,大出血多发生于此水平,病死率极高。若在术中发现穿孔发生于主动脉弓水平且食管壁水肿较重,应尽量避免此处残存感染灶,警惕大出血。对主动脉弓水平的穿孔若手术中发现纵隔感染严重，不能一期修补，则采用切除穿孔段食管、食管远端缝闭、食管近端颈部外置，二期胃或结肠代食管术。

对食管中下段穿孔，尤其是贲门上方的食管穿孔行修补术时，最好同期行胃造口和空肠造口术，前者可避免贲门功能紊乱导致的胃食管反流对修补区的高压冲击，后者用于早期肠内营养，避免细菌易位造成内源性感染。食管穿孔合并严重胸内感染，常见于食管穿孔未能及时正确地处理，形成纵隔脓肿、脓胸、食管瘘等。若发生纵隔脓肿，应彻底清除坏死组织，以活性碘、抗生素液冲洗并敞开引流，修补食管破口，如有食管瘘则予以相应处理。胸食管异物损伤炎症较重，单纯缝合修补食管破口易发生食管胸膜瘘，应用带蒂大网膜片填塞纵隔感染灶、包绕覆盖食管修补处或胃食管吻合口，可明显改善组织愈合能力。

第四节　创伤性食管穿孔

一、病因与发病特点

由于解剖位置的特点，外伤引起的食管穿孔并不多见，颈部食管穿孔几乎都是锐器伤所致，由枪弹、刃器等所致穿透伤多见于颈部食管穿孔，锐器穿透伤所致食管穿孔裂口多较小，全身伤情轻重与其他器官有关。也有报道颈部过伸引起食管撕裂。

外部作用于食管的钝性伤引起的食管穿孔不常见，但爆炸时的气浪使大量高压气体在短时间内进入食管，可引起食管腔扩张穿孔，前有心脏、气管和胸骨，后有脊柱，左侧有主动脉，故高压气体最易造成食管右侧穿孔，由于贲门平时处于关闭状态，所以高压气体致下段食管损伤的机会多。还有发生于车祸撞击或高处坠落伤，因胸部和腹部受外力强力挤压后，胃内大量气体、液体、食物突然涌入食管，使食管内压力瞬间上升，食管腔快速扩张，破向右侧胸腔。食物消化液进入胸腔，使周围组织炎性变。食管破裂常有伤情重、裂口长等特点。

由于胸段食管位于后纵隔内，后有脊柱，前有心脏、气管和胸骨，两侧有肋骨，所以食管位置深且有周围器官保护，胸外伤使食管受伤机会很少，如果食管发生创伤性穿孔，往往合并周围脏器的严重损伤，食管穿孔的早期诊断存在一定困难，其症状和体征往往被掩盖。延误诊断的主要原因主要是对食管穿孔认识不足。

二、临床表现和诊断

创伤所致食管穿孔开始主要表现为咽痛、吞咽困难及颈部肿胀，胸痛、呼吸困难。后期如未及时治疗可出现发热、颈部脓肿、纵隔积液，胸腔积液。创伤所致食管穿孔的临床表现常被其他器官创伤的表现所掩盖，且食管穿孔发生几率低，容易被忽略，许多食管穿孔是在受伤较晚时候被发现，在其他损伤得到救治后，才发现食管穿孔，而此时食管穿孔所引发的并发症往往已很严重。

其诊断主要靠食管造影，特别是稀钡造影。如造影不方便，可重复进行胸片检查。常见 X 线表现有胸腔积液、气胸、纵隔增宽和纵隔气肿。

三、治疗

非手术治疗的方法包括禁食、胃肠减压、广谱抗生素和静脉高营养。在保守治疗的过程中如果患者病情恶化或无改善迹象，裂口长、估计保守治疗不能治愈而体质尚能耐受手术的患者，则应尽早手术。

第五节　自发性穿孔

自发性食管穿孔（Boerhaave 综合征）

又称自发性食管撕裂综合征、呕吐性食管穿孔、压力性食管穿孔、非损伤性食管穿孔。本征是指非直接外伤或异物引起食管腔内的压力骤升，导致横膈以上的食管左右侧壁全层纵行撕裂，空气和食管管腔内的内容物，由裂口进入纵隔，从而产生一系列症状。

自发性食管穿孔是指非外伤引起的食管壁全层破裂，分为气压型和非气压型。气压型是指食管内压突然快速增高，压力迅速上升而造成食管壁全层破裂，可由剧烈呕吐、胸部受剧烈打击、减速性损伤、排便、分娩、惊厥或举重等原因引起。非气压型是指因食管生理紊乱或食管壁有慢性炎症、肿瘤管壁结构异常而发生破裂。

一、病因和发病特点

男多于女，以 40～60 岁者居多。剧烈呕吐为本征最主要的病因。用力过度，剧烈咳嗽、喷嚏、分娩、用力排便和腹部遭受钝击伤等致腹压过高时可以引起本征。

腹压的突然增高迫使胃内容物迅速冲向食管内壁。当胃充满食物时，胃底不能抵抗增高的压力，因而食管壁受压加大，更易破裂。自发性食管破裂的发生机制起因于食管内压力骤升，与食管外胸腔负压在瞬间形成很高的压力差，导致肌层菲薄的食管破裂。

破裂位置从解剖学上看多位于奇静脉以下食管

中段和下段的右侧壁，破裂口多为纵形。长度在1－14cm之间，可破向一侧或两侧，一般同侧纵隔胸膜同时破裂，但也有少数纵隔胸膜未破者。因为胸主动脉紧贴食管的左后壁，食管在奇静脉以下，右侧纵隔内无器官保护。左侧的破裂部位均在食管近贲门段，因为食管在第7胸椎水平开始向左偏斜，斜越胸主动脉的前方，左侧壁仅为纵隔胸膜所覆盖，缺乏主动脉的保护，加之食管远端肌层因环形肌节段性缺损变薄，血管和神经穿入肌层处变弱，左膈角的食管向前方成角，缺乏邻近支持。自发性食管穿孔易误诊，且食管穿孔后，食物、消化液进入胸腔，导致张力性气胸、产生化学性和细菌性胸膜炎、纵隔炎，导致呼吸、循环功能障碍，若处理不及时，常因休克、酸中毒、严重感染和呼吸循环衰竭而死亡。

二、临床表现

1.胸痛：多发生于呕吐之后，疼痛十分剧烈，难以忍受，有时疼痛向背部及肩部放散，疼痛的原因是食管内的消化液经裂口流入纵隔和胸腔，引起化学性纵隔炎和胸膜炎，继之细菌感染，形成化脓性纵隔炎和胸膜炎。

2.呼吸困难：由于空气、食物和消化液不断流入纵隔和胸膜腔，导致纵隔炎和液气胸。

3.恶心和呕吐，伴有吞咽困难和疼痛。

4.全身症状比较严重，多有寒战高热，心率增快，甚至出现中毒性休克。可呈重病容，休克表现，血压低、心率、呼吸增快，因纵隔气肿而出现胸骨上窝及胸壁皮下气肿，听诊可闻胸膜或胸膜心包摩擦音或出现胸腔积液及液气胸的体征。

部分病人尚可闻及累似心包摩擦音的纵隔嘎扎音，即Hamman征（系纵隔气肿受心脏搏动的挤压而产生，节律与心脏搏动一致）。此外，颈部和上胸部尚可出现皮下气肿，触之有捻发感。

三、辅助检查：

1.立位X线透视或X线胸部摄片 可见气管和心影响健侧移位，纵隔增宽，纵隔和皮下积气。

2、食管造影：先用泛影葡胺口服，如不能显影，则用钡剂，可见其流入纵隔或是胸腔。

四、诊断及鉴别诊断

根据病史中饮食，酒后呕吐，吐后胸痛，呼吸困难及胸腔积液体征，再结合X线检查，口服泛影葡胺和胸水化验，一般不难诊断。

由于本病症状不典型，患者常有难以忍受的剧烈疼痛及腹膜炎体征，极易误诊为急腹症、胃肠炎。有因主诉胸骨后疼痛而误诊为心绞痛。怀疑食管穿孔者应及时摄胸部X线片看是否有纵隔气肿或胸腔积液，口服造影剂或胸腔穿刺抽出浑浊液体或食物残渣可明确诊断，必要时行CT检查。

五、治疗

主要采取手术，术前术后加强支持疗法，包括输液、输血、维持水电解质平衡和控制感染、采取鼻－十二指肠管肠内营养结合静脉营养支持等。

明确诊断后尽早行食管裂口修补术是治疗本病的关键。破裂后24 h内的破口可行Ⅰ期修补，有原发食管病变的应行Ⅰ期病变切除及食管胃颈部吻合术。

对发病时间长、情况差、污染重、食管组织变脆不易缝合者，彻底冲洗胸腔、试行胸腔闭式引流或开胸纵隔引流；不宜行食管穿孔修补术者，亦可行破裂段食管切除、食管胃吻合术。颈段食管外置胃造瘘或裂口修补，腔内置T管外引流胃造瘘。

第六节 食管穿孔治疗

食管穿孔的治疗能否成功往往取决于穿孔的部位、大小和早期诊断、治疗。早期诊断及早期治疗是减少并发症、降低病死率的关键。治疗方法在对穿孔部位、时间、感染程度及患者的全身情况进行全面分析综合的基础上加以选择。

治疗原则和目的是尽早闭合穿孔、清除并防止穿孔进一步污染、有效抗生素控制感染、恢复消化道的完整性和连续性、根治或姑息治疗食管原发病以及营养支持。方法有保守治疗和手术治疗。对于症状轻微、裂孔小、胸膜未破污染局限于纵隔、穿孔后无进食史、穿孔部位不在腹部、无梗阻肿瘤病灶者，可考虑保守治疗。对大多数病例来说，应积极采取手术治疗，方法包括彻底有效的引流、一期手术修补术、食管切除术等。食管穿孔于24小时内确诊者，应积极开胸修补裂口和一期缝合修补术，若胸腔冲洗彻底，术后引流通畅，可获得满意结果。超过24 h，若胸膜腔的感染得到控制，一期修补多可满意完成。但穿孔的时间不是唯一因素，关键的因素是穿孔后食管壁炎症水肿和纵隔、胸腔感染程度。

一、支持疗法

营养支持和有效的抗感染治疗是治疗的基础，因低蛋白血症、贫血会影响穿孔愈合。禁食水、胃肠减压、补充营养、选择敏感抗生素、输血是有效的支持疗法。广谱抗生素的应用、合理的肠内肠外营养技术的发展，使得部分病人经非手术治疗而获治愈。

营养支持可考虑经十二指肠营养管或空肠造瘘进行肠内营养，禁止经胃造瘘或经胃管鼻饲，以避免发生严重的食管反流。放置十二指肠营养管或空肠造瘘管，可替代静脉营养，有更经济、方便、并发症少、可持续时间长的优点；加强营养，使患者更好地配合并坚持治疗。术中直视下于 Treitz 韧带远端 20cm 处留置营养管。术后经营养管鼻饲同时给予人重组生长激素皮下注射。生长激素能促进细胞生长，促进蛋白质合成，为穿孔愈合提供必要的物质基础，减少分解代谢期体蛋白和体细胞群的丢失量，改善负氮平衡，还能促进肠黏膜再生、增强绒毛活力和改善肠黏膜的功能，可以提高免疫功能，对于严重消耗的食管穿孔病人具有积极意义。

食管穿孔，尤其是胸段食管穿孔，病人就诊时胸腔内多存在严重感染，加之不能进食，使机体处于高分解代谢的消耗状态。营养状态差、胸腔内感染严重使穿孔不易愈合，营养支持就显得尤为关键。随着肠内营养支持和抗生素的使用，使病人顺利度过围术期，因为肠内营养支持的合理应用，使病人可以更多的接受一期裂口修补这种相对简单有效的手术，而不必过多地顾虑裂口漏及长期肠外营养支持带来的并发症。

对于食管穿孔病人，一期修补后裂口漏是亟待解决的问题。既往认为，术后全消化道旷置具有治疗作用，随着肠内营养支持的出现，改变了以往全消化道禁食的理念，变为胃以上禁食，空肠以下非但不能禁食，还要给予充足的营养支持。对于食管穿孔病人，术后早期肠内营养支持是安全的、有效的，不再完全依赖于静脉供给营养，这样使一期修补裂口成为可行而又安全的术式。

随着肠道作为应激反应中心器官的理论的确立，食管穿孔造成的应激反应过度或失调时，可导致肠道黏膜屏障被破坏，造成菌群移位，其结果可引发全身炎性反应和多器官功能障碍，后者又加重肠黏膜坏死和细菌移位，形成恶性循环。只有合理地应用营养支持，才可能使病人的代谢恢复正常。对于食管穿孔的病人，胸腔内存在感染源，使术中感染已经局限或形成包裹，术后长期肠外营养支持，使消化道旷置，肠道处于低灌注和低血氧状态，局部酸中毒，最终引起肠黏膜结构和功能受损，降低了肠道抗细菌黏附和移位的能力，于是可直接引发胃肠道的感染。肠内营养支持可以最大限度地利用正常的消化道，增加其血流灌注、维持正常肠黏膜新陈代谢、减少细菌入血、预防术后炎症反应综合征甚至多器官功能障碍的发生。

二、非手术疗法

颈部食管穿孔的治疗采用非手术治疗方法较多。其理由是，颈部食管穿孔大多为器械损伤引起，破口较小，发现较早，经非手术治疗可获治愈。非手术治疗方法主要有①禁食 疑有食管穿孔应嘱患者禁饮食，以免食物由破口流入纵隔或胸腔内加剧感染扩散并尽量吐出唾液或于食管破口上方放置引流持续吸引，将吞咽的唾液尽量吸出。②营养支持 当患者禁食，加之感染，常可引起水与电解质平衡失调及全身消耗衰竭，因而在治疗上除纠正水及电解质紊乱外，应加强营养支持，输入全血或血浆、白蛋白，经营养管进行肠内营养。近十年来，应用要素饮食及静脉补充营养，提高了食管穿孔的治疗效果。③感染须使用大剂量敏感的抗生素。对胸腔穿刺液或切开引流分泌物，应进行细菌培养及药物敏感试验，合理选用抗生素。颈部食管穿孔如果不和胸腔相通，可经对症处理常规换药后多能痊愈。此时可拔除胃管经口进食，进食时病人用手压住伤口，进食完后立即换药，换药时填塞伤口不要太紧，以免把穿孔撕大。病变与胸腔相通，其症状体征与胸部食管穿孔相同，可按照胸部食管穿孔进行处理。

对某些胸部食管穿孔的病例尚不能完全排除非手术治疗，但绝对地指出适于非手术治疗情况则很困难。如早期发现较小的食管裂孔，这类裂孔多为器械检查所致，如纵隔炎症还不明显及食管造影仅见造影剂漏入纵隔内而未进入胸腔时，允许在非手术治疗下严密观察。对穿孔发现较晚，但症状轻微，全身情况较好，裂口转向自然愈合趋势，也可考虑给予非手术治疗。对年龄较大，一般情况差，有心肺功能不全的患者，开胸手术可能出现很大危险，亦以非手术治疗为宜。

非手术治疗只适用于经过严格选择的轻症患者或不能耐受手术者。非手术治疗因长时间的抗炎和营养支持治疗而使治疗成本大大增加。对于症状轻微、穿孔小、污染局限于纵隔、穿孔后无进食史、穿孔部位不在腹部、无梗阻肿瘤病灶者等，可考虑非手术治疗。通常禁食 10 天以上，合理充分静脉高营养或经营养管进行肠内营养，使用广谱抗生素 7～14 天，充分胸腔引流同时予以胃肠减压。经 24 小时非手术治疗而症状加剧，需立即考虑改为手术治疗。对大多数病例来说，应积极采取手术治疗，去除感染坏死组织、安全可靠地闭合穿孔、解除远端梗阻，保持污染区域的彻底引流。

1.引流管的应用　在保持胸腔引流、胃肠减压管通畅时，用大量生理盐水或抗生素溶液冲洗胸腔。胸腔闭式引流管采用两管冲洗引流，在穿孔所在胸腔第二肋间放置高位闭式引流管，经此管用药物冲洗胸腔，同时低位闭式引流。也可用同一胸腔闭式引流管先向胸腔内注入冲洗液再引流。用敏感抗生素每天胸腔内冲洗至引流液转清亮。待脓腔缩小形成连接穿孔与胸壁的瘘管时，可拔除引流管封堵瘘管，开始进流食。

2.封堵瘘管　胸腔内的脓腔感染被控制形成细小的瘘管，体温等生命指征持续正常，瘘管胸壁外口无明显红、肿、热、痛，每日引流量极少，碘油造影显示穿孔经瘘管与胸壁外口相连而无其他残腔，可经外口向瘘管内口处注射生物蛋白胶封堵整个瘘管，加速其闭合过程，进一步缩短了病程；或向瘘管内塞入碘仿纱条，根据生长愈合速度逐渐向外退出碘仿纱条，直至瘘管完全愈合碘仿纱条完全撤除。一般瘘管封堵后即可开始进流食。

随着内镜及其材料科学的发展，可以经食管镜在穿孔部位置入带膜支架，阻止消化道内容物经穿孔处外溢，是一种疗效良好的非手术疗法。在胃镜直视下或 X 线电视引导下，将带膜支架放置在穿孔位置（一般支架以穿孔为中心上下超过穿孔至少 2 cm），封堵瘘口，可以有效治疗吻合口瘘。带膜支架可防止组织长入，但带膜支架会造成食管损伤还可发生移位，如原发病不是肿瘤则最好在穿孔愈合及时取出。

三、手术疗法

1.颈部食管穿孔　以下情况应考虑手术治疗①对裂口较大和贯通伤引起的穿孔，目前不少学者认为，只要患者全身情况能耐受手术，就应首选手术修补，不把伤后就医时间作为一期修补与否的时间界限。不过行食管穿孔修补时，用生机旺盛的组织覆盖缝合非常重要。②损伤的时间较久或经保守治疗患者出现发热、白细胞增高及 X 线检查发现颈部、纵隔感染积脓时，一般对于第四胸椎平面以上的纵隔感染均可经颈部切开引流；对于远端无梗阻的穿孔，经引流换药及上述非手术疗法，创口均能愈合。③远端有梗阻的食管穿孔，应实施解除梗阻的手术治疗。④若食管内有异物且表面光滑、规则，可试经食管镜取出。如异物表面尖锐不平，不可勉强行事，以免加重食管壁损伤。遇此情况应果断改行手术摘取，术前应考虑到异物是否会刺入食管周围重要脏器、血管的可能，术前应做好修补血管的准备。

颈部食管手术途径一般采取胸锁乳突肌前缘做斜行切口，小心避免损伤喉返神经及大血管，逐层解剖进血管间隙。因为颈部脓肿可能引起大血管腐蚀，易发生致命大出血，故需准备颈动脉结扎术的器械。颈部食管偏向左侧，如行修补术可用左颈部切口，如行感染引流，则应根据颈部压痛和肿块部位决定切口。

2.胸部食管穿孔　胸部食管穿孔的病死率高于颈部穿孔。鉴于预后恶劣，多数提倡早期手术治疗。对自发性或创伤性胸部食管穿孔，经 X 线食管造影发现裂口较大或已造成纵隔感染及脓气胸者，均应抓紧时机进行手术治疗。

(1)多数认为穿孔在 4 小时内，适于紧急开胸行食管穿孔一期缝合修补。但穿孔后的时间并非是衡量手术修补的唯一标准，感染程度和食管壁的炎性水肿表现才是重要决定因素。对于延迟诊断的食管穿通性损伤而言，应根据具体情况，如断端血运较好，局部感染不严重，无组织坏死现象，行单纯修补可以获得成功。食管修补术越早，局部水肿越轻，发生并发症的机会越少，预后越好。开胸后先用抗生素液彻底冲洗胸腔，特别是穿孔附近的污染物，清理完胸腔后，仔细寻找裂口全长，不要遗漏，探查时尽量减少游离正常食管，剪除穿孔边缘坏死组织，使成为新鲜创面再缝合。因食管黏膜的破裂口经常比肌层长，修补时一定要找到上下端黏膜，将食管黏膜和肌层分别间断缝合或全层缝合，但结扎要适度切忌有张力，以免切割水肿的组织。穿孔覆盖物主张用带蒂大网膜，因大网膜未被污染，且有很强的吸收、修复和抗感染能力，还能黏着邻近组织，很快建立血循环，增加血液供应，提高裂口愈合能力。直接修补，还可同时用胸膜肋间肌瓣或膈肌瓣加强。食管穿孔修补后一般均放置胃管，给予胃肠减压并排出吞入的唾液。

(2)纵隔引流术 胸段食管穿孔形成感染灶但只局限于纵隔尚未穿入胸腔者，颈部切开分离上纵隔间隙，或借助纵隔镜充分游离纵隔间隙，引流管选用柔软的引流管用两根可以冲洗引流，术中注意勿损伤纵隔胸膜。

(3)胸腔镜及小切口术式 由于微创理念广泛被接受、胸腔镜技术的推广及新材料的应用，食管穿孔的外科治疗手段也越来越多。小切口术式或借助胸腔镜即可完成纵隔胸腔脓肿廓清、食管穿孔一期缝合修补术，还可完成食管切除。

3.食管切除术　除非穿孔过大（10～15cm 以上）、局部感染炎症过于严重，或合并食管癌，应尽量避免食管切除术。如确实需要胃代食管,颈部吻合较胸内吻合安全。合理的术前准备及术式选择、良好的手术技巧和术后处理是一期手术成功的关键。对于胸段食管穿孔超过24小时、裂口长、感染严重、估计保守治疗不能治愈而体质尚能耐受手术的患者,一期行三切口脓胸廓清、穿孔食管切除后,胃经胸骨后至左颈行胃食管吻合术比较理想。这种手术的优点:① 切除了穿孔食管,消除了胸腔继续污染的来源;② 吻合口远离污染区,一期愈合率高;③ 病人恢复快。吞服大量强酸强碱造成食管损害导致食管穿孔时,采取食管切除结肠或胃代食管为最佳。

4.腹段食管穿孔　可直接行食管穿孔一期缝合修补术,并用大网膜覆盖。

5.食管—动脉瘘　穿孔部位主要注意是否在主动脉弓水平,此处是食管第二生理狭窄,异物易于在此嵌顿并穿孔。尖锐异物引发的食管穿孔或穿孔所至脓肿可能引起大血管破裂。当发生信号性呕血后,可发生致命大出血,应急诊手术,并准备血管手术器械和材料,如果波及主动脉且手术时间较长,则应在体外循环下进行。

主动脉弓水平的食管穿孔最为凶险,大出血多发生于此水平,病死率极高。若在术中发现穿孔发生于主动脉弓水平且食管壁水肿较重,应小心处理残存感染灶,警惕大出血。对主动脉弓水平的穿孔若手术中发现纵隔感染严重,不能一期修补,则采用切除穿孔段食管、食管远端缝闭、食管近端颈部外置,二期胃或结肠代食管术。

(雷跃昌　金　健　李蔼建)

第二十四章　支气管胸膜瘘

一、全肺切除术后支气管胸膜瘘

肺切除术后支气管胸膜瘘包括肺叶、肺段、肺楔形和全肺切除术后支气管胸膜瘘，近代国内外，肺叶切除术后支气管胸膜瘘的发生率已控制在低于1.0%的低水平。Wright认为支气管胸膜瘘应该避免发生在肺叶切除术后，而只应被限制在全肺切除术后。本章主要探讨全肺切除术后支气管胸膜瘘（Postpneumonectomy bronchopleural fistula），其病死率为25.0%～79.2%。

1.全肺切除术后支气管胸膜瘘的发生率和支气管残端的闭合方法

（1）全肺切除术后支气管胸膜瘘的发生率

随着高效抗生素的应用，支气管残端处理技术的改良及对支气管残端愈合的深入认识，支气管胸膜瘘的发生率已明显减少。近十几年，西方报道全肺切除术后支气管胸膜瘘的发生率为0.8%～12.5%，平均值在4%左右。国内近年来报道全肺切除术后支气管胸膜瘘的发生率为0.7%～1.7%。

（2）支气管残端的闭合方法：在处理支气管残端的方法上，国内外一直在争论究竟是机械闭合还是手工缝合可以降低支气管胸膜瘘的发生率，各有大量的支持者，至今仍没有定论。有些胸外科医生认为使用支气管闭合器可降低支气管胸膜瘘的发生率，虽然机械闭合支气管残端具有简单、快捷、胸腔污染少等优点，但并没有明确的证据可以证明机械闭合在多大程度上优于手工缝合。在数篇回顾性分析文章中，比较了手工缝合和闭合器机械闭合对支气管胸膜瘘发生的影响，这些回顾性分析的结果是不可靠的，因为在支气管管壁增厚、钙化变硬、感染或不能保证残端无癌等闭合器禁忌的情况时，才使用手工缝合支气管残端。目前缺少大宗病例的前瞻性随机临床实验去比较手工缝合与机械闭合的优劣。

1999年，Ferguson综述近年来报道的近4000例全肺切除术，认为闭合器闭合和手工缝合支气管残端，术后支气管胸膜瘘的发生率大体相似。很多学者亦支持此观点。现在，笔者统计6000余例全肺切除术的结果亦支持此观点（表24－1）。虽然支气管残端的闭合方法多种多样，然而没有哪一种方法能通过长期和大量的病例来证明可以明显降低支气管胸膜瘘的发生率。既然机械闭合、手工缝合和结扎方法各执优劣，笔者建议根据残端和病人的具体情况不同，以及术者的经验和习惯，可以采用个性化的方法闭合支气管残端。

表24－1　全肺切除术后支气管胸膜瘘的发生率

闭合方式	病例数（BPF数）	BPF发生率%
手工缝合组	1806(58)	3.2
闭合器闭合组	2159(82)	3.8
闭合方式混合组	2267(105)	4.6
总　　计	6232(245)	3.9

BPF（支气管胸膜瘘）

2.全肺切除术后易发生支气管胸膜瘘的危险因素

（1）局部因素：右侧的全肺切除较左全肺切除易于发生支气管胸膜瘘。这可能由于右主支气管较短粗，闭合张力大，承受的气流冲力较大，也易于被肿瘤累及而在处理残端时常出现技术上的困难。第二个重要原因是右主支气管残端周围缺少有效的包盖和保护，术后仍停留在胸腔内；而左主支气管残端可以缩回到主动脉后、纵隔内。因此用周围组织包盖右主支气管残端应视为常规；而在左全肺切除时，支气管残端应尽可能靠近隆突，以便残端缩回到纵隔内。

术前接受新辅助放疗是全肺或肺叶切除术后支气管胸膜瘘的危险因素，这一观点已被广泛接受。不同学者分析出新辅助化疗和（或）放疗与支气管胸膜瘘的发生具有显著相关性。只有Asamura等探讨了新辅助化疗与支气管胸膜瘘的关系，并未见显著相关性。而且Yamamoto等通过支气管镜用激光多普勒血流测量仪，测量术前、术中、术后支气管旁血管的血流变化。得出结论，化疗并不影响支气管周围血运，而放疗加化疗会损伤支气管周围的血运。因此新辅助化疗是否是支气管胸膜瘘的危险因素尚不清楚。

Algar等通过术后在胸片上测量支气管闭合器钉夹距隆突的距离而计算出支气管残端的长度，进而分析出支气管残端过长是术后发生支气管胸膜瘘的危险因素。这是因为过长的支气管残端会引起分泌物蓄积而继发感染，导致支气管残端裂开。

术后机械通气是形成支气管胸膜瘘的一个重要原因，毫无疑问，气压伤会导致支气管残端裂开。此外，在痰检或培养抗酸杆菌阳性或结核性毁损肺时，行全肺切除或肺叶切除术易发生支气管胸膜瘘。

根治性淋巴结清扫术对支气管胸膜瘘的影响目前存在争论。Asamura 等通过 1360 例肺切除病例分析，并未发现纵隔淋巴结清扫与支气管胸膜瘘存在相关性。然而 Perrot 等认为根治性的淋巴结清扫破坏了支气管残端周围的血运有可能导致支气管胸膜瘘。

肺切除术后支气管残端在肉眼或镜下有癌残留是术后发生支气管胸膜瘘的危险因素。这是由于癌组织破坏了支气管周围的血运，导致支气管残端愈合不良，引起支气管胸膜瘘的发生。

Deschamps 等报道术中出血较多而需要输血是全肺切除术后发生支气管胸膜瘘的危险因素。此外，有不同学者分析出 FEV1 百分比降低，DLCO(肺内一氧化碳弥散量，diffusion capacity of lung to carbon monoxide)降低，感染性疾病，延长引流时间是发生支气管胸膜瘘的危险因素。

(2)全身因素：全身系统疾病如糖尿病，术前长时间应用皮质醇激素，低蛋白血症等合并疾病亦可以导致全肺切除术后支气管胸膜瘘。

(3)麻醉因素：Perrot 等道根据美国麻醉医生协会分级(Classification of the American Society of Anesthesiologists ASA)，III－IV 级的病人全肺切除术后支气管胸膜瘘的发生率升高。

3.全肺切除术后支气管胸膜瘘的预防

(1)基本预防措施：处理术后支气管胸膜瘘最佳方法就是在肺切除时预防此并发症的发生，包括：小心地解剖支气管，支气管周围组织不应过度切除以保留残端的血运，手工缝合时打结不宜过紧，支气管闭合时应减小张力，避免支气管残端过长，同时支气管残端也不应过短引起闭合张力过大，支气管残端增厚、钙化变硬、感染或不能保证残端无癌时不应使用闭合器。术中尽量避免胸腔被污染，当不能保证残端癌肿切除干净时应行快速冰冻病理检查。术前治疗潜在的感染，围术期应给予适当的抗生素治疗和纠正营养不良，痰检或培养抗酸杆菌阳性时避免行肺切除术，术后尽早拔除气管插管和胸腔闭式引流管。

(2)支气管残端的覆盖加固：很多学者建议在具有支气管胸膜瘘危险因素的全肺切除中，应常规用血运丰富的自体组织覆盖加固支气管残端。Algar 等报道包盖支气管残端的全肺切除术后支气管胸膜瘘的发生率较未包盖组明显降低，并具有统计学意义。当然仅凭这一篇回顾性分析就认为包盖支气管残端可以降低支气管胸膜瘘的发生率尚欠权威性，但目前仍缺少前瞻性随机分析证明包盖能降低支气管胸膜瘘的发生率。很多种组织被建议用来加强支气管残端，包括胸膜、心包、肋间肌、膈肌、右侧可以使用奇静脉和胸腺脂肪、甚至大网膜。在具有支气管胸膜瘘危险因素的全肺切除中，根据不同的情况选择一种合适的包盖组织是非常重要的。

一些学者建议用肋间肌瓣包埋支气管残端，其具有血运丰富、组织较厚、足够长度、良好的旋转性等优点(图 24－1)。如预计可能需要包盖支气管残端，为防止肋骨牵开器对肋间肌血运的损伤，在使用肋骨牵开器之前，先用肋骨剥离子将要使用的肋间肌从肋骨下缘部分剥离下来。很多医生推荐应用心包加强支气管残端，因其具有丰富的血运和相当的厚度，而且心包离支气管残端较近，包盖起来十分方便(图 24－2)。唯一的缺点是为了预防心脏疝出，小的缺损可以直接缝合心包或不用处理，但大的缺损需重建心包，如使用 Vicryl 网。当病人术前接受放疗，膈肌是最佳包盖组织，因为它位于照射区域之外，且具有良好的血运和足够的厚度(图 24－3)。多数情况膈肌的缺损直接缝合即可，偶尔张力较大时，为了预防膈疝，需要用人工材料重建膈肌。胸膜由于过于薄弱、缺少足够的血运，作为包盖物常有较高的失败率，已经被众多的学者否定。大网膜被证明在闭合已经发生的支气管胸膜瘘时是非常有效的，但是它只有在无法得到其他自体组织时才考虑予以采用，因为需要另做切口开腹或切开膈肌。

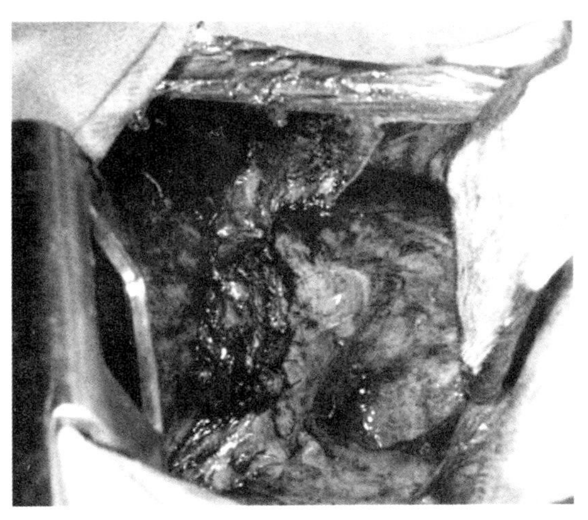

图 24－1　肋间肌瓣包盖支气管残端

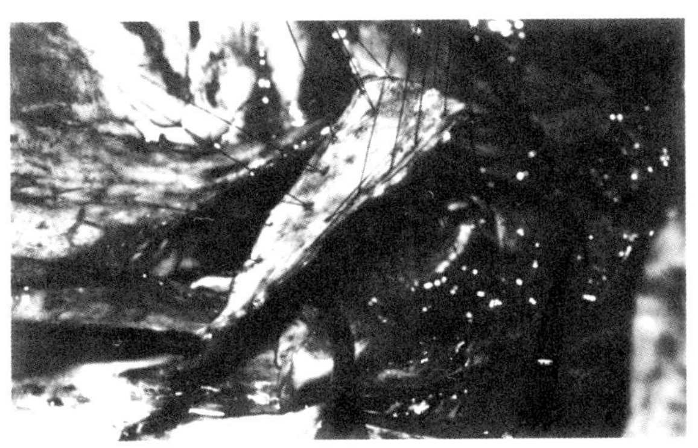

图 24－2　心包包盖支气管残端

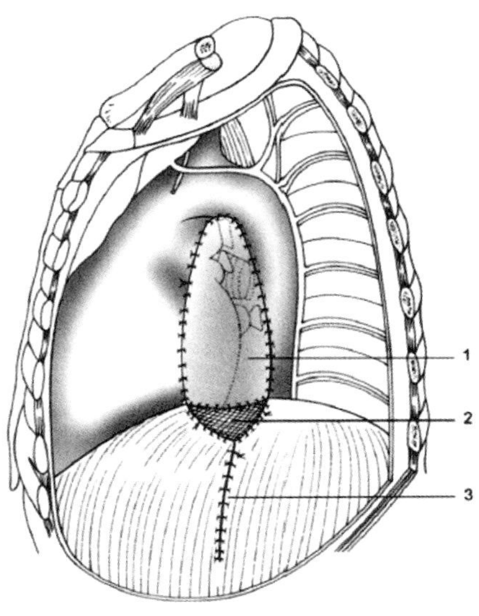

图 24－3　膈肌包盖支气管残端

4.全肺切除术后支气管胸膜瘘的诊断 成功治疗全肺切除术后支气管胸膜瘘需要早期诊断和早期治疗,延误诊断和治疗会导致进一步的并发症和更高的病死率。这是因为早期诊断可以预防吸入性肺炎的发生;急诊关闭瘘口的手术时,胸膜腔的污染会相对较小,从而提高再手术的成功率;尽早引流脓胸以缓解脓毒血症。如临床表现和胸片怀疑支气管胸膜瘘的病例,进一步证实瘘的存在通常并不是很困难,特别是对于早期瘘。

(1)临床表现:全肺切除术后发生支气管胸膜瘘距手术的间隔时间可以从几天到数年。早期支气管胸膜瘘如表现为暴发性症状较易诊断,可以表现为持续高热、气短、呼吸困难、皮下气肿、咯血、咳出大量血清样或棕褐色液体或脓痰、呼吸衰竭、败血症。而有些临床表现较隐匿的支气管胸膜瘘较难诊断,可以表现为乏力、发热、轻度咯血、刺激性咳嗽。术后大量持续漏气、或伴皮下气肿应高度怀疑支气管胸膜瘘。如病人突然咳出大量血清样或棕褐色液体通常提示支气管胸膜瘘,特别在患者侧卧、患侧在上时可以确诊,但不应使用此方法用于诊断,因为易发生吸入性肺炎,甚至窒息。

(2)辅助检查:诊断支气管胸膜瘘的方法包括胸部平片、支气管镜、支气管造影、向胸腔内或经支气管镜向支气管残端注入亚甲蓝。近年来有个案报道使用呼入一氧化二氮和高浓度氧气,然后测量胸腔内一氧化二氮和氧气的浓度用于诊断支气管胸膜瘘。另外有多篇报道证实核素气雾剂扫描是正确诊断支气管胸膜瘘的新方法,特别是对于其他方法难以诊断的小瘘。

①胸部平片:发现和诊断有无瘘形成的最佳方法为胸部平片。若发现未经胸穿或引流而胸内液面水平下降1~2cm以上则提示支气管胸膜瘘,其他胸片表现为已经移向患侧的纵隔又回到中线位置,对侧吸入性肺炎,和皮下气肿。

②纤维支气管镜:经临床表现和胸片怀疑支气管胸膜瘘的病人需要紧急行纤维支气管镜检查,即使胸片未见改变,持续的怀疑支气管胸膜瘘的症状,仍需行纤维支气管镜检查。对于全肺切除术后脓胸的患者,仍需常规行纤维支气管镜检查以排除瘘的存在,因为50%~80%的全肺切除术后脓胸合并支气管胸膜瘘。纤维支气管镜是最佳确诊支气管胸膜瘘的方法。

③亚甲蓝:通过支气管镜向支气管残端注入亚甲蓝,后观察胸引液是否出现亚甲蓝,或向胸腔内注入亚甲蓝,后观察病人痰中出现亚甲蓝而确诊。经支气管镜向残端注入亚甲蓝有不污染胸腔的优点。此方法适用于纤维支气管镜无法确诊的病例。

④放射性核素气雾剂扫描:近年来,许多学者证明放射性核素气雾剂扫描可以发现和诊断其他方法难以诊断的支气管胸膜瘘,特别适用于支气管镜无法诊断的晚期瘘和非常小的瘘口。Raja等报道使用放射形核素133Xe的诊断敏感性为83%,特异性为100%,而使用放射形核素99Tc的敏感性为0%。此方法的不足在于需要将危重的病人移至放射性核素检查室,且133Xe不是常规的放射性核素,目前国内条件有限,较难广泛开展。

⑤呼入氧气和一氧化二氮:Andre等报道让病人呼入氧含量90%的氧气或50%氧气和50%一氧化二氮的混合气体,然后通过胸引管测量胸膜腔氧气的升高程度或一氧化二氮的存在,从而诊断支气管胸膜瘘,由于为个案报道其诊断作用尚待长期验证。此方法对于无胸引管的病人,需要向胸腔内插入细导管,且不适于胸腔内充满液体的病例。

⑥支气管造影

支气管造影不是常规诊断支气管胸膜瘘的方法,诊断效果不佳,且存在加重胸腔污染的缺点,因此很少采用此方法。

5.全肺切除术后支气管胸膜瘘的治疗 治疗全肺切除术后支气管胸膜瘘方法很多,各家所持的观点也不同,没有一个标准的治疗模式。治疗全肺切除术后支气管胸膜瘘方法包括:闭式引流,开窗引流,经支气管镜用生物胶堵塞瘘口,术后早期瘘急诊开胸修补瘘口,Clagett方法,肌瓣转移胸廓填塞术,胸廓成形术,部分胸廓成形术结合肌瓣转移胸廓填塞术,胸骨正中切口、经心包纵隔内关闭瘘口等。个案报道有用电视辅助纵隔镜经颈部成功闭合左全肺切除术后支气管胸膜瘘的病例。但是没有哪一种方法能适用所有病人,治疗方法要根据既往术式、瘘口的大小、健侧肺的情况、病人的一般状态、是否合并脓胸、脓腔的情况以及医生的经验等情况而采取不同的治疗方法。

全肺切除术后如果诊断支气管胸膜瘘,首先必须立即行胸腔闭式引流术,如已存在闭式引流,要保证引流通畅,在行胸腔闭式引流前,应取患侧最低的体位,防止患侧胸腔内液体倒灌到健侧。根据痰培养和脓汁培养结果给予敏感的抗生素。给予最大限度的营养支持治疗,可以进行肠内营养或肠外营养,十分衰弱的病人可以少量多次输血或血浆。瘘口如果非常小,可以经过胸腔闭式引流或开窗引流而自行闭合；且引流也适合于一般状态非常差，不能耐受再次手术，或已经形成脓性胸液的患者。但是较大的瘘口很少能自行关闭且单纯引流死亡率很高，应当在适当的时机下给予外科干预。小的支气管胸膜瘘亦可经支气管镜用生物胶堵塞瘘口。

(1)经支气管镜生物胶堵塞支气管胸膜瘘：经支气管镜用生物胶堵塞支气管胸膜瘘被认为是一种有效的治疗手段，其优点为简单、安全、经济、对病人打击小，特别是对合并脓胸一般状态较差的病人，为改善状态赢得了时间，提供了进一步外科处理的机会。可以经纤维支气管镜应用生物胶，亦可使用硬支气管镜；支气管镜可以经气管内使用生物胶，亦有经胸引管堵塞瘘口的报道。现多主张黏膜下注射生物胶，而不是以前的直接向瘘口喷洒生物胶。用于堵塞瘘口的胶也种类繁多，包括组织胶，纤维蛋白胶，硬化剂，自体血液粘合剂等。日本有学者报道经纤维支气管镜向瘘口周围黏膜下注射无水乙醇成功堵塞 5 例支气管胸膜瘘。

Torre 等用生物胶经纤维支气管镜堵塞 16 例全肺和肺叶切除术后支气管胸膜瘘，成功率为 50%。Scappaticci 等在用生物胶经纤维支气管镜堵塞 12 例支气管胸膜瘘时，在 5 例全肺切除术后支气管胸膜瘘中均成功；在 7 例肺叶切除术后支气管胸膜瘘中，5 例成功，治愈率 71.4%。以上两位学者均认为在瘘口小于 5 毫米时，生物胶经纤维支气管镜堵塞支气管胸膜瘘是非常有效的。Hollaus 等在用生物胶经硬支气管镜治疗 29 例全肺切除术后支气管胸膜瘘时，16 例成功堵塞了瘘口，治愈率 35.6%。他认为瘘口小于 3 毫米时，用生物胶堵塞支气管胸膜瘘是特别有效的，而瘘口直径大于 8 毫米则不应用此方法。Varoli 等报道了 35 例用生物胶堵塞支气管胸膜瘘，其中在全肺切除术后瘘中治愈率 57.9%；肺叶切除术后瘘中治愈率 75.0%。在瘘口为 3 至 5 毫米时，多位医生在支气管镜下使用用于栓塞血管的金属线圈结合喷洒生物胶成功堵塞支气管胸膜瘘多例；亦有在支气管镜下使用生物胶结合胶原片或脱钙骨来成功治愈支气管胸膜瘘的报道。

综上所述，经支气管镜用生物胶或结合金属线圈等辅助物堵塞瘘口的治疗方法，无论对于早期瘘还是晚期瘘，在瘘口小于 5 毫米特别是小于 3 毫米时，应该被视为一线措施；尤其适于一般状态较差，不能耐受手术的病人。如果生物胶堵塞有效，在支气管胸膜瘘不合并脓胸时，胸腔经引流即可；而在支气管胸膜瘘合并脓胸时，脓胸需经闭式引流或开窗引流后延期处理，也有经胸腔镜行脓胸廓清术的报道。

近年有使用 Dumon 硅酮支架堵塞瘘口来治疗难治性支气管胸膜瘘的多篇个案报道。个案报道还有在电视纵隔镜辅助下经颈部用支气管闭合器成功闭合 1 例左全肺切除术后支气管胸膜瘘。

(2)全肺切除术后早期支气管胸膜瘘(术后一个月内)的治疗。

①急诊开胸修补瘘口，用血运丰富的自体组织包盖支气管残端。

近十几年治疗全肺切除术后支气管胸膜瘘的观点有了一定的改变，以前的报道和教科书强调一旦全肺切除术后几天出现支气管胸膜瘘，只能行胸腔闭式引流和延期处理而不能再次手术修补瘘口。而现在很多医生认为，在术后的早期阶段大约 1 个月内，如果诊断支气管胸膜瘘，在胸腔被最低程度的污染、肺功能储备可以耐受手术的情况下，应急诊开胸修补瘘口，而不应考虑术后的间隔时间。Wright 等报道 256 例全肺切除术后发生 8 例支气管胸膜瘘，有 7 例发生在术后 30 天内，其中 5 例可以耐受手术，急诊开胸修补瘘口，自体组织包盖支气管残端，术后没有发生脓胸，恢复良好。随访没有瘘复发，修补手术成功率 100%。而 2 例由于 ARDS 不能耐受手术，只能行胸腔闭式引流，均死亡。有 1 例非常小的瘘发生在术后 37 天，经胸腔闭式引流后自行关闭，这组支气管胸膜瘘病人的死亡率为 25%。AL - Kattan 等报道在 530 例全肺切除中，发生 7 例支气管胸膜瘘，均发生在 15 天内，在 2 天内均再次手术修补瘘口，自体组织包盖残端，其中 5 例成功，成功率 71.4%，其余 2 例修补失败的病人均由于此并发症导致呼吸衰竭或多器官功能衰竭而死亡，死亡率 28.6%。因此对早期全肺切除术后的支气管胸膜瘘，只要病人可以耐受手术，应急诊开胸，修补瘘口，可以沿原切口进胸，如果残端距隆突还有一定距离，应切除残端到正常组织，然后手工缝合残端，最后用血运丰富的自体组织包盖残端。急诊开胸修补瘘口的方法优点为成功率较高，缩短住院时间，减少并发症。而且早期的全肺切除术后支气管胸膜瘘发生吸入性肺炎的可能性很大，死亡率高于晚期的支气管胸膜瘘，急诊开胸修补瘘口并不失为一种明智的选择。但是不适于手术或修补瘘口失败的病人则处于非常危险的境地。

②引流治疗：闭式引流适用于心肺功能储备较差不能耐受再次手术、高龄、一般状态较差、肿瘤已经复发或转移、已经形成明显脓性胸液或一些瘘口非常小的病人。如闭式引流不能充分引流脓胸，则应在纵隔

固定后行开窗引流，对于不能再次手术的支气管胸膜瘘，这两步骤治疗已达成共识。Shamji 等报道在 24 例全肺切除术后支气管胸膜瘘合并脓胸的病例中，三分之一的瘘口经开窗引流后自行闭合。

(3)全肺切除术后晚期支气管胸膜瘘(超过术后一个月)的治疗。

①基本原则：由于全肺切除术后晚期支气管胸膜瘘几乎都合并脓胸，其治疗的基本原则为：引流脓胸，闭合支气管胸膜瘘，消灭残存胸膜腔。对于晚期支气管胸膜瘘，要考虑肿瘤的进展情况，如肿瘤已转移或复发，除了引流以外要慎重采用更多的外科干预手段。应常规行支气管镜检查，评价瘘口的大小、支气管残端的长度、肿瘤是否复发、及健侧肺的情况。可以用胸腔镜经引流通道观察脓腔的大小、污染的程度、引流的充分性。有学者报道使用胸腔镜行脓胸廓清术，然后二期开胸修补瘘口、转移肌瓣或大网膜加强支气管残端。

②引流脓胸：治疗首先必须充分引流脓胸，彻底的引流脓胸与后期成功处理支气管胸膜瘘成正比。可以使用闭式引流，如纵隔已固定最好应用开窗引流，应冲洗脓腔，冲洗次数根据脓腔污染情况而定。对于大的支气管胸膜瘘可以行大的开窗引流加换药。De la Riviere AB 等通过分析 55 例全肺切除术后支气管胸膜瘘得出结论，术前开窗引流的患者，再次手术修补瘘口，术后瘘的复发率低。只有经肉眼或胸腔镜证实脓腔已经完全干净时才考虑使用外科手段关闭支气管胸膜瘘。在引流期间，要根据脓汁培养结果应用敏感抗生素控制健肺的感染，给予足够的营养支持治疗，调节水电解质平衡，尽可能使病人达到最佳状态。

③闭合支气管胸膜瘘：一旦脓胸残腔认为无菌后，就要面对如何关闭支气管胸膜瘘，通常采取沿原切口进胸，由于长期的感染，解剖会很困难，分离要始终沿主支气管周围，以免损伤周围的肺血管和食管。长的支气管残端可以重新切除，露出新鲜组织会有助于术后愈合，间断缝合支气管残端。如果支气管残端很短、钙化变硬、瘘口较大等无法缝合时可以将大网膜或肌瓣直接吻合到瘘口上。但 Jadczuk 认为不需游离支气管残端，避免损伤周围的肺血管，只需将带蒂肌瓣直接吻合到支气管瘘口周围，如果残端较长可以将肌瓣伸入瘘口接近隆突水平，避免了残端过长引起术后分泌物储留而继发感染。

④包盖支气管残端：无论是早期急诊修补支气管胸膜瘘，还是延期关闭瘘口，都应该用血运丰富的自体组织包盖残端，关于这一点已经达成共识。但是究竟采取何种组织包盖修补的残端，各位学者却存在不同的看法。同预防支气管胸膜瘘不同，此时包盖支气管残端必须确切，胸膜、奇静脉和心包不被建议使用。肋间肌、骨性胸廓外肌肉、膈肌、大网膜被推荐用来加强修补的支气管残端。

A.带蒂大网膜转移包盖支气管残端：很多学者主张用带蒂大网膜移植来治疗全肺切除术后支气管胸膜瘘，这是由于大网膜的三个特性决定的。首先，大网膜具有诱导血管再生能力。第二个特性是其不仅能在感染的环境中存活，而且能帮助消灭感染，因此其被称作“腹腔警察”。第三，它的不定型特性使其能很容易包盖到支气管残端，并能填塞任何不规则空间。也有反对用大网膜加强支气管残端的声音，主要是害怕引起腹腔感染和膈疝。Puskas 等用带蒂大网膜移植术治疗 25 例支气管胸膜瘘，没有一例发生这两个并发症，其中 23 例患者治愈，成功率 92%；在使用肌瓣加强残端的 14 例支气管胸膜瘘中，成功率为 64%；两例用胸膜包盖支气管残端的病例，术后瘘均复发。Schneiter 等在治疗 15 例全肺切除术后支气管胸膜瘘时，用带蒂大网膜包盖支气管残端，均获成功，术后无死亡、无瘘复发。有时病人由于支气管胸膜瘘和慢性脓胸，常比较衰弱，没有足够的大网膜组织，日本的学者们报道了用大网膜带一块胃壁(约 10×10 厘米大小)修补肺切除术后晚期支气管胸膜瘘获得成功。

B.肌瓣转移包盖支气管残端

用来加强支气管残端的肌肉很多，包括肋间肌、胸廓外肌肉(如背阔肌、前锯肌、胸大肌、胸骨舌骨肌)、腹直肌等。Pairolero 等在治疗 28 例全肺切除术后支气管胸膜瘘合并脓胸的病例中，用胸廓外肌肉和腹直肌的肌瓣包盖支气管残端，24 例成功关闭了支气管胸膜瘘，成功率 85.7%。3 例死亡，死亡率 10.7%。Hollaus 等用肋间肌瓣修补 8 例全肺切除术后支气管胸膜瘘，瘘的发生时间为术后 2 天至 127 天，其中有 6 例合并脓胸，7 例瘘口被关闭，成功率 87.5%。

C.膈肌包盖支气管残端

有些医生建议用膈肌加强支气管残端，Mineo 等报道用膈肌修补 6 例肺切除术后支气管胸膜瘘，均获成功，术后随访无瘘复发、无膈疝；同时他们用膈肌修补心包缺损和食管损伤亦获良好效果。

⑤消灭残存胸膜腔：消灭残腔的方法很多，由于长期的脓胸有时残腔很小，用大网膜或肌瓣包盖残端

后残腔进一步减小，只需引流即可消灭残腔。大的残腔在支气管胸膜瘘闭合后需延期处理，可以采用肌瓣转移胸廓填塞术或部分胸廓成形术加肌瓣转移胸廓填塞术。从美容角度，大部分学者建议使用肌瓣转移胸廓填塞术。也可以采用 Clagett 方法，Pairolero 等综述 129 例用 Clagett 方法消灭脓胸残腔的病例，成功率为 81.4%。

⑥胸廓成形术和肌瓣转移胸廓填塞术：如果预计一期关闭支气管胸膜瘘消灭残腔，可以使用肌瓣转移胸廓填塞术，亦可应用部分胸廓成形术结合肌瓣转移胸廓填塞术，现在标准的胸廓成形术已经很少应用，多为部分胸廓成形术结合肌瓣转移填塞术。术中可用肌瓣或其他自体组织加强支气管残端。Icard 等报道用部分胸廓成形术结合肌瓣转移填塞术治疗 7 例全肺切除术后支气管胸膜瘘合并脓胸的患者，均闭合支气管胸膜瘘，1 例术后 1 个月死于恶病质。术后随访无脓胸和瘘复发，但患者经常抱怨肩部和上肢活动受限。同时他建议应延长引流的时间，以使脓腔进一步缩小，从而减少肋骨切除的数量和长度，减小胸部畸形。

(4)胸骨正中切口、经心包纵隔内关闭全肺切除术后支气管胸膜瘘。

胸骨正中切口、经心包纵隔内关闭支气管胸膜瘘术式也是治疗全肺切除术后支气管胸膜瘘合并脓胸的一种方法。同其他方法一样，术前必须充分引流脓胸和调整病人达到最佳状态，最好应用开窗引流。

麻醉可以使用双腔管，也可以使用长的单腔管直接插入健侧主支气管。手术过程为：胸骨正中切开后，打开前心包，适当游离上腔静脉和升主动脉，将其向两侧拉开。接着打开后心包，显露隆突。右全肺切除术后的病例为了较好的显露隆突可将右肺动脉重新切除，也可将其适当游离后拉开。在主支气管靠近隆突处用闭合器闭合主支气管，远端切断；或切断主支气管后用手工缝合近端。尽可能切除残存的远端支气管以免术后引起脓胸复发，但有时可能很困难。如果无法切除，为了避免支气管黏膜向脓腔分泌液体，可用电烧烧灼残留的支气管黏膜，亦可术前经支气管镜烧灼黏膜。然后缝合残留的远端支气管残端。很多学者建议用大网膜、心包或胸腺脂肪包盖近侧支气管残端。支气管残端较短时(小于 5 毫米)可以行隆突切除、主支气管与气管吻合术，或行气管楔形切除成形术，后用心包或大网膜包盖吻合口。支气管胸膜瘘闭合成功后，脓胸的残腔可经引流或加冲洗后即可达到无菌状态，也可使用胸腔镜行脓胸廓清术，当然用古老的 Clagett 方法亦可消灭残存胸膜腔。

1960 年，加拿大的 Padhi 和 lynn 最早报道了前胸部切口、经心包纵隔内关闭全肺切除术后支气管胸膜瘘的术式。1961 年，Abruzzini 等最先报道了胸骨正中切口、经心包纵隔内关闭全肺切除术后支气管胸膜瘘的术式。80 年代以来有些医生逐渐开始应用这种方法。1989 年，Ginsberg 等报道多伦多大学胸外科和拉瓦尔大学拉瓦尔医院 13 例胸骨正中切口、经心包纵隔内关闭全肺切除术后支气管胸膜瘘，10 例治愈，成功率 76.9%，无死亡病人。1997 年，De la Riviere AB 等报道了 55 例用这种术式治疗全肺切除术后支气管胸膜瘘的病例，42 例治愈，成功率 76.4%。剩余 13 例瘘复发，其中 6 例死于复发的大的支气管胸膜瘘，另一例复发小瘘死于肺栓塞，其余 6 例病人住院期间死于其他并发症，这组病人住院死亡率为 23.6%。2003 年，Athanassiadi 等报道用此术式治疗 11 例全肺切除术后支气管胸膜瘘(瘘口直径均大于 5 毫米)，全部成功，治愈率 100%。

此方法的优点在于手术是在相对无菌环境下进行的，解剖也比较正常，避免了经原切口手术而解剖严重纤维化的支气管残端周围时，很可能损伤肺血管或食管。但是由于纵隔的偏移，解剖有时可能较困难而需要很长时间，一旦将隆突暴露以后闭合支气管胸膜瘘将会很容易。另外此术式不像胸廓成形术会引起胸廓畸形。胸骨正中切口，经心包入路被某些医生认为是处理全肺切除术后支气管胸膜瘘的首选术式，但大多数学者认为，这种术式是一种候选手段，主要适用于大网膜转移术或肌瓣转移胸廓填塞术失败、支气管残端钙化、支气管残端很短而预行隆突切除、残存脓腔严重纤维化而不能沿原切口进胸等情况。也有人认为，这种术式在支气管残端较长时，治疗的成功率比较高。此方法的缺点是手术创伤较大，脓胸的残腔不能同时处理，而不像胸廓成形术或肌瓣转移胸廓填塞术可以同时消灭脓胸的残腔。此外，此术式亦不排除胸骨后感染的可能性。

二、肺切除术后迁延性肺瘘

肺切除术后迁延性肺瘘(prolonged air leak，PAL)是肺切除术后常见并发症之一。迁延性肺瘘延长闭式引流时间和住院时间，增加住院费用，还可以引起脓胸等进一步的并发症。因此有必要明确引起迁延性肺瘘的危险因素并采取相应预防措施以减少其发生，同时加强对迁延性肺瘘的治疗。

1.肺切除术后肺瘘和迁延性肺瘘的概念及迁延性肺瘘的发生率

肺切除术后迁延性肺瘘是指肺切除术后持续漏气超过7天的肺瘘。引起肺切除术后漏气的原因包括支气管胸膜瘘和肺瘘。支气管胸膜瘘是指主、叶、段支气管与胸膜腔交通形成的窦道。肺瘘(alveolar - pleural fistula、alveolar air leaks、parenchymal - pleural fistula)是指从段以下支气管(不包括段支气管)到肺泡与胸膜腔相通引起的漏气。虽然以段支气管为界限区别支气管胸膜瘘和肺瘘是人为界定的,但这种分类却对治疗有重要的指导意义。由于支气管胸膜瘘常会引起进一步的严重并发症,现在对早期支气管胸膜瘘的治疗持更为积极的态度,主张再次开胸手术治疗或经支气管镜堵塞瘘口;相反,肺瘘几乎不必再次开胸手术治疗,也很少引起严重的并发症,并且经非手术治疗大多数可达到治愈。肺瘘可以发生在除全肺切除外的任何肺切除术后,大多数肺瘘会自行闭合,但有些漏气会持续很长时间,成为迁延性肺瘘。Rice和Cerfolio定义肺切除术后迁延性肺瘘为持续漏气超过肺切除手术常规住院时间的肺瘘。究竟肺切除术后漏气几天为迁延性肺瘘,尚无统一认识。大多数学者认为术后漏气7天和超过7天应称为迁延性肺瘘,但也有人认为应是术后3天、4天、5天或10天。肺切除术后持续漏气7天的发生率为1.0%~15.2%,平均值为5.7%。(表24-2)

表24-2 肺切除术后延长漏气发生率

作者	年份	诊断为延长漏气天数	病例数(延长漏气病例数)	延长漏气发生率	手术类型
Cerfolio RJ et al	2002	5天	669(33)	4.9	叶段楔
Varela G et al	2005	5天	238(23)	9.7	肺叶
合计		5天	907(56)	6.2	
Keagy	1985	7天	369(16)	4.3	肺叶
Nagasaki F et al	1982	7天	961(10)	1.0	叶段楔
Rice TW et al	1992	7天	197(32)	15.2	肺叶
Stephan	2000	7天	142(15)	10.6	肺叶
Stolz AJ et al	2005	7天	134(13)	9.7	肺叶
Okereke I et al	2005	7天	319(32)	10.0	肺叶
合计		7天	2122(118)	5.6	
Abolhora A et al	1998	7天	100(26)	26.0	上叶
Brunelli A et al	1999	7天	133(29)	21.8	上叶
合计		7天	233(55)	23.6	上叶

叶段楔=肺叶、肺段、楔形肺切除术

2.引起迁延性肺瘘的危险因素

(1)术前因素:不同的学者报道术前呼吸功能异常与术后迁延性肺瘘的发生有显著相关性。毫无疑问,这些呼吸功能的异常都是伴随着COPD(慢性阻塞性肺疾病)。全身系统的疾病如糖尿病、术前长时间应用皮质醇激素、低蛋白血症等合并疾病可导致肺切除术后迁延性肺瘘。此外,亦有学者证明高龄和男性是肺切除术后迁延性肺瘘的危险因素。

(2)术中因素:Brunelli等报道术中存在严重的胸膜粘连是术后易发生迁延性肺瘘的独立相关因素。Cerfolio等报道肺叶切除术后迁延性肺瘘的发生率高于肺段和楔形切除,这可能是因为肺叶切除术后残腔较大,壁层与脏层胸膜不易贴近和粘连。Brunelli等报道的上叶切除更易导致术后迁延性肺瘘的发生,这是由于术后下叶很难完全上移与胸腔顶贴近和粘连。Okereke等在分析319例肺叶切除术时发现左肺下叶切除术后迁延性肺瘘发生率低。

(3)术后因素:有研究表明术后使用负压吸引甚至易导致迁延性肺瘘的发生;相反,用常规闭式引流的患者漏气天数和住院天数均缩短。但是Alphonso等的报道并未发现术后负压吸引与常规闭式引流在迁延性肺瘘发生率上有差异。因此可以这样认为在预防肺切除后迁延性肺瘘这个问题上,负压吸引至少不优于常规的闭式引流。Rice的研究显示术后延长机械通气,特别是正压通气可能引起残肺漏气,但是没有更多的临床分析证实这一结果。

3.肺切除术后迁延性肺瘘的预防 现在已经认识到COPD是肺切除术后迁延性肺瘘的危险因素,但术前治疗并不能减少术后迁延性肺瘘的发生。迁延性肺瘘的预防主要是在术中和术后进行的。

(1)术中减小和修补肺实质损伤:在胸膜粘连较重时可采用胸膜外分离技术,从而避免肺实质的损伤。Cerfolio 等介绍一种在肺裂发育不良时使用切割闭合器分离肺裂的技术,使用这种方法尽量不通过肺裂解剖肺血管和支气管,先从肺门解剖,从而避免损伤肺实质,减少术后漏气的发生。此方法适合于任何五个肺叶切除术,以右肺上叶为例,首先于前肺门解剖结扎上肺静脉,然后游离结扎尖前支肺动脉。但是处理后升支动脉较困难,需要转到后面于上叶支气管与中间段支气管分叉的前上方游离后升支动脉。然后使用切割闭合器尾端位于后升支动脉之上,前端指向前肺门分离少许肺裂,接着结扎切断后升支动脉。然后分离上叶支气管,用闭合器闭合支气管,切断支气管后处理肺动脉前支。最后用切割闭合器分离肺裂,切除右肺上叶。这种技术减少了经过肺实质解剖肺血管和支气管,因而减少术后漏气的发生。

在肺切除术中,处理漏气可以使用缝合、钛夹、电凝、氩气刀、激光等基本手段,但未显示出何种手段能更为有效预防迁延性肺瘘的发生。Venuta 等报道在肺切除术中使用闭合器加垫分离肺裂能减少术后迁延性肺瘘。近期的一些临床实验证明了生物胶在预防肺切除术后迁延性肺瘘的有效性,而在有些的早期临床实验中并没有证实生物胶能降低术后迁延性肺瘘的发生率;生物胶似乎可以减少术后漏气,但其预防漏气作用仍需进一步验证。Porte 等在证实生物胶预防漏气有效性的同时,发现使用生物胶增加了术后脓胸的几率。

(2)术中减小胸膜腔,促进胸膜粘连:残肺的膨胀和胸膜腔的减小可以使残肺与壁层胸膜贴近和粘连,减少术后漏气。如果预测残肺不能完全填充胸腔,可以应用胸膜幕式手术或人工气腹。

由于上叶切除易发生迁延性肺瘘,可以行胸膜幕式手术预防术后漏气。Okur 等的前瞻性随机临床实验表明,胸膜幕式手术能减少术后迁延性肺瘘、胸腔闭式引流天数和住院天数,他建议应在上叶切除时常规附加胸膜幕式手术,但 Rice 等认为只有在上叶切除伴随其他术后迁延性肺瘘的危险因素(如严重的 COPD)时才考虑附加胸膜幕式手术。

在下叶特别是右肺中下叶切除时,可以经膈肌向腹腔注入气体形成人工气腹,以使膈肌上移减小胸膜残腔,预防术后漏气。但是考虑到气腹可能引起疼痛、呼吸功能受损、气体栓塞等并发症,Rice 等建议在下叶或中下叶切除合并严重的 COPD 等迁延性肺瘘危险因素时才考虑行人工气腹。

(3)术后预防

术后应使用常规的闭式引流或尽早由负压吸引转为常规的闭式引流。术后应尽早拔除气管插管。术后无法避免使用机械通气时,设定呼吸参数时,可选用同步间歇指令呼吸(SIMV),呼气末压力不亦设定为正压。

4.肺切除术后迁延性肺瘘的治疗 在治疗迁延性肺瘘时,首先必须排除支气管胸膜瘘,这是因为支气管胸膜瘘与迁延性肺瘘的治疗原则是不同的。支气管胸膜瘘的漏气是持续的、大量的,经支气管镜检查通常可以确诊,其他诊断方法有胸片、CT、核素气雾剂扫描、胸腔内注入亚甲蓝等。处理肺切除术后迁延性肺瘘的方法很多,但目前尚未形成一个被广泛接受的统一模式。

(1)保守治疗

①等待

Rice 报道肺切除术后延长漏气超过两周的肺瘘只有 1.5%。有些迁延性肺瘘经胸腔闭式引流后可能自行闭合,在不合并脓胸、呼吸功能不全或较大残腔时,等待并不失为一种明智的选择。Cerfolio 等在治疗 33 例肺切除术后迁延性肺瘘时,使用 Heimlich 引流管带管出院,两周后 23 例病人漏气自行停止。

有研究表明术后常规使用负压吸引易导致迁延性肺瘘的发生,而用常规闭式引流的患者漏气天数和住院天数均缩短。但是 Alphonso 等在 239 例肺切除病例中进行的前瞻性随机临床试验,并未发现术后使用负压吸引与使用常规闭式引流在迁延性肺瘘发生率上有差异。因此可以这样认为在预防和处理肺切除后迁延性肺瘘这个问题上,负压吸引至少不优于常规的闭式引流,而且有研究表明使用常规的闭式引流有助于漏气尽快停止,因此术后应使用常规的闭式引流或尽早由负压吸引转为常规的闭式引流。

②带管出院:近年来在西方,常规的肺叶切除术住院时间只有 3 天至 5 天,迁延性肺瘘是延长住院时间的主要原因。在治疗肺切除术后迁延性肺瘘时,基于降低医疗费用的目的,可将常规的闭式引流转换为 Heimlich 引流管或其他的引流装置,如病人能耐受这些引流装置可以带管出院以缩短住院时间。但据文献检索,在治疗自发性气胸漏气时使用 Heimlich 引流管,至少有 4 例由于引流装置故障或误用引起张力性气胸的个案报道,经急诊处理后症状均缓解。在国内现有的急诊条件和医疗安全体制下,要谨慎使用这些

引流装置，尽量不要带管出院，即使带管出院亦应使用常规的闭式引流。

③强行夹管和拔管（provocative clamping）：这是一种非常安全实用的处理迁延性肺瘘的方法。Kirschner最早介绍这种强行夹管和拔管的方法，此方法在肺切除术后持续漏气2周至3周并可能存在气胸的情况下，强行夹闭引流管，看病人是否可以耐受，并嘱病人咳嗽，观察是否有张力性气胸的症状和体征。然后拍胸片，如果肺的膨胀程度或气胸无明显改变，开放引流管，嘱病人咳嗽观察无大量气体从引流管溢出，再次行胸片检查未见明显改变，可以拔出引流管，病人留院观察一天后可以出院。在整个处理过程中如病人不能耐受则应终止。Cerfolio对此方法进行了改良，在肺切除术后持续漏气4天至5天时，如能耐受Heimlich引流管可以带管出院，33例迁延性肺瘘的患者出院2周至3周后仍有9例持续漏气，并有几例漏气较多。这些患者再次入院后将引流管接标准的闭式引流瓶，夹闭引流管，夹管前及夹管后24小时行胸片检查，对比无气胸明显增大或出现皮下气肿，可以拔出引流管，这9例患者夹管后24小时均安全拔出引流管并出院，随访无并发症。Martin－Ucar等用强行夹管和拔管的方法治疗4例术后迁延性肺瘘的患者，均安全拔除引流管，随访无并发症。这种在持续漏气并可能存在气胸的情况下能安全拔除引流管的原理在于术后2、3周后，壁层胸膜与脏层胸膜已广泛粘连，肺脏已相对固定，即使存在漏气亦不能使肺脏移动扩大气胸或形成张力性气胸，而气胸会在拔管1、2周后自行吸收。此方法的优点在于简单、经济、安全，避免了进一步的外科干预，因为任何的外科干预手段都存在失败率和可能的并发症。

在无法安全拔除引流管的情况下可以试用下述方法。

（2）经引流管处理迁延性肺瘘

①生物胶治疗迁延性肺瘘：生物胶可经引流管注入，亦可在CT引导下，经皮穿刺注入。Kinoshita等用纤维蛋白胶治疗13例术后迁延性肺瘘的患者，将纤维蛋白胶稀释4倍后经引流管注入，漏气均于处理后12小时内停止。处理后有2例发热，2例自觉胸部不适，随访无复发及并发症。Yasuda等在治疗20例肺切除术后迁延性肺瘘时，使用纤维蛋白胶经引流管注入，此方法平均每个病人使用1.6次（1至4次），19例治愈，处理后有3例发热，1例胸痛，随访无并发症。O'Neill等在CT引导下，经引流管插入细导管，向漏气肺表面喷洒纤维蛋白胶，成功治愈1例术后延长漏气2周的患者。如果胸引管的位置不佳，生物胶可以在CT引导下，经皮穿刺注入。Samuels等治疗1例血胸廓清术后迁延性肺瘘3周并有10cm×6cm×8cm大小残腔的病人时，使用在CT定位下经皮穿刺向残腔内注入250ml纤维蛋白胶、血浆、氯化钙和凝血酶的混合物。处理后漏气马上停止，随访无并发症。

②自体血液胸膜固定术（autologous "blood patch" pleurodesis）：近年来，有使用自体血液作为黏合硬化剂的胸膜固定术治疗肺切除术后迁延性肺瘘的多篇成功报道。Andres等用此方法治疗6例肺切除后迁延性肺瘘的患者，漏气均于处理后24小时内停止。他建议此操作应在漏气8天至10天时进行。最近Lang－lazdunski等用此方法治疗11例肺切除术后迁延性肺瘘的病例，先于病人外周血管抽取50ml血液，马上将血液从胸引管注入胸腔，再用生理盐水10ml冲洗引流管，后夹闭胸引管30分钟。这段时间嘱病人经常更换体位，使血液能够与胸膜广泛接触。漏气于处理后48小时内均停止。虽然这组病人术后没有发生脓胸，但有两例病人在此治疗后胸引液培养出金葡菌。Lang－lazdunski认为迁延性肺瘘合并胸部残腔时不应使用自体血液胸膜固定术，因为残腔会使血液聚集，增加脓胸的几率；同时它还指出此操作应严格执行无菌操作并只应使用一次，应在术后漏气的7天左右就进行，从而减小发生脓胸的几率。由于自体血液胸膜固定术治疗术后迁延性肺瘘有可能引起脓胸，因此，应严格遵循无菌操作，并且不宜在漏气时间过长或合并较大残腔时使用。亦有使用自体血液结合其他硬化剂（如OK432）的胸膜固定术来治疗肺切除术后迁延性肺瘘的成功报道。

③滑石粉或其他硬化剂的胸膜固定术：用来行胸膜固定术的硬化剂有滑石粉、四环素、硝酸银、溴化奎林等。滑石粉是现在最常用于胸膜固定术的硬化剂，大量被用于治疗恶性胸腔积液和难治性自发性气胸。用于治疗迁延性肺瘘的报道并不是很多，Cerfolio等用滑石粉的稀释液经引流管注入胸腔来治疗7例肺切除术后延长漏气7天的患者，漏气于处理后第2天均停止，随访无并发症。大量使用滑石粉作为硬化剂的原因在于它的有效率高、经济、来源广泛，但是滑石粉并不是最理想的硬化剂。最近Light综述历年报道，至少有44例由于使用滑石粉行胸膜固定术引起成人呼吸窘迫综合征（ARDS）的病例，其中11例死亡，他认为应该寻找更好的硬化剂取代之。近来发展了TGF－β（Transforming growth factor－β）作为胸膜固

定术的硬化剂，动物实验表明其胸膜固定作用优于滑石粉，但尚未广泛应用，滑石粉仍是最常用于胸膜固定术的硬化剂。

(3)人工气腹：近来不同的医生在治疗肺切除术后迁延性肺瘘时，使用人工气腹获得良好效果。Giacomo等在治疗13例肺切除术后迁延性肺瘘时，使用人工气腹，其中3例结合滑石粉胸膜固定术，处理后平均8天漏气均停止。Giacomo认为滑石粉胸膜固定术适于单纯迁延性肺瘘而无胸部残腔的病例，而在迁延性肺瘘合并胸部残腔时应使用人工气腹。Giacomo等和Carbognani等所用方法为，在局麻下一次性向腹腔注入1200ml至2400ml气体，均治愈迁延性肺瘘，术后随访无气腹引起的并发症。但由于气腹可能引起疼痛、呼吸功能受损、气体栓塞等并发症，在难治性迁延性肺瘘合并较大胸部残腔时，特别是在下叶或中下叶切除术后，可考虑采用人工气腹或结合胸膜固定术的方法。

(4)经胸腔镜处理迁延性肺瘘：肺切除术后迁延性肺瘘只有极少数病例需二次手术治疗，Rice报道的需再次手术治疗的迁延性肺瘘只有0.5%，即使需二次手术也多采用胸腔镜手术的方法。Suter等在治疗3例肺切除术后迁延性肺瘘合并气胸时，使用的方法为在胸腔镜下向肺表面漏气部位喷洒生物胶，处理后2天内漏气均停止，术后3天至4天拔除引流管。Suter认为肺切除术后延长漏气10天至14天，如不采取进一步的治疗，肺瘘很难自行闭合，可以使用胸腔镜手术治疗。Thistlethwaite等在治疗12例肺切除或肺减容术后持续漏气超过10天的迁延性肺瘘时，使用在局麻下经胸腔镜，向漏气肺表面喷洒生物胶，有11例处理后第二天停止漏气。因此，在保守治疗和其他疗法均无效时可考虑使用胸腔镜处理迁延性肺瘘。

(5)其他方法：1993年，Ponn等采用经支气管镜堵塞段支气管的方法来治疗迁延性肺瘘。首先经支气管镜插入带气囊的导管，用气囊堵塞段支气管，观察引流管的漏气是否停止或明显减少，这样就可以明确漏气来源的段支气管，然后将用于栓塞血管的线圈结合生物胶堵塞段支气管。他们用此方法治愈了5例迁延性肺瘘。但近年来未见有使用此方法的其他报道。

(6)机械通气时肺瘘的治疗

急性呼吸衰竭(ARF)合并肺瘘需要呼吸机支持的患者，其治疗较为复杂和棘手，病死率明显升高，应用呼吸机过程中气道内压力升高，引起瘘口持续开放而较难闭合，此类患者的治疗重点在于呼吸机的呼吸参数设定。可选用同步间歇指令呼吸模式(SIMV)，其优点包括保存自主呼吸、气道平均压力较低、对循环影响小等。设定呼吸参数时，应减小潮气量，可选定为6－8ml/kg；减少呼吸次数，可设定为15－20次/min；降低呼吸末正压(PEEP)，或不设定为呼吸末正压。由于潮气量、呼吸次数和呼吸末正压的减少，会引起$PaCO_2$升高和PaO_2下降。因此应增加氧供，但允许一定程度的高碳酸血症。呼吸参数的选择以动脉血气分析结果为评价指标，使PaO_2大致居于正常水平，允许$PaCO_2$略偏高。其他治疗手段包括：足够的营养支持，控制感染，减少剧烈的咳嗽等。有报道，在应用呼吸机的同时，可行胸膜固定术，由于多为个案报道，其疗效尚难评价。

综上所述，在治疗肺切除术后迁延性肺瘘时，应使用常规的闭式引流，而负压吸引不应列为常规使用，这样有助于减少迁延性肺瘘的发生率，也有利于迁延性肺瘘尽快闭合。只要有足够的耐心绝大多数漏气都回自行停止。在持续漏气2至3周时可以使用强行夹管和拔管的方法。如果不能安全拔除引流管可以应用生物胶、自体血液、滑石粉或其他硬化剂的胸膜固定术，但任何腔内处置均有一定的风险和局限性，这一观点应该引起重视。在迁延性肺瘘合并较大残腔时可以使用人工气腹或结合胸膜固定术的方法。在胸腔镜下喷洒生物胶亦是有效的治疗手段。

参考文献：

1.李洋，李长远，刘国津，等. 全肺切除术后支气管胸膜瘘和肺切除术后迁延性肺瘘的发病率、危险因素和预防. 中华胸心血管外科杂志，2006，22：357－359

2.李洋，佟倜，张卫海. 老年全肺切除术后早期支气管胸膜瘘的治疗. 中国老年学杂志，2006，26：321－323.

3.李洋，关亚欣，李长远. 带蒂胸大肌瓣移植术治疗全肺切除术后早期支气管胸膜瘘. 山东医药，2008，48(18)：85.

4.李洋，崔有斌，李志军，等. 肺切除术后迁延性肺瘘的治疗进展. 中华胸心血管外科杂志，2008，待发表.

5. Puskas JD, Mathisen DJ, Grillo HC, et al. Treatment strategies for bronchopleural fistula. J Thorac Cardiovasc Surg 1995；109：989－96.

6. Hubaut J－J, Baron O, Habash OA, et al. Closure of bronchial stump by manual suture and incidence of bronchopleural fistula in a series of 209 pneumonectomies for lung cancer. Eur J Cardiothorac Surg 1999；16：418－23.

7. Wright CD, Wain JC, Mathisen DJ, et al. Postpneumonectomy bronchopleural fistula after sutured bronchial closure：incidence,

risk factors, and management. J Thorac Cardiovasc Surg 1996;112:1367 – 71.

8. Hollaus PH, Lax F, El – Nashef BB, et al. Natural history of bronchopleural fistula after pneumonectomy: a review of 96 cases. Ann Thorac Surg 1997;63:1391 – 7.

9. Klepetko W, Taghavi S, Pereszlenyi A, et al. Impact of different coverage techniques on incidence of postpneumonectomy stump fistula. Eur J Cardiothorac Surg 1999; 15:758 – 63.

10. Al – kattan K, Cattalani L, Goldstraw P. Bronchopleural fistula after pneumonectomy with a hand suture technique. Ann Thorac Surg 1994;58:1433 – 6.

11. Deschamps C, Bernard A, Nichols III FC, et al. Empyema and bronchopleural fistula after pneumonectomy: factors affecting incidence. Ann Thorac Surg 2001; 72:243 – 8.

12. Infante MV, Alloisio M, Balzarini L, et al. Protection of right pneumonectomy bronchial sutures with a pedicled thymus flap. Ann Thorac Surg 2004;77:351 – 3.

13. Deschamps C, Pairolero PC, Allen MS, et al. Management of postpneumonectomy empyema and bronchopleural fistula. Chest Surg Clin N Am 1996;6:519 – 27.

14. Torre M, Chiesa G, Ravini M, et al. Endoscopic gluing of Bronchopleural fistula. Ann Thorac Surg 1994;58:901 – 2.

15. Scappaticci E, Ardissone F, Ruffini E, et al. Postoperative Bronchopleural fistula: endoscopic closure in 12 patients. Ann Thorac Surg 1994;57:119 – 22.

16. Kamei Y, Moriura S, Ikeda S, et al, Combination gastric seromuscular patch and omental pedicle flap for bronchial fistula. Ann Thorac Surg 1994;56:366 – 8.

17. Topcuoglu MS, Kayhan C, Ulus T. Transsternal transpericardial approach for the repair of bronchopleural fistula with empyema. Ann Thorac Surg 2000;69:394 – 7.

18. Lin J, Iannettoni MD. Closure of bronchopleural fistulas using albumin – glutaraldehyde tissue adhesive. Ann Thorac Surg 2004;77:326 – 8.

19. Asamura H, Naruke T, Tsuchiya R, et al. Bronchopleural fistulas associated with lung cancer operations. Univariate and multivariate analysis of risk factors, management, and outcome. J Thorac Cardiovasc Surg 1992;104:1456 – 1464.

20. Vester SR, Faber LP, Kittle CF, et al. Bronchopleural fistula after stapled closure of bronchus. Ann Thorac Surg 1991;52:1253 – 8.

21. Refaely Y, Paley M, Simansky DA, et al. Transsternal transpericardial closure a postlobectomy bronchopleural fistula. Ann Thorac Surg 2002;73:635 – 6.

22. Alifano M, Sepulveda S, Mulot A, et al. A new method for detection of postpneumonectomy broncho – pleural fistulas. Ann Thorac Surg 2003;75:1662 – 4.

23. Pigula FA, Keenan RJ, Naunheim KS, et al. Diagnosis of postpneumonectomy bronchopleural fistula using ventilation scintigraphy. Ann Thorac Surg 1995;60:1812 – 4.

24. Conlan AA, Lukanich JM, Shutz J, et al. Elective pneumonectomy for benign lung disease: modern – day mortality and morbidity. J Thorac Cardiovasc Surg 1995;110:1118 – 24.

25. Patel RL, Townsend ER, Fountain SW. Elective pneumonectomy: factors associated with morbidity and operative mortality. Ann Thorac Surg 1992;54:84 – 8.

26. Jadczuk E. Postpneumonectomy empyema. Eur J Cardiothorac Surg 1998;14:123 – 6.

27. de la Riviere AB, Defauw JJ, Knaepen PJ, et al. Transsternal closure of bronchopleural fistula after pneumonectomy. Ann Thorac Surg 1997;64:954 – 9.

28. Ginsberg RJ, Pearson FG, Cooper JD, et al. Closure of chronic postpneumonectomy bronchial fistula using the transsternal transpericardial approach. Ann Thorac Surg 1989;47:231 – 5.

29. Pairolero PC, Arnold PG, Trastek VF, et al. Postpneumonectomy empyema. The role of intrathoracic muscle transposition. J Thorac Cardiovasc Surg 1990;99:958 – 68.

30. Wain JC. Management of late postpneumonectomy empyema and bronchopleural fistula. Chest Surg Clin N Am 1996;6:529 – 41.

（李　洋　陈玉龙）